# GUIDE DE PRÉPARATION DE **MOSBY**®

# *à* l'examen canadien des inf. aux.

*Exemples de questions pour réussir l'examen*

## PREMIÈRE ÉDITION

# GUIDE DE PRÉPARATION DE **MOSBY**®

# *à* l'examen canadien des inf. aux.

*Exemples de questions pour réussir l'examen*

## PREMIÈRE ÉDITION

**Marianne Langille, inf. aut., B. Sc. inf., M. Éd.**
Collège Fanshawe, London (ON)

**Karen Katsademas, inf. aut., B. Sc. inf., M. Nurs.**
Collège Fanshawe, London (ON)

ELSEVIER

GUIDE DE PRÉPARATION DE MOSBY® À L'EXAMEN CANADIEN DES INF. AUX. :   ISBN : 978-0-443-12047-3
EXEMPLES DE QUESTIONS POUR RÉUSSIR L'EXAMEN

Traduit du *Mosby's Prep Guide for the Canadian PN Exam: Practice Questions for Exam Success.* ISBN : 978-0-323-75914-4. Droits d'auteur © 2022 Elsevier Inc. Tous les droits sont réservés, y compris ceux pour la fouille de textes et de données, l'entraînement de l'IA et les technologies similaires. Adapté du *Mosby's Prep Guide for the Canadian RN Exam: Practice Questions for Exam Success,* deuxième édition par Janice Marshall-Henty et Jonathon Bradshaw. Copyright © 2011 par Elsevier Canada, une division de Reed Elsevier Canada, Ltd. 978-1-926648-29-3 (couverture souple).

---

**Avis**

Les praticiens et les chercheurs doivent toujours se fier à leurs propres expériences et connaissances dans l'évaluation et l'utilisation des informations, des méthodes, des composés ou des expériences (essais) décrits ici. En raison des progrès rapides dans les sciences médicales, en particulier, une vérification indépendante des diagnostics et des dosages de médicaments devrait être effectuée. Dans toute l'étendue de la loi, Elsevier, les auteurs, les éditeurs ou les collaborateurs n'assument aucune responsabilité pour toutes blessures et/ou dommage aux personnes ou propriété résultant de prédispositions inhérentes aux produits, négligence ou autre raison, ou bien, à partir de tout autre usage ou fonctionnement des produits, méthodes, directives ou idées contenus dans le présent matériel.

---

*Stratégiste principale de contenu (Acquisitions, Canada) :* Roberta A. Spinosa-Millman
*Développement de contenu :* Lenore Gray-Spence
*Spécialiste du développement de contenu :* Theresa Fitzgerald
*Gestionnaire des services de publication :* Deepthi Unni
*Gestionnaire de projet principale :* Manchu Mohan
*Direction de la conception :* Bridget Hoette

Working together
to grow libraries in
developing countries

www.elsevier.com • www.bookaid.org

Le dernier chiffre est le numéro d'impression : 9  8  7  6  5  4  3  2  1

Nous dédions ce livre aux étudiantes en soins infirmiers auxiliaires alors qu'elles se préparent pour leurs examens.
Marianne Langille et Karen Katsademas

# Préface

Le *Guide de préparation de Mosby® à l'examen canadien des inf. aux.* a été élaboré pour fournir aux étudiantes en soins infirmiers auxiliaires des examens de pratique pour les aider à se préparer à l'examen d'autorisation. En tant qu'éducateurs en soins infirmiers, nous reconnaissons que les étudiantes ont non seulement besoin d'une vaste connaissance de la théorie des soins infirmiers, mais qu'elles doivent également se sentir en confiance pour répondre au type particulier de questions que l'on trouve à l'examen d'autorisation. Pour beaucoup d'entre elles, le problème n'est pas un manque de connaissances en soins infirmiers, mais plutôt un manque de capacité à appliquer leurs connaissances dans la situation d'un examen.

Vous avez probablement acheté ce texte pour les examens de pratique, mais ne sautez pas les chapitres sur les descriptions d'examen et les conseils pour répondre aux questions. Ils fournissent des lignes directrices précieuses pour maîtriser les questions à choix multiples.

La plupart des étudiantes dans leurs programmes de formation en sciences infirmières respectifs n'ont pas eu suffisamment d'expérience avec le format spécifique des questions trouvées à l'examen d'autorisation. L'examen d'autorisation est unique à plusieurs égards importants :

- Il y a un ratio élevé de questions impliquant un esprit critique, où toutes les options peuvent être correctes, mais l'une des options est plus correcte. Ou de nombreux aspects différents d'une situation doivent être analysés afin de choisir la réponse la plus appropriée. Ce processus de résolution de problèmes peut être difficile pour les étudiantes qui ont l'habitude de mémoriser la veille d'un examen, puis de régurgiter des faits le lendemain.
- La plupart des questions intègrent le champ de pratique, demandant ce que l'infirmière ferait dans une situation particulière, plutôt que de tester les connaissances des traitements médicaux.
- Les questions sont rédigées dans le cadre de la pratique en soins infirmiers auxiliaires au Canada. La plupart des textes de synthèse disponibles sont publiés aux États-Unis et sont basés sur l'examen d'autorisation pour les infirmières auxiliaires du Conseil national (NCLEX-PN), qui n'évalue pas les compétences des infirmières auxiliaires canadiennes.

Les questions incluses dans ce livre sont basées sur les compétences de niveau d'entrée et d'accès à la pratique de 2020 pour les infirmières auxiliaires. Ils ont été rédigés pour inclure les soins de santé préventifs et primaires, l'enseignement et l'apprentissage, la pratique professionnelle, les relations thérapeutiques et les développements actuels dans les soins de santé. Chaque question a été rédigée par des experts en soins infirmiers, examinée par des experts en soins infirmiers et font référence à des sources établies.

Ce guide de préparation comprend trois examens de pratique complets. Chaque examen se compose de 200 questions portant sur des cas et des questions indépendantes, pour un total de 600 questions dans les trois examens. Pour chaque question, il y a une explication des raisons pour lesquelles les réponses incorrectes sont incorrectes et pourquoi la bonne réponse est correcte. Vous voudrez peut-être passer le premier examen pour « diagnostiquer », pour identifier les points faibles et vous faire une idée sur les examens. Nous vous recommandons, pour l'un des examens, que vous, seul ou avec un groupe d'étudiants, l'abordiez comme une situation d'examen simulé. Prétendez que c'est le véritable examen, préparez-vous comme vous le feriez pour la journée réelle et passez l'examen de pratique dans un délai de 4 heures.

Ce livre est destiné à préparer les candidats à l'Examen d'autorisation d'infirmière auxiliaire au Canada (EAIAC) et les candidats en Colombie-Britannique et en Ontario qui passeront l'examen réglementaire - infirmière auxiliaire (REx-PN) à partir de 2022. Bien que des informations limitées sur ce nouvel examen soient disponibles, nous avons inclus ce qui est connu au moment de la rédaction de ce guide.

Le *Guide de préparation de Mosby® à l'examen canadien des inf. aux.* et les **ressources Evolve** sont disponibles pour améliorer l'apprentissage des étudiantes. Les étudiantes ont la possibilité d'utiliser le mode Étude ou le mode Examen pour pratiquer et perfectionner leur compréhension des compétences fondamentales.

- Trois examens de pratique, ainsi que des réponses et des justifications du texte de base
- Exemples de questions supplémentaires : 100 questions à choix multiples avec des réponses et des justifications
- Exemples de questions pour l'examen REx-PN : 300 questions avec réponses et justifications; les types de questions comprennent des choix multiples, des réponses multiples et des calculs à faire dans une case en blanc
- Feuilles de notation imprimables à utiliser avec les examens de pratique

Les questions des examens en anglais sont formulées de façon neutre du point de vue des sexes, sauf lorsque le genre est requis pour répondre à une question. Par conséquent, dans ce guide, d'après la terminologie du REx-PN, on utilise principalement le genre féminin sans préjudice pour certains termes (enseignantes, étudiantes, infirmières, etc.) afin de ne pas alourdir le texte.

# Remerciements

Nous tenons à remercier les personnes suivantes pour leur temps, leur soutien et leur expertise dans la préparation du texte : Roberta Spinosa-Millman, stratégiste principale de contenu (Canada) et Theresa Fitzgerald, spécialiste du développement de contenu d'Elsevier.

Nous tenons à souligner la contribution de Janice Marshall-Henty et Jonathon Bradshaw, auteurs du *Mosby's Prep Guide for the Canadian RN Exam*. Leur travail original a servi de base à notre écriture et a établi la norme d'excellence que nous avons consciencieusement suivie.

# Réviseurs

**Natasha Fontaine, inf. aut., B. Sc. inf., M. Sc. inf., PID**
Coordonnatrice de programme
École des sciences infirmières
Collège des Rocheuses
Cranbrook (C.-B.)

**Cindy Pallister, inf. aut., B. Sc. inf., M. Sc. inf.**
Professeure de sciences infirmières, simulationniste
Département des sciences infirmières
Collège St. Clair
Chatham (ON)

**Sandra Parker, inf. aut., B. Sc. inf., M. Sc. inf., M.A. Éd.-CC**
Instructrice en sciences infirmières - Programme
en soins infirmiers auxiliaires
Faculté de formation continue
Collège Seneca
Toronto (ON)

**Trina Propp, inf. aut., B. Sc. inf.**
Instructrice en sciences infirmières
Département des sciences de la santé - Programme de soins
infirmiers
Collège communautaire de Vancouver
Vancouver (C.-B.)

**Valérie Sokolowski, inf. aut., M. Sc. inf.**
Professeure
Soins infirmiers auxiliaires
Collège de Nouvelle-Calédonie
Prince George (C.-B.)

# Table des matières

# 1 Introduction

# CONTEXTE POUR LES EXAMENS D'AUTORISATION CANADIENS POUR LES INFIRMIÈRES AUXILIAIRES - LE REx-PN et L'EAIAC

Pour exercer la profession d'infirmière auxiliaire au Canada, vous devez être inscrite ou être titulaire d'un permis d'exercice. Les candidates en soins infirmiers de partout au Canada, à l'exception des résidents de la province de Québec, doivent passer l'Examen d'autorisation d'infirmière auxiliaire au Canada (EAIAC). À compter de 2022, les candidates en soins infirmiers en Ontario et en Colombie-Britannique (C.-B.) passeront l'examen réglementaire – infirmière auxiliaire (REx-PN). Les examens d'autorisation sont administrés par les organismes de réglementation provinciaux ou territoriaux. Pour passer l'examen, vous devez avoir terminé un programme de soins infirmiers agréé ou avoir des compétences étrangères qui ont été évaluées comme étant équivalentes à une formation d'infirmière auxiliaire canadienne. Les candidats qui réussissent l'examen dans leur province ou territoire d'origine et qui satisfont à toutes les autres exigences d'inscription sont admissibles à l'inscription dans toutes les autres juridictions du Canada.

Les questions sur les examens d'autorisation sont conçues pour évaluer les connaissances des infirmières généralistes qui viennent de terminer leurs études. Les spécialités infirmières ne sont pas évaluées. L'évaluation s'applique autant aux grandes villes dotées d'hôpitaux d'enseignement qu'aux petites villes dotées de cliniques communautaires. Lorsque vous passez l'examen, vous devez être en mesure de répondre aux questions en fonction des connaissances, des compétences et des comportements de toute infirmière auxiliaire, et pas seulement de ce que vous ou vos collègues pourriez avoir vécu dans un contexte particulier. La plupart des questions que vous rencontrez à l'examen contiennent uniquement des informations trouvées dans les manuels ou d'autres ressources autorisées.

## L'EAIAC

L'examen commence par un plan ou un cadre spécifique. Les questions individuelles sont rédigées par une équipe d'experts en soins infirmiers de partout au Canada. Chaque élément de l'examen est examiné, validé, puis mis à l'essai avant d'être placé dans une banque d'examens. Il faut plus d'un an pour terminer ce processus. Ainsi, la plupart des questions que vous rencontrez sur l'EAIAC ont été écrites il y a plusieurs années et ne contiennent que des informations trouvées dans les manuels ou autres ressources autorisées.

Pour chaque EAIAC, les questions sont choisies au hasard dans une banque d'examens. Les examens individuels ne sont pas exactement les mêmes, de sorte que l'examen de juin est différent des examens de septembre, novembre et janvier. D'autres personnes à qui vous parlez peuvent décrire les examens antérieurs comme ayant été axés, par exemple, sur les soins pédiatriques, la santé mentale ou les soins infirmiers de la mère et de l'enfant, mais vous devez vous rappeler que votre examen sera différent.

Chaque examen a une note de passage différente. Certaines versions de l'examen peuvent être considérées comme plus difficiles que d'autres. Un groupe d'experts détermine la note de passage en fonction de la difficulté évaluée d'un examen particulier. Les examens considérés comme difficiles auront des notes de passage inférieures à celles des examens considérés comme plus faciles.

Vous recevez un point pour chaque réponse correcte. Aucun point n'est déduit pour des réponses incorrectes. Les résultats de l'examen sont indiqués comme *réussite* ou *échec*. Si, par exemple, la note de passage pour une version d'examen particulière est de 125 et que vous avez obtenu une note de 125 ou plus, vous réussirez. Si, cependant, vous avez obtenu un score inférieur à 125, vous échoueriez. Aucune courbe en cloche n'est appliquée aux résultats de l'examen. Une préoccupation fréquente des étudiantes qui sont sur le point de passer l'examen est : « Que se passe-t-il si j'échoue? » Avec une bonne préparation, y compris la gestion du « stress lié au test », ce résultat ne devrait pas se produire. Une candidate est autorisée à passer l'examen un maximum de trois fois. Les étudiantes qui échouent à l'examen peuvent contacter leurs organismes de réglementation régionaux pour obtenir des informations sur la reclassification de leur épreuve ou sur l'introduction d'un recours.

## LE REx-PN

Le REx-PN est un examen nouvellement développé basé sur les données d'une analyse de la pratique réalisée en 2019, et qui sera répétée tous les 5 ans. Cette analyse des pratiques a ensuite été utilisée pour élaborer un cadre. Les questions individuelles sont rédigées par des experts en soins infirmiers en Ontario et en Colombie-Britannique. Chaque élément de l'examen est examiné, validé et sera évalué préalablement par des étudiantes volontaires en passe d'obtenir leur diplôme en 2020 et 2021 pour déterminer le niveau de difficulté de chaque question avant d'être placés dans une banque de questions.

Le REx-PN différera de l'EAIAC en ce qu'il utilisera du testing adaptatif informatisé (TAI). Dans ce format, le système déterminera le niveau de difficulté de la question qu'il vous présente en fonction de la qualité de votre réponse à la question précédente. Par exemple, si vous avez répondu correctement à une question de difficulté moyenne, la question suivante qui vous sera présentée sera légèrement plus difficile. Vous devez atteindre un certain niveau de capacité à l'examen pour réussir. Si vous ne réussissez pas l'examen REx-PN, vous n'aurez aucune limite sur le nombre de fois que vous pouvez passer l'examen. Cependant, vous devrez attendre un minimum de 60 jours avant de le repasser, jusqu'à un maximum de six tentatives par an. Après un échec, les étudiantes recevront une ventilation des résultats, y compris les domaines où les connaissances se sont avérées insuffisantes. Les étudiantes peuvent ensuite utiliser ces informations pour identifier les domaines sur lesquels se concentrer pour poursuivre leurs études (OIIO, 2020).

# COMMENT UTILISER CE LIVRE

Le *Guide de préparation de Mosby à l'examen canadien des inf. aux.* est conçu pour vous fournir des examens de pratique dont le contenu est similaire aux examens d'autorisation EAIAC et REx-PN. La valeur des examens de pratique est qu'ils vous donnent la possibilité d'appliquer vos connaissances au type de questions à choix multiples que vous rencontrerez dans l'examen. Vous pouvez choisir de passer chaque examen dans son ensemble pour imiter une condition d'examen de 4 heures, ou vous pouvez répondre à chaque question individuellement.

Une fois que vous avez répondu aux questions, passez en revue les bonnes réponses et justifications. Y avait-il des lacunes dans vos connaissances? Avez-vous mal lu la question? Avez-vous ajouté des informations qui ne figuraient pas dans la question? Avez-vous mal compris la question? Identifiez la fréquence à laquelle vous avez fait des erreurs particulières et utilisez ces informations comme base de données pour une étude plus approfondie. Peut-être vous avez besoin de revoir certains sujets, d'aiguiser vos compétences en mathématiques ou d'augmenter votre compréhension de lecture. N'oubliez pas que vous n'êtes pas censée obtenir un score parfait. Si vous répondez correctement à environ 70 % des questions, vous démontrez le potentiel de réussite à l'examen d'autorisation.

N'utilisez pas ce guide de préparation comme source pour étudier le contenu et n'essayez pas de mémoriser les informations des questions de ce guide. Tous les éléments des examens d'autorisation sont sécurisés et n'ont jamais été publiés, de sorte que les questions trouvées dans ce livre n'apparaîtront pas dans les examens d'autorisation.

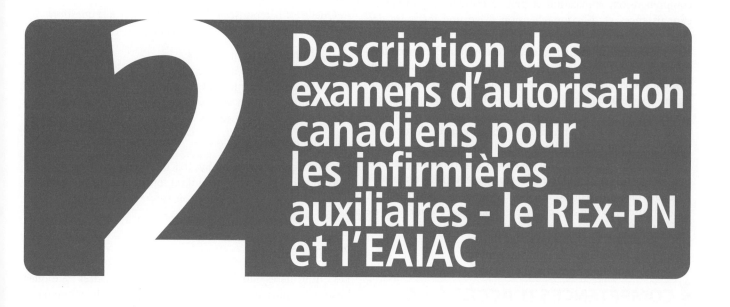

# 2 Description des examens d'autorisation canadiens pour les infirmières auxiliaires - le REx-PN et l'EAIAC

# LE REx-PN et L'EAIAC

L'Examen d'autorisation d'infirmière auxiliaire au Canada (EAIAC) comprend 70 à 165 questions, y compris des questions expérimentales qui ne sont pas notées, dans un format à choix multiples. L'examen dure 4 heures. Les questions sont écrites en fonction de différents niveaux cognitifs : connaissances et compréhension, application et pensée critique. Le niveau de connaissances et de compréhension exige une mémoire des faits. Le niveau d'application du processus intellectuel exige non seulement de connaître et de comprendre l'information, mais aussi d'être capable de l'appliquer à une nouvelle situation. Les questions impliquant la pensée critique vous demandent d'analyser, d'évaluer, de résoudre des problèmes ou d'interpréter des données provenant de diverses sources avant d'y répondre.

L'examen REx-PN est un test adaptatif informatisé de longueur variable et peut contenir de 90 à 150 éléments, y compris 30 questions prétestées qui ne sont pas notées. Le format des questions peut inclure des choix multiples, des réponses multiples, un calcul à faire dans une case en blanc, un tableau et des graphiques. L'examen dure 4 heures. Les éléments de l'examen sont classées par niveau de difficulté, et le niveau de difficulté d'une question que vous recevez est basé sur votre réponse précédente.

# COMPÉTENCES D'ACCÈS À LA PRATIQUE

L'examen d'autorisation met l'accent sur la mise à l'essai des compétences de niveau d'entrée qui sont essentielles à la prestation de soins sécuritaires au début de votre carrière d'infirmière auxiliaire. Les compétences comprennent les connaissances, les habiletés, les comportements, les attitudes et les jugements qu'une infirmière auxiliaire est censée démontrer afin de fournir des soins professionnels sécuritaires. Dans l'examen d'autorisation, les compétences sont appliquées à diverses situations de santé et à divers clients. Par exemple, quels sont les risques pour la sécurité du client en santé mentale, du nourrisson ou de la personne âgée? Comment prévenir la propagation de l'infection dans un hôpital, une garderie ou pour un client immunodéprimé? Les infirmières auxiliaires acquièrent ces compétences dans leurs programmes de formation. Il y a 79 compétences en Colombie-Britannique et en Ontario et 76 compétences dans le reste du Canada. Les compétences sont organisées en cinq catégories. Voir l'annexe pour une liste complète des compétences requises pour le permis d'exercice.

## CATÉGORIES DE COMPÉTENCES

### Pratique professionnelle

Une *pratique professionnelle* signifie qu'une infirmière auxiliaire est responsable de la prestation de soins infirmiers sécuritaires, compétents et éthiques. La pratique professionnelle comprend la conduite professionnelle et la pratique fondée sur des données probantes.

*Exemple de compétence*

Initie, maintient et met fin à la relation thérapeutique infirmière-client.

*Exemple de question connexe*

Quelle est la réponse la plus thérapeutique à la question de M. Smith : « Est-ce que je vais mourir? »

1. « Non, bien sûr que non. »
2. « Vous avez une maladie très grave. »
3. « Pensez-vous que vous allez mourir? »
4. « Qu'est-ce qu'on vous a dit au sujet de votre maladie et de votre pronostic? »

La bonne réponse est 4.

Cette réponse invite M. Smith à discuter de sa compréhension de sa maladie et fournit à l'infirmière des informations de base pour poursuivre la discussion.

## Pratique éthique

Les infirmières auxiliaires utilisent des cadres éthiques lorsqu'elles portent des jugements professionnels et prennent des décisions concernant la pratique. La pratique éthique implique de comprendre l'impact des valeurs, des croyances et des hypothèses personnelles sur la prestation de soins.

*Exemple de compétence*

Établit et maintient des limites professionnelles.

*Exemple de question connexe*

Mme Jasper, une cliente nouvellement admise dans un établissement de santé mentale, demande à l'infirmière auxiliaire : « Avez-vous un petit ami? » Quelle est la réponse la plus appropriée de l'infirmière?

1. « Parlons de vous. Avez-vous un petit ami? »
2. « Je n'ai pas le droit de vous parler de ma vie personnelle. »
3. « Oui, j'en ai un. Nous sommes ensemble depuis trois merveilleuses années. »
4. « Le sujet de l'entretien c'est vous, pas moi. »

La bonne réponse est 4.

Cette réponse recentre la discussion sur la cliente et ne déborde pas des frontières professionnelles.

## Pratique conforme aux lois

Les infirmières auxiliaires adhèrent aux lois et aux règlements, aux normes et aux politiques applicables qui orientent la pratique.

Les infirmières auxiliaires connaissent les lois pertinentes et les limites juridiques à l'intérieur desquelles elles exercent.

### Exemple de compétence

Consigne les informations conformément à la législation établie, aux normes de pratique, à l'éthique et aux politiques organisationnelles.

### Exemple de question connexe

Mme Leung a été trouvée par l'infirmière à 01 h 00 allongée sur le sol à côté de son lit. Qu'est-ce que l'infirmière doit documenter dans le dossier de santé?

1. Mme Leung est tombée du lit à 01 h 00.
2. À 01 h 00, Mme Leung a été trouvée par l'infirmière sur le sol à côté de son lit.
3. Mme Leung est sortie du lit à 01 h 00, a glissé et est tombée par terre.
4. Mme Leung est apparemment tombée du lit vers 01 h 00.

La bonne réponse est 2.

Cette notation fournit une documentation factuelle et objective sur l'observation de l'infirmière.

## Fondements de la pratique

Les connaissances de base comprennent la théorie des soins infirmiers, les sciences de la santé, les sciences humaines, la pharmacologie et l'éthique.

### Exemple de compétence

Démontre une connaissance de la théorie des soins infirmiers, de la pharmacologie, des sciences de la santé, des sciences humaines et de l'éthique.

### Exemple de question connexe

Lequel des menus de déjeuner suivants serait le plus approprié et le plus nutritif pour un enfant de 2 ans en bonne santé?

1. Hamburgers et frites
2. Sandwich à la confiture et soda au raisin
3. Sandwich au fromage et tranches de fruits
4. Macaronis et fromage et biscuits

La bonne réponse est 3.

Ce menu fournit des nutriments sains et plairait à un tout-petit.

## Pratique collaborative

La pratique collaborative implique le respect mutuel et une communication efficace lorsqu'on travaille en collaboration avec les clients et d'autres membres de l'équipe de soins de santé.

### Exemple de compétence

Fait preuve de leadership, d'orientation et de supervision auprès des travailleurs de la santé non réglementés et d'autres personnes.

### Exemple de question connexe

L'infirmière auxiliaire examine un client qui a été admis à l'hôpital avec une pneumonie. Il a toussé abondamment et a eu besoin de l'aspiration nasotrachéale. Il a une perfusion intraveineuse d'antibiotiques. Il est fébrile. Laquelle des tâches suivantes l'infirmière auxiliaire peut-elle déléguer au travailleur de soutien assigné au client aujourd'hui?

1. Évaluation des signes vitaux
2. Changement du pansement intraveineux
3. Aspiration nasotrachéale
4. Administration d'un bain de lit

La bonne réponse est 4. L'infirmière auxiliaire peut déléguer cette tâche au travailleur de soutien.

## QUESTIONS À CHOIX MULTIPLES

Les examens EAIAC et REx-PN contiennent tous deux des questions à choix multiples. Les questions à choix multiples pour l'EAIAC sont rédigées sous forme de questions fondées sur des cas ou des questions indépendantes. Les questions fondées sur des cas présentent une situation de soins de santé ainsi qu'environ 3 à 5 questions liées au scénario. Les éléments indépendants, ou autonomes, contiennent toutes les informations nécessaires pour répondre à la question.

Chaque question à choix multiples est composée de deux éléments. La partie de l'élément qui pose la question ou pose un problème s'appelle la *prémisse*. Les alternatives parmi lesquelles on vous demande de sélectionner la meilleure réponse sont appelées les *options*. Il y a quatre options; une seule des options est la bonne réponse. Les trois autres options sont appelées *distracteurs*. Les distracteurs peuvent sembler être des réponses raisonnables, mais sont, en fait, incorrectes ou incomplètes.

Une seule réponse est correcte. Il n'y a pas d'options combinées telles que « 1 et 2 », « tout ce qui précède » ou « aucune de ces réponses ». Toutes les questions valent un seul point. Aucun point n'est déduit pour de mauvaises réponses.

*Exemple de question*

Alors qu'il reçoit une transfusion sanguine, M. Ryan développe des frissons et un mal de tête. Quelle serait la première action de l'infirmière auxiliaire?

1. Aviser le médecin immédiatement.
2. Arrêter immédiatement la transfusion.
3. Couvrir M. Ryan avec une couverture et administrer l'acétaminophène (Tylenol) prescrit.
4. Ralentir le flux sanguin pour garder la veine ouverte.

La bonne réponse est 2. M. Ryan a une réaction transfusionnelle, donc la perfusion de sang doit être arrêtée immédiatement.

Le REx-PN contient de nombreuses questions à choix multiples. On peut également vous poser des questions qui sont des réponses multiples, un calcul à faire dans une case en blanc, un tableau et des graphiques. Voir Evolve pour plus d'informations.

# 3

# Conseils pour l'étude et l'examen

Bien que vous puissiez être bien préparée sur le plan académique pour passer l'examen d'autorisation, l'adoption de stratégies visant à gérer votre stress et à bien étudier et répondre aux questions du test augmenteront vos chances de succès et aideront à atténuer votre anxiété.

# CONSEILS POUR L'ÉTUDE

Il est facile de se laisser dépasser par la tâche de préparation aux études pour l'examen d'autorisation. Rappelez-vous, cependant, que vous en savez beaucoup plus que vous ne le pensez. Bien que l'étude soit essentielle, une grande partie de l'apprentissage n'est pas une activité consciente. La première clé pour l'élaboration de stratégies d'étude efficaces est d'être réaliste. Identifiez les domaines où vos connaissances sont incomplètes et vos besoins de renouveler votre formation.

N'oubliez pas que la plupart des questions de l'examen ne se contentent pas de vérifier si vous vous rappeler des faits; vous devriez donc essayer de comprendre le contenu que vous lisez, plutôt que de le mémoriser. Vos études devraient être axées sur les principes des soins et des interventions infirmières dans une situation de santé particulière, c'est-à-dire sur les paroles ou les actions appropriées de l'infirmière auxiliaire.

L'une des meilleures stratégies d'apprentissage consiste à former un groupe d'étude. Les autotests et l'évaluation par les pairs se sont avérés être les méthodes les plus efficaces pour consolider les connaissances. Demandez à chaque membre du groupe de choisir un sujet à enseigner aux autres membres. De cette façon, vous stimulez la discussion et obtenez différents points de vue sur les sujets, ce qui vous aidera à les comprendre et à vous en souvenir. Si vous n'êtes pas en mesure de participer à un groupe d'étude, essayez de vous autoformer. Reformuler ou changez la phraséologie des informations écrites pour vous aider à comprendre plutôt qu'à mémoriser.

La répétition est efficace pour beaucoup de gens. Si vous avez de la difficulté à vous souvenir de certaines connaissances, il peut être utile de l'enregistrer afin de vous permettre de l'entendre tout en effectuant d'autres activités.

Planifiez vos études. Commencez à réviser vos documents plusieurs mois avant l'examen afin de ne pas vous sentir pressée ou paniquée par le volume d'informations à apprendre. Le bourrage de crâne ou les « nuits blanches » peuvent être utiles pour mémoriser des faits, mais l'examen d'autorisation est un examen qui nécessite la résolution de problèmes basée sur une base de connaissances complète. Il est préférable de réfléchir et d'analyser les informations, de porter des jugements et de déterminer comment le sujet se rapporte aux soins infirmiers. En effectuant ces processus d'analyse et de réflexion, vous êtes plus susceptible de valider les informations dans votre mémoire à long terme, qui est beaucoup plus fiable que votre mémoire à court terme.

Pour vous souvenir des stratégies d'étude, vous pouvez utiliser l'acronyme *PQRA*, qui signifie *p*lanification, pratique des *q*uestions, *r*épétition, et *a*utotest et évaluation par les pairs.

Pendant que vous étudiez, n'oubliez pas de rester hydratée, de bien manger, de prendre des pauses pour pratiquer de l'exercice et de dormir beaucoup. Il est également important de pratiquer d'autres activités et de ne pas être uniquement immergée dans l'étude. La recherche a démontré que le sommeil et la « prise de temps pour soi », sous forme d'exercice, d'activités sociales ou de pauses nutritionnelles, aident à consolider l'information apprise.

# GESTION DU STRESS

## CITATION D'UNE ÉTUDIANTE

> « Si je dois répondre à une autre question à choix multiples, je pense que je pourrais vomir. Je ne pourrai pas m'en empêcher. Ne peut-on imaginer une autre façon d'évaluer ce que nous savons? »

L'étudiante citée ci-dessus se prépare à un échec en raison de la négativité qu'elle éprouve face au format du test.

Il est tout à fait normal de se sentir nerveuse et anxieuse au sujet de l'examen d'autorisation. Vous avez travaillé fort pour réussir votre programme de soins infirmiers, et maintenant tout cet effort est concentré dans la réussite d'un examen. Alors que vous vous préparez à l'examen, donnez-vous les outils nécessaires à la réussite en développant une attitude mentale positive. Henry Ford a dit : « Que vous pensez en être capable ou ne pas en être capable... vous avez raison. »

Remettez en question vos pensées négatives! Ne les laissez pas vous guider.

# CONSEILS

Devenez active et positive au sujet de votre apprentissage et de votre préparation. Plus vous planifiez et vous vous préparez activement, plus vos de chances de réussir seront bonnes. Les conseils suivants vous aideront à gérer le stress :

- Essayez d'éviter les autres étudiantes qui se sentent trop anxieuses à propos de l'examen. L'anxiété est comme une maladie transmissible. Elle est contagieuse.
- Utilisez le pouvoir de la pensée positive. Renforcez votre confiance en vous-même en vous répétant : « Je suis bien préparée. Je vais réussir cet examen. »
- Pratiquez le yoga ou d'autres formes d'exercice. Ce sont d'excellentes techniques de soulagement du stress.
- Essayez l'aromathérapie - la lavande est propice à la relaxation. Parfois, juste l'odeur vous aidera à ne pas oublier de vous détendre et de respirer.
- Alimentez-vous de façon équilibrée et reposez-vous beaucoup.

# LA VEILLE DE L'EXAMEN

## CITATION D'UNE ÉTUDIANTE

« La nuit avant un examen, je suis incapable de dormir. Puis, je m'inquiète parce que je ne peux pas dormir. Ensuite, je ne peux pas dormir parce que je m'inquiète de ne pas pouvoir dormir. Le matin, je suis heureuse de sortir du lit juste pour mettre fin au vacarme ahurissant dans ma tête. »

La veille de l'examen, préparez vos vêtements et vos fournitures pour l'examen (p. ex., pièces d'identité, bouteille d'eau). Assurez-vous de savoir où l'examen a lieu et d'avoir organisé votre transport jusqu'à cet endroit.

Puis, gâtez-vous un peu. Faites une de vos activités préférées et assurez-vous de bien dormir. L'information est traitée pendant le sommeil; le sommeil vous aidera donc à vous rappeler de ce que vous avez étudié. Le bourrage de crâne de dernière minute peut vous avoir aidé dans des situations de test passées, mais il n'est utile que pour mémoriser des faits. Il diminue en fait votre capacité à répondre aux types de questions qui vous seront posées dans l'examen d'autorisation portant sur l'application de vos connaissances et le jugement critique.

## LE JOUR DE L'EXAMEN

Mangez un petit déjeuner sain contenant des protéines et des glucides. Faites de l'exercice modéré si possible. Si vous ne pouvez absolument pas manger, essayez de boire une solution électrolytique pour sportifs. Bien que vous ayez besoin d'être bien hydratée, ne buvez pas trop de liquides ou de tasses de café. Habillez-vous dans des vêtements confortables, de préférence en couches superposées, afin de pouvoir en ajouter ou en enlever en fonction de la température de la salle d'examen.

Prévoyez arriver à l'endroit où a lieu le test au moins 30 minutes avant l'heure du début de l'examen. Ce laps de temps vous permettra de vous détendre, de parler à des amies et de vous préparer mentalement. Évitez cependant de discuter de l'examen avec vos amies, car les conversations à ce sujet ne feront que vous rendre plus anxieuses. Arriver tôt vous donne également le temps de vous rendre aux toilettes à la dernière minute - le stress est un puissant diurétique. Lorsque vous vous asseyez dans la salle d'examen, faites un effort conscient pour vous détendre et continuer à penser de façon positive.

## APRÈS L'EXAMEN

Après l'examen, vous ressentirez probablement un sentiment de soulagement qu'il soit terminé, mais vous pourriez également ressentir le besoin de réviser les questions dans votre tête et de discuter des réponses avec vos pairs. Essayez de ne pas vous attarder trop longtemps sur cette activité. Ces examens à postériori peuvent vous déprimer. N'oubliez pas que vous avez probablement mieux réussi que vous ne le pensez!

# CONTENU À ÉTUDIER

Des ressources d'étude recommandées sont énumérées pour chacune des compétences qui suivent. Il peut y avoir des éditions plus récentes de ces ressources, et des versions en français pourraient ou non être disponibles. Veuillez consulter le site www.Elsevier.com pour des informations sur les éditions disponibles les plus récentes.

*Mosby's Comprehensive Review for the Canadian PN Exam* est la ressource la plus précieuse pour vos études d'examen d'autorisation. Ce manuel de révision axée sur le Canada possède un contenu créé spécifiquement pour les infirmières auxiliaires canadiennes, fournissant tout ce que vous devez savoir sur les soins infirmiers auxiliaires au Canada - et pour réussir l'examen d'autorisation - en un seul manuel.

Votre première étape dans la préparation à l'examen est d'examiner les compétences dans l'annexe. Remarquez le langage : *préconise, collabore, aide, prend des mesures, s'engage, facilite, défend* et *intègre*.

## PRATIQUE PROFESSIONNELLE

Les sujets des compétences de pratique professionnelle comprennent la responsabilisation, le champ d'exercice, la conscience de soi, le respect des exigences réglementaires, la compétence, la relation thérapeutique infirmière-client, les soins impartiaux, le respect des croyances spirituelles et des pratiques culturelles, le soutien aux clients dans la prise de décisions éclairées, l'autoréflexion et l'apprentissage continu, l'intégration des données probantes pertinentes, le rôle dans la pratique et les politiques, l'amélioration continue de la qualité, le professionnalisme, l'aptitude à la pratique, le maintien des connaissances à jour sur les tendances et les enjeux pertinents, la faute professionnelle, les mesures à prendre en cas de quasi-accidents, les erreurs et les événements indésirables, et la distinction entre les mandats des organismes de réglementation, des associations professionnelles et des syndicats.

D'autres ressources pour cette compétence comprennent les normes de pratique provinciales et les sites Web connexes; Potter et al., *Canadian Fundamentals of Nursing*, sixth edition; et Arnold and Boggs, *Interpersonal Relationships*, eighth edition.

## PRATIQUE ÉTHIQUE

Les sujets des compétences de la pratique éthique comprennent les limites professionnelles, les valeurs personnelles, le respect des clients, l'éthique, la vérité et la réconciliation, la dignité, le respect de la diversité et la défense des droits. Le respect de l'obligation de fournir des soins est une compétence exigée en Ontario et en Colombie-Britannique seulement.

D'autres ressources pour cette compétence comprennent les normes de pratique provinciales et les sites Web connexes; Potter et al., *Canadian Fundamentals of Nursing*, sixth edition; et Keatings and Adams, *Ethical and Legal Issues in Canadian Nursing*, fourth edition.

## PRATIQUE CONFORME AUX LOIS

Les sujets des compétences de pratique conforme aux lois comprennent le respect des lois et des règlements, la promotion de pratiques sécuritaires, le respect de l'obligation de faire rapport, la confidentialité et la protection de la vie privée, la documentation et le consentement éclairé.

Potter et al., *Canadian Fundamentals of Nursing*, sixth edition, et Keatings and Adams, *Ethical and Legal Issues in Canadian Nursing*, fourth edition, sont d'autres ressources pour cette compétence.

## FONDEMENTS DE LA PRATIQUE

Les sujets des compétences des fondements de la pratique comprennent l'évaluation complète de la santé; l'application de la technologie; la recherche et la réponse aux données cliniques pertinentes; la pratique fondée sur des données probantes; la compréhension, la réponse et le rapport des résultats de l'évaluation, la formulation des décisions cliniques, l'identification du diagnostic infirmier, les plans de soins; les interventions appropriées; l'établissement des priorités en matière d'intervention; les compétences en matière de santé; l'enseignement et l'apprentissage; l'éducation à la santé; la sécurité des clients; l'amélioration de la qualité et la gestion des risques; l'évaluation des interventions en soins infirmiers; la révision du plan de soins et la communication appropriée; l'évaluation des répercussions de ses propres décisions; la pensée critique, l'enquête critique et le jugement clinique; le jugement professionnel dans l'utilisation de la technologie et des médias sociaux; les soins sécuritaires; la prévention, la désescalade et la gestion des comportements perturbateurs, agressifs et violents; la reconnaissance et la réponse à la détérioration de l'état du client; et la connaissance de la théorie des soins infirmiers, de la pharmacologie, des sciences de la santé, des sciences humaines et de l'éthique. L'Ontario et la Colombie-Britannique exigent à une compétence supplémentaire : l'application des connaissances en pharmacologie et des principes de la pratique sécuritaire des médicaments.

Potter et al., *Canadian Fundamentals of Nursing*, sixth edition, et Jarvis et al., *Physical Examination & Health Assessment*, third Canadian edition, sont d'autres ressources pour cette compétence.

## PRATIQUE COLLABORATIVE

Les sujets des compétences de pratique collaborative comprennent la collaboration des clients; la communication collaboratrice; fournir des renseignements essentiels sur les clients; promouvoir une interaction interpersonnelle efficace; la résolution des conflits; l'articulation des rôles; la détermination du rôle; préconiser, en collaboration avec le client, l'utilisation des connaissances autochtones en matière de santé; le leadership, l'orientation et la supervision des agents de santé non réglementés; la préparation aux situations d'urgence et la gestion des catastrophes; la promotion d'un environnement de pratique de qualité; encourager la remise en question et l'échange d'information; le mentorat; les processus de groupe; le leadership;

et la gestion du temps. De plus, l'Ontario et la Colombie-Britannique exigent la compétence suivante : la préparation du client et la collaboration avec l'équipe de soins de santé dans les transitions et le transfert des responsabilités des soins.

D'autres ressources pour cette compétence comprennent les normes de pratique provinciales et les sites Web connexes; Potter et al., *Canadian Fundamentals of Nursing*, sixth edition; Arnold and Boggs, *Interpersonal Relationships*, eighth edition; et Waddell and Walton, *Yoder-Wise's Leading and Managing in Canadian Nursing*, second edition.

Bien que l'examen d'autorisation soit basé sur les compétences, la plupart des ressources que vous utiliserez pour vos études sont organisées par sujet ou domaine clinique. Les sections suivantes décrivent les sujets les plus courants dans ces domaines traditionnels. *Mosby's Comprehensive Review for the Canadian PN Exam* contient toutes les informations nécessaires dans chaque section. Cependant, si vous choisissez de mener d'autres recherches, d'autres ressources sont fournies. Lorsque vous examinez des affections et des maladies particulières, concentrez-vous sur les implications en matière de soins infirmiers connexes et n'oubliez pas de penser aux aspects communautaires des soins .

## SOINS INFIRMIERS MÉDICO-CHIRURGICAUX

Vous ne pouvez pas connaître toutes les maladies. Essayez de penser globalement et d'envisager tous les problèmes associés à un système, plutôt que d'étudier des maladies spécifiques. N'oubliez pas qu'il est peu probable qu'on vous demande de vous rappeler les détails de la pathologie d'une maladie. Vous devrez plutôt comprendre les thérapies efficaces, notamment les compétences et les interventions cliniques qui lui sont associées.

- Système endocrinien : diabète de type 1 et 2
- Système cardiovasculaire : accident vasculaire cérébral, infarctus du myocarde, insuffisance cardiaque et maladie vasculaire périphérique
- Hématologie : anémie et leucémies
- Système gastro-intestinal : maladie de Crohn, colite, diverticulite, cancer colorectal, constipation, diarrhée, ulcères et appendicite
- Système rénal : infections des voies urinaires, insuffisance rénale, dialyse et incontinence
- Foie : cirrhose, hépatite et pancréatite
- Système respiratoire : maladie pulmonaire obstructive chronique (MPOC), asthme, pneumonie, cancer du poumon, tuberculose, rhume banal, atélectasie et pneumothorax/hémothorax
- Système musculo-squelettique : arthrite, ostéoporose, fractures, syndrome de fatigue chronique, scoliose et sclérose en plaques
- Système immunitaire : virus de l'immunodéficience humaine (VIH) et inflammation
- Infections : *Staphylococcus aureus* résistant à la méthicilline (SARM), entérocoques résistants à la vancomycine (ERV), *Clostridium difficile* (*C. diff.*), grippe, rhume banal, septicémie, épidémies et pandémies
- Systèmes sensoriels : cataractes, glaucome et perte auditive

- Téguments : brûlures, infestations et allergies
- Système neurologiques : convulsions, pression intracrânienne, maladie de Parkinson, sclérose en plaques et lésions de la moelle épinière
- Santé des femmes et des hommes : ménopause, contraception, infections transmissibles sexuellement et cancers du sein et de la prostate
- Urgence : choc, hémorragie et anaphylaxie
- Liquides et électrolytes, déséquilibre acido-basique

Parmi les ressources, on retrouve Lewis et al., *Medical-Surgical Nursing in Canada*, fourth Canadian edition, et www.sexandu.ca.

## LES SOINS INFIRMIERS DE LA MÈRE ET DE L'ENFANT

- La santé pour les femmes en âge de procréer
- La fertilité
- Les soins prénataux
- Le développement fœtal
- Les risques et les complications associés à la grossesse
- Le travail et la naissance
- Le score d'Apgar
- L'évaluation du nouveau-né
- Les problèmes de santé chez l'enfant prématuré et le nouveau-né
- Les soins post-partum
- L'allaitement maternel
- Le lien mère-enfant

Les ressources comprennent Perry et al., *Maternal Child Nursing Care in Canada*, second edition, et Leifer and Keenan-Lindsay, *Leifer's Introduction to Maternity and Pediatric Nursing in Canada*.

## SOINS INFIRMIERS PÉDIATRIQUES

- La famille et le rôle parental; le développement de l'enfant, de la petite enfance à l'adolescence; le jeu; et la sécurité
- Le système respiratoire : asthme, virus respiratoire syncytial (VRS), croup, fibrose kystique
- Le système gastro-intestinal : gastro-entérite, reflux, fente labiale et palatine, appendicite et sténose pylorique
- Système cardiovasculaire : anomalie septale auriculaire (CIA) et anomalie septale ventriculaire
- Hématologie : anémie falciforme et leucémies, anémie
- Système immunitaire : virus de l'immunodéficience humaine (VIH)
- Infections et immunisation : maladies infectieuses communes de l'enfance et calendrier des vaccins
- Système génito-urinaire : infections des voies urinaires
- Système neurologique : blessure à la tête, convulsions, méningite et hydrocéphalie
- Système endocrinien : diabète
- Téguments : infestations et allergies
- Système musculo-squelettique : traumatisme, fractures, entorses et foulures, arthrite et scoliose
- Système neuromusculaire : paralysie cérébrale

Parmi les ressources, on retrouve Hockenberry et al., *Wong's Essentials of Pediatric Nursing*, eleventh edition, et Leifer and Keenan-Lindsay, *Leifer's Introduction to Maternity and Pediatric Nursing in Canada*.

## SOINS INFIRMIERS EN SANTÉ MENTALE

- Approches juridiques, éthiques, interpersonnelles, thérapeutiques et de communication
- Troubles de l'humeur : dépression et trouble bipolaire
- Troubles anxieux : phobies et trouble obsessif-compulsif
- Spectre de la schizophrénie et autres troubles psychotiques
- Troubles de la personnalité
- Troubles liés à la toxicomanie et à la dépendance aux substances
- Troubles cognitifs : démences et Alzheimer
- Troubles sexuels et identitaires
- Troubles de l'alimentation et dysmorphie corporelle
- Urgences psychiatriques

Parmi les ressources, on retrouve Halter, *Varcarolis' Foundations of Psychiatric Mental Health Nursing*, eighth edition.

## TESTS DE DIAGNOSTIC

Comprendre la raison du test et l'enseignement médical approprié destiné au client.

- Biopsies
- Rayons X, tomodensitométrie (TDM), imagerie par résonance magnétique (IRM), échographies et scans nucléaires
- Mammographies
- Exames gastro-intestinaux par endoscopes et bronchoscopes
- Tests d'allergie
- Saturation en oxygène et tests de fonction pulmonaire
- Tests fœtaux

Parmi les ressources, on retrouve Pagana et al., *Mosby's Canadian Manual of Diagnostic and Laboratory Tests*, second edition.

## ANALYSES DE LABORATOIRE

Notez les intervalles normaux et les conséquences des tests.

- Formule sanguine complète (FSC)
- Rapport normalisé international (INR)
- Glycémie
- Azote uréique sanguin (AUS)
- Créatinine
- Hémoglobine glycosylée ($HbA_{1c}$)
- Taux de filtration glomérulaire (TFG)
- Électrolytes
- Cholestérol
- Analyse d'urine
- Culture et sensibilité (C & S)
- Selles
- Lipoprotéines de basse densité (LDL) et lipoprotéines de haute densité (HDL)

Parmi les ressources, on retrouve Pagana et al., *Mosby's Canadian Manual of Diagnostic and Laboratory Tests*, second edition.

## PHARMACOLOGIE

Notez les classes de médicaments, les médicaments courants de chaque classe, les effets thérapeutiques et les précautions à prendre. Vous devrez connaître les médicaments fréquemment prescrits et en vente libre. Les connaissances sur les préparations communes à base de plantes peuvent également être testées. Soyez consciente des considérations relatives aux date de péremption.

- Analgésiques et anti-inflammatoires : narcotiques et non narcotiques (p. ex. Tylenol, anti-inflammatoires non stéroïdiens [AINS], morphine et Démérol)
- Antiacides
- Antidépresseurs (p. ex., inhibiteurs sélectifs de la recapture de la sérotonine [ISRS])
- Antibiotiques (p. ex. pénicilline, ampicilline)
- Anticoagulants (p. ex. Coumadin, héparine)
- Antidiabétiques (p. ex., insuline, hypoglycémiants oraux)
- Antiviraux
- Médicaments pour le traitement des maladies cardiaques (p. ex. nitroglycérine, digoxine, antihypertenseurs)
- Corticostéroïdes (p. ex. prednisone)
- Diurétiques (p. ex. furosémide [Lasix])
- Hormones
- Médicaments pour le traitement des maladies respiratoires (p. ex. bronchodilatateurs, stéroïdes en inhalation)
- Émollients fécaux et laxatifs (p. ex. psyllium [Metamucil], docusate de sodium [Colace])
- Statines (p. ex. atorvastatine [Lipitor])
- Vitamines et minéraux
- Préparations alternatives, complémentaires ou à base de plantes

Parmi les ressources, on retrouve Sealock, *Lilley's Pharmacology for Canadian Health Care Practice*, fourth Canadian edition, et Skidmore-Roth, *Mosby's Nursing Drug Reference*, thirty-fourth edition.

## COMPÉTENCES CLINIQUES

Pour tester vos compétences cliniques, l'examen peut inclure des questions sur l'un ou l'autre des éléments suivants ou sur l'ensemble d'entre eux : signes vitaux, contrôle des infections, administration de médicaments, mécanique corporelle, hygiène, positionnement, aspiration, tubes thoraciques, oxygénothérapie, trachéotomie, initiation et entretien du traitement intraveineux, échantillons d'urine, cathéters urinaires, lavements, soins des plaies, stomies et premiers soins.

Parmi les ressources, on retrouve Potter et al., *Canadian Fundamentals of Nursing*, sixth edition, et Perry et al., *Canadian Clinical Nursing Skills and Techniques*.

# CONSEILS POUR PASSER DES EXAMENS À CHOIX MULTIPLES

Vous trouverez ci-dessous quelques conseils pour répondre aux questions à choix multiples retrouvées tout particulièrement dans l'examen d'autorisation :

A.  Lisez et écoutez attentivement les instructions.

B.  Planifiez votre emploi du temps et suivez un rythme approprié au nombre de questions. Soyez consciente du temps. Vous devriez répondre à environ 25 à 30 questions par demi-heure.

C.  La compréhension de lecture est essentielle au succès. Lisez attentivement la prémisse de chaque question et assurez-vous de comprendre exactement ce qu'elle demande. L'une des erreurs de test les plus courantes est la mauvaise lecture de la question. Identifiez des mots tels que *initial* ou *le plus important* ou *priorité*. Prenez tout particulièrement note de tous les points négatifs tels que *jamais* ou *sauf*.

---

*Exemple de question*

Le pansement chirurgical de Mme Chang est saturé de sang. Quel serait un signe précoce de choc hémorragique?

1. Une élévation de la tension artérielle
2. La pâleur
3. L'accélération du pouls
4. Une respiration superficielle

Le mot clé est *précoce*; ainsi, la bonne réponse est 3.

---

D.  Soyez prête à résoudre le problème exposé dans *chaque* question.

E.  Essayez de répondre à la question avant d'examiner les options du choix multiple.

F.  Lisez toutes les options avant d'en choisir une. Ne présumez pas immédiatement qu'une réponse est bonne sans examiner toutes les autres options. Une autre réponse peut être *plus appropriée* que la première choisie.

G.  Lisez attentivement chaque option, en rayant mentalement les options que vous savez incorrectes. Choisissez la meilleure option parmi celles qui restent.

H.  Certaines questions qui semblent être des questions pièges peuvent, en réalité, mesurer votre capacité à penser de manière critique. Si vous pensez que toutes les options sont correctes, choisissez celle qui est la plus complète, qui est le plus logique ou qui est la réponse la plus professionnelle.

---

*Exemple de question*

Lequel des éléments suivants est le plus important lors de l'exécution d'une évaluation préopératoire?

1. L'évaluation physique
2. L'évaluation cardiaque
3. L'évaluation des signes vitaux
4. L'auscultation des sons respiratoires

Toutes les options sont valides, mais la réponse 1 est la plus inclusive.

---

I. Pour choisir l'action infirmière la plus importante lorsque toutes les réponses semblent être exactes, prenez les mesures suivantes :

- Lisez la situation et interrogez-vous très attentivement.
- Dans presque tous les cas, considérons le mnémonique *ABC* (voies respiratoires, respiration, circulation), et *les voies respiratoires* sont les plus importants.
- N'oubliez pas le « processus de soins infirmiers » : recueillir et valider les informations avant d'agir.
- Tenez compte de la sécurité, pour le client et pour vous-même.
- Choisissez une action qui peut être effectuée rapidement et en toute sécurité, presque aussi rapidement que les autres actions.
- Ne cherchez pas nécessairement des réponses faisant appel à l'imagination.
- Choisissez des actions simples, sensées et sûres.
- Choisissez le client le plus malade et le plus instable comme priorité.

J. Une erreur courante des étudiantes est de choisir une réponse qui aurait pu être applicable dans une situation clinique spécifique qu'elles ont vécue. Répondez toujours selon les principes du « manuel » ou des normes en matière de soins infirmiers.

K. Répondez comme vous imaginez que la parfaite « infirmière auxiliaire du manuel » répondrait.

L. N'essayez pas de deviner des renseignements non fournis. Choisissez votre réponse en fonction uniquement des informations contenues dans la question posée.

M. Ne paniquez pas si vous n'avez jamais entendu parler d'une maladie particulière ou d'une situation de client. Appliquez les principes généraux des soins infirmiers à chaque question; l'état de santé particulier du client peut ne pas avoir d'importance. Les candidates à l'examen proviennent de divers milieux académiques, et les programmes d'étude ne sont pas identiques dans tous les établissements d'enseignement. On ne s'attend pas à ce que vous connaissiez toutes les réponses, ni à ce que vous passiez un examen parfait!

---

*Exemple de question*

Mme Townsend souffre de démence asymétrique de Hick. Laquelle des activités suivantes conviendrait à son état?

1. De l'exercice vigoureux
2. Des jeux compétitifs
3. De la stimulation sociale dans des activités de groupe
4. De la lecture en solitaire

*La démence asymétrique de Hick* est un désordre fictif. Les besoins en soins d'un client atteint de démence sont fondamentaux; la bonne réponse est donc la réponse 3. Il s'agit d'une « question piège » à des fins d'illustration. L'examen d'autorisation, cependant, ne contient pas de questions pièges.

---

N. Votre premier choix de réponse est généralement correct. Vous avez peut-être appris certaines informations inconsciemment, et votre première impression est souvent une réponse automatique à ce que vous avez appris. Ne remettez pas votre jugement en question à moins d'être absolument sûre d'avoir mal compris la question ou d'avoir fourni une mauvaise réponse.

O. Choisissez des réponses qui sont thérapeutiques, qui montrent du respect, qui font participer le client dans ses soins et qui mettent l'accent sur le jugement de l'infirmière plutôt que sur les règles de l'hôpital ou les ordonnances d'autres membres de l'équipe de santé.

---

*Exemple de question*

Jessica dit à l'infirmière auxiliaire : « Je suis lasse d'attendre que vous me brossiez les cheveux. Vous n'êtes jamais là quand j'ai besoin de vous. » Laquelle des réponses suivantes est la plus appropriée de la part de l'infirmière auxiliaire?

1. « Je suis désolée que vous ayez eu à attendre. Je vais chercher votre brosse à cheveux et je serai de retour dans 15 minutes pour vous peigner. »
2. « Ce n'est pas exact. J'ai passé ma pause du midi avec vous hier. »
3. « Jeremy, qui se trouve dans une autre chambre, est vraiment malade et il a plus besoin de moi que vous en ce moment. »
4. « Je fais de mon mieux, mais ma charge de travail est très grande aujourd'hui. »

L'option 1 reconnaît les sentiments de la cliente, fait preuve de respect et fournit une réponse claire et factuelle.

### Exemple de question

Mme Steele demande à l'infirmière auxiliaire quand elle peut commencer à manger après la chirurgie. Parmi les réponses suivantes, laquelle est la plus appropriée de la part de l'infirmière auxiliaire?

1. « Vous devrez demander au médecin. »
2. « Parlez-moi de votre appétit. »
3. « Vous commencerez probablement à prendre des liquides clairs une fois que nous pourrons entendre votre péristaltisme. »
4. « Je vais faire demander à la diététiste de vous renseigner sur les menus les plus nutritifs pour la période postchirurgicale. »

L'option 3 requiert le jugement de l'infirmière et répond directement à la question de la cliente.

P. La plupart des questions porteront sur les actions basées sur le jugement de l'infirmière plutôt que sur les ordonnances du médecin. Cependant, certaines questions peuvent tester vos connaissances sur la portée de la pratique infirmière et avoir comme réponse correcte « Communiquer avec le médecin ». Des exemples de telles situations comprennent des ordres peu clairs ou illisibles, une demande précise d'un client, la détérioration de l'état du client et une urgence présentée par un client.

Q. Dans le cas de questions de communication, les réponses qui démontrent que l'infirmière auxiliaire pose au client des questions ouvertes sont le plus souvent correctes.

### Exemple de question

Laquelle des questions suivantes permettrait à M. Loates de fournir de meilleures informations au sujet de sa douleur?

1. « Avez-vous une douleur intense? »
2. « Avez-vous mal? »
3. « Votre douleur est-elle lancinante ou en coup de poignard? »
4. « Décrivez-moi votre douleur. »

L'option 4 est ouverte, c'est-à-dire qu'elle amène le client à donner une réponse en plus d'un ou deux mots. La formulation des questions de manière ouverte est un élément clé de la communication thérapeutique des soins infirmiers.

R. Ne choisissez pas une réponse parce que vous avez déjà vu cette question et que vous pensez vous souvenir de la réponse. Les questions de l'examen peuvent ressembler à celles que vous avez lues lors de la simulation, mais ne seront pas exactement les mêmes. Par conséquent, la réponse peut également ne pas être la même.

S. Il n'y a pas de modèle dans les réponses attribuées. Ne changez pas une réponse parce que vous avez répondu trop souvent à la même position.

T. En cas d'ignorance totale, devinez. Ne laissez jamais une question sans réponse. Vous avez au moins 25 % de chances de répondre correctement.

### Conseils pour les approximations

1. Si deux des options sont semblables à l'exception d'un ou deux mots, choisissez l'une d'entre elles.

### Exemple

Prenez le pouls apical.
Prenez le pouls radial.

2. Si deux options ont des significations opposées, choisissez l'une d'entre elles.

### Exemple

Vasodilatation
Vasoconstriction

3. Si deux quantités ou calculs mathématiques sont semblables, choisissez l'un d'entre eux.

### Exemple

0,14 ml
0,014 ml

4. Choisissez la réponse la plus longue.

5. Bien qu'il n'y ait pas de modèle aux réponses, certaines études disent que dans les examens à choix multiples, l'option b ou 2 est correcte la plupart du temps.

U. Répondre à de nombreuses questions peut être ennuyeux et fatigant. Vous pouvez en venir à ne plus savoir quelle information se rapporte à la question. Tout au long de l'examen, prenez des mini-pauses d'exercice toutes les 20 minutes; buvez un peu d'eau, faites des mouvements circulaires du cou et fléchissez vos bras et vos jambes.

V. Ne paniquez pas si quelqu'un quitte la salle alors que vous n'avez répondu qu'à 20 questions. Le temps pris pour terminer l'examen n'est pas une indication de la performance à l'examen.

# TESTING ADAPTATIF INFORMATISÉ

Le REx-PN utilise un format de testing adaptatif informatisé. « Les éléments de l'examen sont présentés à la candidate l'un après l'autre sur un écran d'ordinateur. La candidate n'a pas de limite de temps pour répondre à chaque élément. Une fois la réponse est choisie pour un élément, la candidate peut réviser sa réponse et la modifier, si nécessaire. Toutefois, une fois la réponse confirmée par la candidate et que celle-ci soit passée à la période suivante en appuyant sur le bouton Suivant <NEXT>, elle n'aura plus la possibilité de revenir à un élément précédent. L'ordinateur ne permettra pas à la candidate de passer à l'élément suivant sans répondre à l'élément actuel à l'écran. Le meilleur conseil est de maintenir un rythme raisonnable (un élément chaque minute ou deux), de lire attentivement et d'examiner chaque élément avant de répondre.

« Pendant l'administration du REx-PN, les candidates devront répondre aux éléments dans une variété de formats. Ces formats peuvent comprendre des questions à choix multiples, des réponses multiples, un calcul à faire dans une case en blanc, un tableau et des graphiques. » (*National Council of State Boards of Nursing* des États-Unis. [2020]. 2022 REx-PN Test Plan.)

# RÉSUMÉ

Se préparer à l'examen bien à l'avance, assurer une révision complète du contenu, suivre les conseils sur la façon de passer l'examen, approfondir votre compréhension de lecture et maintenir attitude positive vous dotera des capacités nécessaires pour réussir l'examen d'autorisation.

# 4

# Examen de pratique 1

## INTRODUCTION AUX EXAMENS DE PRATIQUE

Les questions des examens de pratique sont conçues pour être similaires à celles que vous rencontrerez lors de l'examen d'autorisation.

## INSTRUCTIONS POUR L'EXAMEN DE PRATIQUE 1

Vous aurez 4 heures pour terminer l'examen. Les questions sont présentées sous forme de cas cliniques représentatifs de la pratique infirmière ou de questions indépendantes. Lisez attentivement chaque question, puis choisissez la réponse qui vous semble la meilleure des quatre options présentées. Si vous ne pouvez pas décider d'une réponse à une question, passez à la question suivante et revenez à cette question plus tard si vous en avez le temps. Essayez de répondre à toutes les questions. Il n'y a pas de points soustraits pour les mauvaises réponses. Si vous n'êtes pas sûr d'une réponse, il sera à votre avantage de deviner.

Les réponses à l'examen de pratique 1 apparaissent à la page 48.

### QUESTIONS FONDÉES SUR DES CAS

#### CAS 1

*Une infirmière auxiliaire travaille dans une unité de soins médico-chirurgicaux d'un hôpital pour administrer des médicaments à ses clients. Les médicaments sont livrés grâce à un système de distribution automatisé.*

LES QUESTIONS 1 à 6 portent sur ce cas.

1.  Quelle est la méthode la plus précise pour l'infirmière auxiliaire pour déterminer qu'elle administre le bon médicament à M. Rickhelm?

    1.  Comparez le nom du médicament sur le pré-emballage du médicament avec l'ordonnance du prescripteur.
    2.  Demandez à M. Rickhelm de confirmer qu'il reçoit le bon médicament.
    3.  Communiquez avec la pharmacie de l'agence pour confirmer le profil de médicament de M. Rickhelm.
    4.  Comparez le médicament indiqué sur le pré-emballage avec l'information provenant d'un texte de référence ou d'un site intranet de l'agence.

2.  M. Ogalino a pris un médicament anti-infectieux oral de marque à la maison pendant 6 mois avant d'être admis à l'hôpital. Lorsque l'infirmière auxiliaire lui apporte ses médicaments pour la première fois, il déclare: « Qu'est-ce que cette pilule rose? Je n'ai jamais pris celle-là auparavant. » Parmi les réponses suivantes de l'infirmière auxiliaire, laquelle indique une administration sécuritaire des médicaments?

    1.  « C'est une forme générique de votre médicament anti-infectieux régulier. »
    2.  « Je ne sais pas, mais je vais vérifier votre dossier de médicaments. »
    3.  « C'est ce que votre médecin vous a prescrit. »
    4.  « Si vous le souhaitez, vous pouvez refuser le médicament. »

3.  Mme Jasmin est une cliente nouvellement admise à l'unité. L'infirmière auxiliaire se prépare à lui administrer de l'insuline à action prolongée à 18 h 00. Mme Jasmin dit à l'infirmière auxiliaire qu'à la maison, elle prend cette insuline au coucher, vers 23 h 00. Comment l'infirmière auxiliaire devrait-elle réagir?

    1.  « Je vais tester votre glycémie pour m'assurer que c'est le meilleur moment pour injecter votre insuline. »
    2.  « Quelle est la raison pour laquelle vous prenez votre insuline au coucher? »
    3.  « En général, le calendrier d'administration de l'insuline est différent lorsque vous êtes à l'hôpital que lorsque vous êtes à la maison. »
    4.  « L'heure du coucher n'est pas le meilleur moment pour l'administration d'insuline à action prolongée. »

4.  Mme Corel est admise à l'unité avec un diagnostic de thrombose veineuse profonde. Laquelle des catégories de médicaments suivantes est susceptible d'être commandée?

    1.  Une statine
    2.  Un antibiotique
    3.  Un analgésique
    4.  Un anticoagulant

5.  Le technicien en pharmacie vient à l'unité pour ajouter des stupéfiants au tirage de stupéfiants sur l'unité. Le technicien en pharmacie demande à l'infirmière auxiliaire de signer en tant que témoin pour les médicaments ajoutés au décompte des stupéfiants. Qui peut légalement signer la feuille de comptage de l'administration des stupéfiants?

    1.  Une infirmière autorisée (inf. aut.)
    2.  Une infirmière autorisée ou une infirmière auxiliaire autorisée (IA/IAA)

3.  Une infirmière autorisée ou un médecin
4.  Tout prestataire de soins de santé autorisé ou réglementé

6.  Mme Aina se voit prescrire 0,075 mg de digoxine (Lanoxin). La pharmacie livre trois comprimés de 0,25 mg de digoxine pour la commande ci-dessus. L'infirmière auxiliaire administre les trois comprimés de digoxine fournis. Évaluez cette action.

   1.  Correct, car la digoxine a été calculée par la pharmacie.
   2.  Correct, car la dose de digoxine est la même que celle que le médecin a prescrite.
   3.  Incorrect, car la dose prescrite de digoxine est inférieure au niveau thérapeutique.
   4.  Incorrect, car la dose administrée est trop élevée.

FIN DU CAS 1

## CAS 2

*M. Smadu, âgé de 19 ans, a reçu un diagnostic de schizophrénie il y a 8 mois. Ses symptômes comprennent des hallucinations, des délires, un manque d'émotion et un comportement grossièrement désorganisé. Il vit à la maison avec sa mère et sa sœur Shannon, qui travaillent toutes deux à temps plein. Son père et sa famille élargie vivent dans un autre pays et ne participent pas à ses soins. Sa mère a demandé la visite de l'infirmière communautaire pour discuter de ses préoccupations concernant la prise en charge de son fils à la maison. L'infirmière auxiliaire rend visite à M. Smadu, à sa mère et à sa sœur.*

LES QUESTIONS 7 à 13 portent sur ce cas.

7.  La mère et la sœur de M. Smadu demandent à l'infirmière auxiliaire quelle est la meilleure façon de réagir lorsqu'il entend des voix. Qu'est-ce que l'infirmière auxiliaire devrait leur conseiller de dire?

   1.  « Je n'entends pas les voix que tu entends. »
   2.  « Qui te parle? »
   3.  « Il n'y a pas de voix qui te parlent. »
   4.  « Pourquoi dis-tu que tu entends des voix? »

8.  M. Smadu lui demande des suggestions pour l'aider à faire face aux voix qu'il entend. Que pourrait suggérer l'infirmière auxiliaire?

   1.  De dire aux voix de s'en aller
   2.  D'écouter de la musique avec ses écouteurs
   3.  De se distraire en allant se promener
   4.  D'augmenter sa dose d'antipsychotique

9.  La mère de M. Smadu dit à l'infirmière auxiliaire que certains des voisins craignent que son fils soit violent. Ils ont peur de lui quand il crie aux voix qu'il entend. Que devrait conseiller l'infirmière auxiliaire à la mère de M. Smadu de dire aux voisins?

   1.  « Mon fils a une maladie qui l'amène à entendre des voix, mais il ne sera jamais violent. »
   2.  « Appelez la police si mon fils agit d'une manière étrange. »
   3.  « Engagez mon fils dans une conversation pour le distraire. »
   4.  « Ne bousculez pas mon fils ou ne vous approchez pas trop de lui s'il semble agité. »

10.  M. Smadu est traité par rispéridone (Risperdal) 40 mg par voie intramusculaire (IM) toutes les 2 semaines pour l'aider à gérer ses comportements psychotiques. Quelle est la principale raison pour laquelle ce médicament lui est administré par voie intramusculaire plutôt que par voie orale?

   1.  Il n'est pas absorbé par le tractus gastro-intestinal.
   2.  L'observance est meilleure lorsqu'elle est administrée toutes les 2 semaines par injection.
   3.  Il y a une plus grande réponse thérapeutique avec la voie IM.
   4.  La voie IM diminue l'incidence de la dyskinésie tardive.

11.  La mère de M. Smadu demande si son fils ira mieux un jour. Quelle est la meilleure réponse de l'infirmière auxiliaire à cette question?

   1.  « Bien qu'il n'y ait pas de remède pour la schizophrénie, les gens peuvent s'améliorer et s'améliorent. L'évolution et l'impact exacts de la schizophrénie sont uniques à chaque personne. »
   2.  « La moitié des personnes ayant reçu un diagnostic de schizophrénie se rétablissent complètement dix ans après leur premier épisode. »
   3.  « La schizophrénie est une maladie qui dure toute la vie et qui peut être prise en charge, mais il ne s'améliorera jamais. »
   4.  « S'il ne va pas mieux, il y a des soutiens communautaires pour vous aider avec ses soins. »

12.  La mère et la sœur de M. Smadu disent à l'infirmière auxiliaire que M. Smadu ne semble pas s'intéresser au monde, n'a pas donné suite à son plan de retourner à l'école et n'est généralement pas motivé à faire quoi que ce soit. L'infirmière auxiliaire reconnaît que ces comportements sont typiques des personnes atteintes de schizophrénie. Quel est le terme pour ces comportements?

   1.  Alogia
   2.  Anhédonie
   3.  Avolition
   4.  Altération de l'attention

13.  Plusieurs jours après la visite à domicile de l'infirmière auxiliaire, la sœur de M. Smadu l'appelle parce que M. Smadu dit que les voix lui disent d'acheter une arme à feu et de se tuer. Comment l'infirmière auxiliaire devrait-elle conseiller la sœur de M. Smadu?

   1.  « Découvrez pourquoi il veut se suicider. »
   2.  « Composez le 9-1-1. »
   3.  « Emmenez-le à la clinique de santé mentale ou à l'hôpital. »

4. « Je comprends votre préoccupation, mais bien que de nombreuses personnes atteintes de schizophrénie disent qu'elles vont se suicider, elles ne vont presque jamais donner suite. »

FIN DU CAS 2

## CAS 3

*Une infirmière auxiliaire travaille dans un grand hôpital universitaire. L'hôpital a récemment connu une éclosion de Staphylococcus aureus résistant à la méthicilline (SARM).*

LES QUESTIONS 14 à 16 portent sur ce cas.

14. L'infirmière auxiliaire s'inquiète de la propagation du SARM. Lequel des exemples suivants serait un mode de transmission probable?

   1. Contact direct d'une plaie ouverte avec des mains contaminées
   2. Inhalation de particules d'aérosol provenant d'une personne atteinte d'une pneumonie à SARM
   3. Ingestion d'aliments contaminés
   4. Contact avec du sang ou des liquides organiques d'une personne ayant une mauvaise hygiène

15. Parmi les clients hospitalisés suivants, lequel présente le plus grand risque de contracter le SARM?

   1. Mme Andrews, âgée de 65 ans : insertion d'un stimulateur cardiaque
   2. Andria, âgée de 4 mois : investigation pour des vomissements et un retard de croissance
   3. M. Anneke, 87 ans : diagnostic et évaluation d'une possible démence
   4. Mme Gary, 35 ans : infections chroniques des voies urinaires secondaires à une lésion de la moelle épinière

16. L'infirmière auxiliaire a une coupure ouverte au doigt et craint d'être infectée par le SARM par ses clients. Que doit faire l'infirmière auxiliaire?

   1. Gardez la coupure propre et la couvrir avec un bandage ou un pansement adhésif occlusif.
   2. S'abstenir de prendre soin de tout client atteint de SARM.
   3. Couvrir la coupure avec un pansement occlusif et porter des gants lors des soins.
   4. Se laver les mains avant et après le contact avec le client.

FIN DU CAS 3

## CAS 4

*Denika, âgée de 2 ans, est admise dans une unité pédiatrique de l'hôpital. Elle a un eczéma grave, qui a*

*entraîné de nombreuses lésions infectées. Elle recevra des antibiotiques par voie intraveineuse (IV).*

LES QUESTIONS 17 à 21 portent sur ce cas.

17. Denika a gratté son eczéma au point de saigner. L'infirmière auxiliaire lui a dit à plusieurs reprises d'arrêter, mais elle continue de se gratter. L'infirmière auxiliaire décide de restreindre la liberté de mouvement de ses bras sur les côtés du berceau. Quelle explication décrit le mieux l'action de l'infirmière auxiliaire?

   1. Elle a agi de manière professionnelle.
   2. Elle a eu recours à des actes qui peuvent être interprétés comme des coups et blessures.
   3. La peau de Denika devait être protégée, de sorte que l'infirmière auxiliaire a agi de manière prudente.
   4. L'infirmière auxiliaire aurait dû demander aux parents de Denika la permission de la restreindre.

18. Denika visite la salle de jeux de l'hôpital. À son âge, lequel des comportements suivants affichera-t-elle probablement?

   1. Construire des maisons avec des blocs.
   2. Montrer un comportement possessif avec les jouets.
   3. Essayer de ne pas dépasser les lignes en coloriant.
   4. S'amuser avec un livre d'images pendant 15 minutes.

19. Denika doit recevoir 1 L de liquide par voie IV par 24 heures. En utilisant un système de perfusion IV minidrip, avec un débit de 60 gouttes/ml, à quel taux le système IV doit-il perfuser?

   1. 16 gouttes par minute
   2. 26 gouttes par minute
   3. 42 gouttes par minute
   4. 48 gouttes par minute

20. Denika est sur le point d'obtenir son congé de l'hôpital. L'infirmière auxiliaire conseille à la mère de Denika de lui faire boire plus de liquides pendant plusieurs jours. Sa mère dit que Denika dit constamment « non » chaque fois qu'on lui offre de boire des liquides. Qu'est-ce que l'infirmière auxiliaire pourrait conseiller à la mère de Denika de faire?

   1. « Distrayez-la avec de la nourriture. »
   2. « Soyez ferme et tendez-lui le verre. »
   3. « Offrez-lui le choix entre deux choses à boire. »
   4. « Expliquez à Denika pourquoi elle a besoin de boire beaucoup de liquides. »

21. La mère de Denika demande à l'infirmière auxiliaire quand il serait approprié de l'emmener chez le dentiste pour une prophylaxie dentaire. Quelle est la réponse la plus appropriée de l'infirmière auxiliaire?

   1. Avant de commencer l'école primaire
   2. Entre 2 et 3 ans

3.  Lorsque Denika commence à perdre ses dents de lait.
4.  La prochaine fois qu'un autre membre de la famille va chez le dentiste.

FIN DU CAS 4

## CAS 5

*Une infirmière auxiliaire travaille dans une unité post-partum à l'hôpital. L'une de ses clientes, Mme Oliver, vient d'accoucher d'un bébé en bonne santé.*

LES QUESTIONS 22 à 27 portent sur ce cas.

22.  Quatre heures après un accouchement vaginal, Mme Oliver n'a toujours pas uriné. Quelle devrait être la première action de l'infirmière auxiliaire?

1.  Palper sa zone sus-pubienne pour vérifier la présence d'une distension.
2.  Encourager la cliente à uriner en la plaçant fréquemment sur un bassin de lit.
3.  Placer ses mains dans de l'eau tiède pour encourager la miction.
4.  Informer le médecin de son incapacité à uriner.

23.  Pourquoi l'infirmière auxiliaire encourage-t-elle Mme Oliver à marcher peu de temps après l'accouchement?

1.  Pour favoriser la respiration
2.  Pour augmenter le tonus de la vessie
3.  Pour maintenir le tonus musculaire abdominal
4.  Pour augmenter l'activité vasomotrice périphérique

24.  Mme Oliver allaite son nouveau-né. Quelles sont les caractéristiques attendues des selles du nourrisson pendant les 24 premières heures?

1.  De couleur jaune pâle à brun clair, consistance ferme avec une légère odeur désagréable
2.  De couleur jaune moutarde, molles et granuleuses
3.  Selles goudronneuses de couleur vert noirâtre
4.  De couleur brune avec consistance en grumeaux

25.  Mme Oliver affirme que ses seins sont engorgés entre les allaitements. Quelle action l'infirmière auxiliaire encouragerait-elle Mme Oliver à faire pour aider à soulager ses seins engorgés?

1.  Allaiter uniquement toutes les 4 heures.
2.  Masser doucement les seins de la paroi thoracique jusqu'à la zone du mamelon.
3.  Appliquer fréquemment des compresses chaudes.
4.  Restreindre l'apport en liquides.

26.  En examinant Mme Oliver le deuxième jour post-partum, l'infirmière auxiliaire constate que le fond utérin de Mme Oliver est au niveau du nombril et déplacé vers la droite. Quelle est la cause probable de cette observation?

1.  Un taux lent d'involution utérine
2.  Une vessie pleine et trop distendue
3.  Des fragments placentaires sont retenus dans l'utérus.
4.  Ligaments utérins trop tendus

27.  L'infirmière auxiliaire observe un écoulement de lochies chez Mme Oliver. Quel type de lochies est attendu au deuxième jour post-partum?

1.  Lochies séreuses
2.  Lochies rubra avec de gros caillots
3.  Lochies alba
4.  Lochies rubra

FIN DU CAS 5

## CAS 6

*M. Richard, âgé de 21 ans, est amené au service d'urgence par la police. Il a été impliqué dans un incendie de maison causé par son mélange de produits chimiques volatils pour fabriquer des drogues illicites. M. Richard a des antécédents d'usage de drogues par voie intraveineuse. Il a subi des brûlures au visage et au corps. Il manque de coordination dans ses mouvements et est verbalement agressif.*

LES QUESTIONS 28 à 31 portent sur ce cas.

28.  M. Richard crie et s'agite et exige de voir le médecin immédiatement. Quelle est l'intervention de l'infirmière auxiliaire la plus appropriée?

1.  Parler avec lui pour désamorcer le comportement.
2.  Surveiller son comportement pour voir s'il devient plus agité.
3.  L'informer qu'on lui demandera de partir s'il ne se comporte pas correctement.
4.  Offrir de l'emmener dans une salle d'examen calme où l'infirmière continuera à le surveiller de près.

29.  M. Richard est admis dans une unité médicale. Laquelle des observations suivantes de l'infirmière auxiliaire est une priorité au cours des 24 premières heures?

1.  Septicémie des plaies
2.  Détresse pulmonaire
3.  Douleur
4.  Déséquilibres hydro-électrolytiques

30.  M. Richard a besoin d'un analgésique pour la douleur causée par ses brûlures. Quelle est la raison la plus importante pour laquelle l'infirmière auxiliaire administre les médicaments par voie IV plutôt que par injection IM?

1.  Les injections IM augmentent le risque d'irritation des tissus.

2.  Les injections IM sont plus douloureuses que l'administration IV.
3.  L'administration par voie IV assurera une absorption plus efficace.
4.  L'administration par voie IV fournit un soulagement plus prolongé de la douleur.

31. M. Richard a été accusé par la police de possession et fabrication illégales de drogue. Un avocat vient rendre visite à M. Richard et dit à l'infirmière auxiliaire qu'il aimerait lire le dossier de santé de M. Richard. Quelle est la réponse la plus appropriée de l'infirmière auxiliaire?

    1.  « Vous pouvez lire le tableau si vous obtenez la permission de M. Richard. »
    2.  « Vous devrez obtenir la permission du médecin. »
    3.  « Vous êtes autorisé à lire le dossier de santé parce que M. Richard a été accusé d'une infraction pénale. »
    4.  « Je n'ai pas le droit de vous laisser lire le dossier de santé de M. Richard. »

FIN DU CAS 6

## CAS 7

*M. Wilmot, âgé de 23 ans, a reçu un diagnostic de cancer du testicule gauche. Il est admis à l'hôpital pour l'ablation chirurgicale du testicule. M. Wilmot est fiancé et doit se marier dans 6 mois.*

LES QUESTIONS 32 à 35 portent sur ce cas.

32. M. Wilmot demande à l'infirmière auxiliaire s'il sera toujours en mesure d'avoir des enfants après s'être fait enlever son testicule. Laquelle des réponses suivantes de l'infirmière auxiliaire serait la plus thérapeutique?

    1.  « L'important, c'est de retrouver une bonne santé. Vous pourrez toujours vous tourner vers l'adoption, si avoir des enfants est important pour vous. »
    2.  « Je comprends vos craintes. Toute intervention pour le cancer est susceptible de causer l'infertilité. »
    3.  « Je peux voir que vous êtes très préoccupé par cela. Bien que vous aurez toujours un testicule fonctionnel, vous aimeriez peut-être discuter de la banque de sperme avant l'intervention chirurgicale. »
    4.  « Il est possible que l'intervention chirurgicale vous rende incapable de maintenir une érection, ce qui conduirait à une incapacité à engendrer des enfants. »

33. M. Wilmot dit à l'infirmière auxiliaire qu'il a l'impression qu'il ne sera pas un « vrai homme » après l'intervention chirurgicale, et qu'il s'inquiète de perdre sa capacité à avoir des relations sexuelles. Comment l'infirmière auxiliaire devrait-elle répondre à ces préoccupations?

    1.  Dire à M. Wilmot qu'il est toujours un homme, même avec un testicule.

2.  Rassurer M. Wilmot qu'il y a très peu de chances qu'il ait des problèmes.
3.  Demander à M. Wilmot s'il souhaite parler à un thérapeute pour discuter de ses préoccupations.
4.  Dire à M. Wilmot que le pronostic pour ce type de cancer est excellent et qu'il n'a pas à s'inquiéter.

34. Parmi les sujets suivants, lequel devrait être inclus par l'infirmière auxiliaire dans l'information fournie à son client?

    1.  Une fois l'intervention chirurgicale et la chimiothérapie terminées, M. Wilmot peut s'attendre à mener une vie normale, sans cancer.
    2.  M. Wilmot devra prendre de la testostérone à faible dose pour le reste de sa vie.
    3.  M. Wilmot doit passer régulièrement des examens physiques avec son oncologue.
    4.  La probabilité d'une rechute est assez élevée, donc M. Wilmot doit être testé tous les 3 mois.

35. M. Wilmot est prêt à obtenir son congé de l'hôpital. L'infirmière auxiliaire enseigne l'auto-examen du testicule restant. Laquelle des affirmations suivantes est correcte?

    1.  Une fois par mois sous la douche, roulez le testicule entre le pouce et les trois premiers doigts pour couvrir toute la surface.
    2.  Allongez-vous à plat sur un lit et utilisez des mouvements circulaires avec les doigts pour détecter les bosses inhabituelles.
    3.  Faites briller une lampe de poche à travers le testicule du côté pour mettre en évidence les lésions.
    4.  Le testicule aura la consistance d'un œuf à la coque, et l'épididyme sera plus lisse que le testicule.

FIN DU CAS 7

## CAS 8

*Une infirmière auxiliaire est responsable du quart de soir dans un établissement de soins de longue durée. Elle est la seule infirmière auxiliaire autorisée à travailler avec des prestataires de soins non réglementés (PSNR) qui ont été formés pour effectuer des soins d'hygiène de base et prendre des signes vitaux. L'infirmière auxiliaire est responsable de l'administration des médicaments aux 20 clients de son unité.*

LES QUESTIONS 36 à 39 portent sur ce cas.

36. M. Lok a des antécédents d'hypertension, traité avec plusieurs médicaments antihypertenseurs. La prescription du médecin ordonne à l'infirmière auxiliaire de ne pas administrer la nifédipine (Adalat) prévue si la pression artérielle systolique de M. Lok est inférieure à 100. Le PSNR enregistre une pression artérielle de 94/72 pour M. Lok. Que doit faire l'infirmière auxiliaire?

1. Suspendre l'administration de la nifédipine.
2. Vérifier auprès du médecin avant de suspendre la nifédipine.
3. Demander au PSNR si la lecture de la pression artérielle était exacte.
4. Vérifier la pression artérielle de M. Lok avant de suspendre l'administration du médicament nifédipine.

37. De l'aspirine à enrobage entérique (AAS entérosoluble) q6h PRN est prescrite pour Mme Bystriska. Laquelle des mesures suivantes est une mesure d'infirmière correcte liée à l'administration de l'AAS entérosoluble?

1. Obtenir le consentement verbal de Mme Bystriska au moment de l'administration de l'AAS entérosoluble.
2. Écraser le comprimé si elle est incapable de l'avaler.
3. Laisser l'AAS entérosoluble à son chevet pour qu'elle puisse le prendre au besoin.
4. Obtenir un consentement écrit qui couvre l'administration de tous les médicaments.

38. M. Gileppo doit recevoir de l'insuline par voie sous-cutanée. Quelle serait une action incorrecte de la part de l'infirmière auxiliaire lors de l'administration de l'insuline?

1. Injecter dans le tissu abdominal sous-cutané.
2. Utiliser une aiguille de calibre 29.
3. Masser la zone pour augmenter l'absorption.
4. Pincer le tissu de la face latérale de la cuisse.

39. Mme Banwait, une cliente atteinte de démence liée à la maladie d'Alzheimer, se fait prescrire du donépézil (Aricept) pour ralentir la progression de sa maladie. Lorsque l'infirmière auxiliaire lui offre le donépézil, Mme Banwait refuse de le prendre, affirmant que le médicament lui dérange trop l'estomac. Son mari, M. Banwait, insiste pour qu'elle prenne le médicament. Que doit faire l'infirmière auxiliaire?

1. Donner le médicament, car Mme Banwait est atteinte de démence.
2. Donner le médicament, car M. Banwait est le plus proche parent et est autorisé à prendre des décisions de traitement.
3. Ne pas donner le médicament, car il produit des effets indésirables.
4. Ne pas donner le médicament, car Mme Banwait a retiré son consentement.

FIN DU CAS 8

## CAS 9

*Une infirmière auxiliaire travaille dans une clinique de planification familiale. Elle enseigne la santé reproductive et sexuelle et la régulation des naissances à différents clients.*

LES QUESTIONS 40 à 44 portent sur ce cas.

40. Mme Eigo, âgée de 27 ans, consulte l'infirmière auxiliaire au sujet de la planification familiale. Mme Eigo interroge l'infirmière auxiliaire sur le diaphragme contraceptif comme moyen de régulation des naissances. Que devrait dire l'infirmière auxiliaire à Mme Eigo au sujet du diaphragme contraceptif?

1. Utilisez un lubrifiant vaginal pour aider à l'insertion du diaphragme.
2. Laissez le diaphragme en place une fois inséré, car le retrait n'est pas nécessaire après chaque utilisation.
3. Passez un examen gynécologique annuel pour évaluer l'ajustement du diaphragme.
4. N'utilisez pas de spermicide avec ce moyen de contraception.

41. Sarah, une adolescente célibataire de 16 ans, découvre qu'elle est enceinte de 4 semaines. Elle demande à l'infirmière auxiliaire : « Pensez-vous que je devrais me faire avorter? » Laquelle des déclarations suivantes de l'infirmière auxiliaire est la plus appropriée?

1. « Ce serait probablement mieux pour le bébé et pour vous. »
2. « Pensez-vous que vous vous sentirez coupable si vous vous faisiez avorter? »
3. « À votre avis, quelle serait la meilleure chose à faire pour vous? »
4. « Qu'est-ce que tes parents veulent que vous fassiez? »

42. Mme Lee est une travailleuse du sexe. Elle demande à l'infirmière auxiliaire ce qu'elle devrait utiliser comme moyen de contraception et de prévention des infections sexuellement transmissibles (IST). Laquelle des méthodes de prévention suivantes serait recommandée par l'infirmière auxiliaire?

1. Un diaphragme
2. Un spermicide
3. Une cape cervicale
4. Un préservatif féminin

43. Mme McLeod a un résultat positif au test de dépistage du virus du papillome humain (VPH). De quoi l'infirmière auxiliaire devrait-elle discuter avec Mme McLeod concernant les futurs soins de santé?

1. La nécessité d'avoir des tests de routine de Papanicolaou (Pap)
2. L'importance de terminer ses antibiotiques prescrits
3. Qu'elle devrait s'abstenir de rapports sexuels pour prévenir la transmission
4. Si son traitement implique la cryothérapie, qu'elle ne sera plus contagieuse pour ses partenaires sexuels

44. Un cardiologue a recommandé à Mme Ahmadi, âgée de 42 ans, de ne jamais devenir enceinte en raison de son insuffisance cardiaque grave. Mme Ahmadi s'est conformée à cette recommandation et demande à l'infirmière auxiliaire

quel moyen de contraception serait la meilleure option pour elle. Quels renseignements l'infirmière auxiliaire devrait-elle fournir?

1. « Votre meilleure option est la pilule contraceptive orale. »
2. « Une ligature des trompes est presque efficace à 100 %. »
3. « Je suggérerais à votre partenaire de subir une vasectomie. »
4. « Un dispositif intra-utérin est facilement inséré et constitue une méthode de régulation des naissances efficace. »

FIN DU CAS 9

## CAS 10

*L'Organisation mondiale de la Santé a prédit qu'une forme pandémique de grippe se propagera au Canada. Un vaccin a été rapidement fabriqué, et les professionnels de la santé se préparent à des vaccinations de masse et soigner les personnes gravement malades et infectées.*

LES QUESTIONS 45 à 50 portent sur ce cas.

45. Les travailleurs de la santé sont un groupe prioritaire pour recevoir le vaccin. Une infirmière auxiliaire s'inquiète de recevoir ce nouveau vaccin, car les médias ont rapporté qu'il n'était pas sûr. Que doit faire l'infirmière auxiliaire?

1. Elle ne doit pas se faire vacciner, car la sécurité est en cause.
2. Rechercher des ressources réputées pour obtenir de l'information sur l'innocuité du vaccin.
3. Elle doit se faire vacciner afin de se protéger, elle et ses clients, de la grippe.
4. Discutez avec des collègues infirmières de leurs opinions sur le vaccin.

46. Une infirmière auxiliaire s'occupe de sa mère âgée et a deux jeunes enfants. Elle estime que si une pandémie survient, elle devra choisir entre prendre soin de ses clients et protéger la santé de sa famille. Quel terme renvoie à cette situation?

1. Dilemme éthique
2. Théorie éthique
3. Détresse morale
4. Non-malfaisance

47. Une infirmière auxiliaire est consciente que cette situation de pandémie entraînera une allocation limitée des ressources. Elle se demande qui recevra un traitement prioritaire si de nombreuses personnes gravement malades ont besoin de soins hospitaliers intensifs. Laquelle des directrices suivantes serait probablement recommandée?

1. Les adultes plus âgés et fragiles reçoivent des soins prioritaires, car ils sont plus à risque.
2. Les adultes en bonne santé reçoivent les ressources, car ils sont les plus susceptibles de survivre.
3. Le gouvernement fédéral légifère sur les personnes qui sont les groupes à risque à traiter.
4. Les comités locaux, provinciaux, fédéraux et internationaux de planification en cas de pandémie déterminent les priorités.

48. Une infirmière auxiliaire participe à une grande clinique communautaire de vaccination contre la grippe. Le vaccin doit être administré par injection d'un volume de 0,5 ml par dose. Chez les enfants plus âgés et les adultes, quel point de repère l'infirmière auxiliaire utilisera-t-elle pour injecter dans le muscle le plus approprié?

1. Milieu de la face latérale de la partie supérieure du bras, environ 3 à 5 cm sous l'acromion
2. Le centre du triangle formé par l'index pointant vers l'épine iliaque antérosupérieure et le majeur pointant du côté de la fesse le long de la crête iliaque
3. Diviser les fesses en quadrants; le site d'injection se trouve au milieu du quadrant externe supérieur.
4. Tiers médian de la face latérale antérieure de la cuisse

49. Laquelle des questions suivantes l'infirmière auxiliaire poserait-elle avant d'administrer le vaccin contre la grippe à un homme de 20 ans?

1. « Avez-vous déjà eu une réaction allergique au vaccin contre la grippe? »
2. « Êtes-vous sexuellement actif? »
3. « Avez-vous déjà eu la grippe? »
4. « Vos vaccins pour enfants sont-ils à jour? »

50. Une mère amène sa fille asthmatique, qui fait partie d'un groupe prioritaire, à la clinique de vaccination pour qu'elle se fasse vacciner. Elle amène également son fils adolescent et demande à l'infirmière de le vacciner. En ce moment, les adolescents en bonne santé ne figurent pas sur la liste des priorités pour le vaccin. Que doit faire l'infirmière auxiliaire?

1. Vacciner le fils adolescent.
2. Dire à la mère que son fils adolescent n'est pas autorisé à se faire vacciner.
3. Informer la mère que son fils adolescent n'est pas à risque de contracter la grippe pandémique, et il n'a donc pas besoin de se faire vacciner.
4. Expliquer à la mère pourquoi son fils adolescent ne fait pas partie d'un groupe prioritaire à l'heure actuelle et lui dire qu'il pourra probablement se faire vacciner à une date ultérieure.

FIN DU CAS 10

## CAS 11

*Une infirmière auxiliaire travaille dans un établissement de soins de longue durée. Mme Smith, âgée de 87 ans, est admise à l'établissement.*

LES QUESTIONS 51 à 53 portent sur ce cas.

51. Mme Smith dit à l'infirmière auxiliaire qu'elle pourrait aussi bien mourir maintenant, car elle n'a plus de famille pour s'occuper d'elle. Laquelle des réponses suivantes de l'infirmière auxiliaire serait la plus thérapeutique?

    1. « Ne vous inquiétez pas, vous vous ferez bientôt de nouveaux amis ici. »
    2. « Je sais que cela doit être difficile pour vous, mais vous vous habituerez bientôt. »
    3. « Laissez-moi nous prendre un peu de thé, et nous pourrons parler de ce que vous ressentez. »
    4. « Pourquoi ne descendons-nous pas au salon, et je vais vous présenter d'autres résidents. »

52. Mme Smith peut se déplacer, mais elle passe la majeure partie de sa journée assise sur une chaise. Les membres du personnel lui ont dit à maintes reprises qu'elle devait faire de l'exercice et lui ont expliqué les avantages de l'exercice régulier pour sa mobilité et ses fonctions cognitives. Mme Smith a dit : « Je suis consciente des avantages de l'exercice, mais je n'ai jamais été du genre à aimer faire de l'exercice, et je ne vais pas commencer maintenant. » Que doit faire l'infirmière auxiliaire?

    1. Déplacer la chaise de sa chambre pour qu'elle ne puisse pas s'y asseoir.
    2. Emmener la cliente aux cours d'exercice de l'agence.
    3. Évaluer les capacités cognitives de Mme Smith et le besoin d'un mandataire spécial (MS).
    4. Respecter sa décision et continuer à l'encourager à faire de l'exercice.

53. Mme Smith dit à l'infirmière auxiliaire qu'elle est tellement enchantée par ses soins et sa sollicitude qu'elle aimerait lui offrir un cadeau en guise de remerciement. Elle remet à l'infirmière auxiliaire une broche en diamant et émeraude. Que doit faire l'infirmière auxiliaire?

    1. Accepter le cadeau si Mme Smith ne présente aucune atteinte cognitive et est consciente de la valeur de la broche.
    2. Dire à Mme Smith que puisque le cadeau est très précieux, il est préférable de le laisser à l'infirmière auxiliaire dans son testament.
    3. Remercier Mme Smith, mais expliquer qu'il est contraire à l'éthique professionnelle d'accepter des cadeaux coûteux de la part des clients.
    4. Dire à Mme Smith que les politiques de l'agence ne permettent pas aux infirmières d'accepter tout type de cadeau de la part des clients.

FIN DU CAS 11

## CAS 12

*M. Hudson est un homme de 53 ans qui a reçu un diagnostic de diabète de type 2. Il est orienté vers des séances d'éducation sur sa maladie qui sont offertes par l'infirmière auxiliaire. Il est quelque peu en surpoids et a besoin de séances d'éducation sur la nutrition pour favoriser une perte de poids et sur la gestion du diabète.*

LES QUESTIONS 54 à 60 portent sur ce cas.

54. Après avoir établi une relation avec M. Hudson, quelle serait la stratégie initiale la plus appropriée que pourrait utiliser l'infirmière auxiliaire avec M. Hudson lors de sa première séance d'éducation?

    1. Lui fournir une liste de « choses à faire et à ne pas faire » concernant son alimentation.
    2. Expliquer la nécessité d'une alimentation équilibrée pour réguler sa glycémie et perdre du poids.
    3. Lui demander quels comportements il aimerait changer.
    4. Lui demander s'il aimerait en apprendre davantage sur les services de conseils nutritionnels.

55. Parmi les éléments suivants, lequel serait un concept clé dans la planification des repas pour M. Hudson?

    1. Petits repas à intervalles fréquents
    2. Diminution de l'apport en glucides
    3. Suppléments de vitamines et de minéraux pour remplacer les carences en apport alimentaire
    4. Réduction des matières grasses totales

56. Les fèves au lard, les céréales à grains entiers, les graines de lin, le riz brun et le soja sont recommandés pour une alimentation saine. Parmi les types de glucides suivants, lesquels en sont des exemples?

    1. Glucides simples
    2. Glucides complexes
    3. Glucides monoinsaturés
    4. Glucides à indice glycémique élevé

57. M. Hudson demande à l'infirmière auxiliaire comment il peut réduire sa consommation de matières grasses saturées. Parmi des aliments suivants, lequel l'infirmière auxiliaire recommanderait-elle à M. Hudson d'éviter?

    1. Poissons
    2. Huile de canola
    3. Lait entier
    4. Margarine molle sans gras trans oméga-3

58. M. Hudson demande à l'infirmière auxiliaire ce qui serait un bon petit déjeuner pour lui, compte tenu de son diabète et qu'il aimerait perdre du poids. Parmi les menus suivants, lequel serait le plus approprié?

    1. Un muffin de son avec de la margarine, un demi-pamplemousse et un verre de jus d'orange

2. Un œuf poché, une tranche de pain grillé de blé entier, un verre de lait écrémé et une pomme

3. Deux tranches de bacon croustillant, des œufs brouillés et du thé vert

4. Une tasse de céréales de son aux raisins secs avec du lait sans lactose et un verre de jus de pamplemousse

59. Un mois après la visite de M. Hudson à la clinique du diabète, il appelle l'infirmière auxiliaire pour lui dire qu'il souffre de gastro-entérite et qu'il a vomi une petite quantité d'émèse une fois plus tôt dans la matinée. Il veut savoir quoi faire au sujet de ses médicaments et de son alimentation. Comment l'infirmière auxiliaire devrait-elle conseiller M. Hudson?

1. Ne pas prendre ses pilules hypoglycémiques orales et boire autant de jus sucré qu'il est capable.

2. Continuer à prendre ses médicaments habituels contre le diabète, surveiller sa glycémie toutes les 3 à 4 heures et de boire des gorgées fréquentes de liquides glucidiques au besoin.

3. Contacter son médecin pour obtenir des instructions.

4. Prendre la moitié de la dose habituelle de ses pilules hypoglycémiques orales et siroter des liquides toutes les heures.

60. M. Hudson revient à la clinique 3 mois après sa première visite. Parmi les critères suivants, lequel serait le meilleur critère pour évaluer l'état de son diabète de type 2?

1. Une perte de poids de 5 kg

2. Une glycémie à jeun de 6,5 mmol/L

3. Un taux d'hémoglobine glycosylée (HbA$_{1c}$) de 5,9 %

4. Une déclaration de M. Hudson selon laquelle il se sent bien et qu'il gère la maladie

FIN DU CAS 12

## CAS 13

*Tiffany, âgée de 15 ans, est admise dans une unité de troubles de l'alimentation d'un hôpital général en raison d'une malnutrition sévère. Elle a des antécédents de restriction de la consommation alimentaire et d'exercice physique excessif au cours des 2 dernières années. Son poids est évalué à moins de 60 % du poids corporel normal attendu pour sa taille. Son infirmière auxiliaire effectue une anamnèse médicale à l'admission.*

LES QUESTIONS 61 à 67 portent sur ce cas.

61. L'infirmière auxiliaire interroge Tiffany sur ses antécédents de santé. Qu'est-ce que l'infirmière auxiliaire pourrait s'attendre à ce que Tiffany lui dise?

1. « J'ai parfois très chaud. »

2. « J'ai arrêté d'avoir mes règles quand j'avais 14 ans. »

3. « Ma peau est vraiment grasse. »

4. « J'ai la diarrhée assez souvent. »

62. Parmi les analyses de sang suivantes, laquelle serait la plus importante pour Tiffany?

1. Sodium

2. Potassium

3. Électrolytes

4. Chlorure

63. L'infirmière auxiliaire s'entretient avec les parents de Tiffany. Parmi les descriptions suivantes, laquelle pourrait être utilisée par ses parents pour décrire Tiffany?

1. « Nous soupçonnons qu'elle est volage. »

2. « Tiffany discute ouvertement de son anorexie avec nous. »

3. « Elle se comporte souvent mal et est difficile à gérer. »

4. « Tiffany est une élève très performante à l'école. »

64. L'infirmière auxiliaire prend les signes vitaux de Tiffany plus tard dans la nuit pendant que Tiffany dort. Elle découvre que le rythme du pouls apical de Tiffany est de 41 battements par minute. Quelle devrait être la première intervention infirmière appropriée?

1. Aviser immédiatement le médecin de garde.

2. Surveiller le rythme du pouls apical toutes les heures jusqu'à ce qu'il augmente et se stabilise.

3. Réveiller Tiffany et lui demander de boire un verre de jus ou d'eau.

4. Apporter à Tiffany une collation de sa nourriture préférée.

65. Lorsque les signes vitaux de Tiffany se stabilisent, elle est autorisée à se promener dans l'unité. L'infirmière auxiliaire prévoit surveiller l'activité physique de Tiffany. Quelle est la principale raison d'être de cette intervention?

1. Les adolescentes atteintes d'anorexie peuvent secrètement faire de l'exercice pour perdre du poids.

2. Tiffany est tellement sous-alimentée que l'activité physique serait nocive pour elle.

3. L'activité physique régulière est un élément important du plan thérapeutique.

4. L'exercice améliorera la capacité de Tiffany à tolérer l'apport nutritionnel accru.

66. Tiffany doit assister à des séances de groupe avec les autres adolescentes de l'unité qui ont l'anorexie. Tiffany dit : « Je ne veux pas rester assise avec un groupe de filles stupides. Dois-je y aller? » Quelle serait la meilleure réponse de l'infirmière auxiliaire?

1. « Je pense que vous avez besoin de leur soutien. »

2. « Parlons de ce que vous ressentez lorsque vous dites ne pas vouloir aller à ces réunions. »

3. « Non, il est préférable d'attendre jusqu'à ce que vous vous sentez un réel besoin de parler avec d'autres filles. »
4. « Oui, parce que les séances de groupe vous aideront à faire face à votre anorexie. »

67. Parmi les objectifs alimentaires suivants, lequel serait approprié pour Tiffany?

1. Tiffany consommera un régime riche en calories pour favoriser un gain de poids rapide.
2. Tiffany mangera un régime prescrit pour assurer un gain de poids progressif.
3. Tiffany boira 3 L d'eau par jour pour assurer une hydratation adéquate.
4. Tiffany gagnera 1 kg par semaine.

FIN DU CAS 13

## CAS 14

*Une infirmière auxiliaire travaille dans une clinique de santé communautaire. Elle reçoit un appel de Mme McColm, la mère d'un nourrisson de 3 semaines.*

LES QUESTIONS 68 à 71 portent sur ce cas.

68. Mme McColm craint que son bébé de 3 semaines ne soit malade. Quelle serait une manifestation significative d'une maladie chez un nourrisson de cet âge?

1. Une éruption rouge de type papule sur le visage
2. De longues périodes de sommeil
3. Grognements et respirations rapides
4. Désir d'augmentation des liquides pendant les tétées

69. Mme McColm dit à l'infirmière auxiliaire que son bébé « est chaud ». Parmi les méthodes suivantes, laquelle devrait recommander l'infirmière auxiliaire à Mme McColm pour prendre la température du nourrisson?

1. Orale
2. Rectale
3. Axillaire
4. Tympanique

70. Mme McColm détermine que la température du nourrisson est de 38,9 °C. Que devrait recommander l'infirmière auxiliaire?

1. « Donner au nourrisson des liquides supplémentaires. »
2. « Amener le nourrisson à la clinique pour voir le médecin. »
3. « Surveiller la température toutes les 4 heures pendant les prochains jours. »
4. « Administrer l'acétaminophène pour enfants (Tempra). »

71. L'infirmière auxiliaire documente cette consultation téléphonique à l'aide d'un enregistrement informatique. Parmi les énoncés suivants, lequel est exact en ce qui a trait à la documentation informatisée?

1. Chaque infirmière doit avoir un mot de passe individuel et secret.
2. Les clients ne sont pas autorisés à consulter leurs dossiers de santé informatisés.
3. L'autorisation du client est requise avant d'accéder à un dossier de santé.
4. La recherche a montré que davantage d'erreurs de documentation se produisent avec les dossiers informatiques.

FIN DU CAS 14

## CAS 15

*Une communauté rurale a un programme de soutien aux personnes âgées pour leur permettre de vivre de manière autonome aussi longtemps que possible dans leur propre maison. Une infirmière auxiliaire dirige cette initiative communautaire.*

LES QUESTIONS 72 à 75 portent sur ce cas.

72. Plusieurs clients de l'infirmière auxiliaire n'ont pas beaucoup d'argent. Quel est le facteur le plus important à prendre en compte lorsqu'on prend soin de clients qui ont des ressources financières limitées?

1. Ils auront un accès réduit au système de soins de santé.
2. Ils peuvent avoir une faible estime de soi liée à la stigmatisation de la pauvreté.
3. Il se peut que leurs besoins physiques fondamentaux ne soient pas satisfaits.
4. Il y a souvent une non-observance du traitement prescrit par le client.

73. L'infirmière auxiliaire visite le domicile de Mme Gash, une cliente active de 84 ans. Parmi les éléments concernant l'environnement de Mme Gash suivants, lequel ferait l'objet d'une préoccupation particulière de la part de l'infirmière auxiliaire?

1. C'est une maison à charpente de bois.
2. Il y a une carpette sur le plancher de bois franc.
3. Il a un four à micro-ondes.
4. Le chauffage est assuré par des plinthes chauffantes électriques.

74. Plusieurs clients de l'infirmière auxiliaire sont préoccupés par leur « transit intestinale ». Parmi les recommandations suivantes, laquelle serait suggérée par l'infirmière auxiliaire pour aider à prévenir la constipation chez un client plus âgé?

1. Fibres sous forme de son et de fruits frais
2. Cellulose sous forme de maïs sur l'épi et de riz

3.  Laxatifs naturels sous forme de bananes et de lait
4.  Stimulateurs du péristaltisme sous forme d'échinacée

75.  Le service de santé local a émis une alerte à la pollution par une journée chaude et humide. M. Scanlon, qui est atteint d'une maladie pulmonaire obstructive chronique (MPOC), téléphone à l'infirmière auxiliaire pour lui demander ce qu'il doit faire. Que devrait conseiller l'infirmière auxiliaire?

1.  Rester à l'intérieur de sa maison climatisée.
2.  Poursuivre ses activités ordinaires.
3.  Contacter son inhalothérapeute pour obtenir des conseils.
4.  Augmenter ses médicaments inhalés.

FIN DU CAS 15

## CAS 16

*Mme Merkel, une femme qui vit dans une communauté religieuse autosuffisante, a été admise à l'hôpital avec une fibrose pulmonaire sévère.*

LES QUESTIONS 76 à 78 portent sur ce cas.

76.  Comment l'infirmière auxiliaire devrait-elle évaluer et traiter Mme Merkel, lorsqu'elle lui prodigue des soins?

1.  Conformément aux croyances religieuses connues
2.  Selon ses besoins exprimés individuellement
3.  Conformément aux directrices fournies par sa famille
4.  Pas différemment des autres clients de l'unité

77.  Mme Merkel refuse de permettre à Alex, un infirmier, de s'occuper d'elle, car elle dit que cela serait considéré comme inapproprié dans sa communauté. Elle insiste pour avoir une infirmière. Que devrait faire Alex?

1.  Organiser un changement d'affectation de la cliente à une infirmière.
2.  Discuter avec Mme Merkel des raisons pour lesquelles elle ne souhaite pas avoir un infirmier.
3.  Dire à Mme Merkel que, dans la société canadienne, les droits des infirmiers sont respectés.
4.  Dire à Mme Merkel qu'elle doit l'accepter comme infirmier, car l'infirmière responsable a décidé de son affectation.

78.  En raison de la gravité de sa maladie, Mme Merkel meurt. Avant d'effectuer des soins de fin de vie pour le corps, que doit faire l'infirmière auxiliaire?

1.  Prendre des dispositions pour que les proches de Mme Merkel la voient.
2.  S'assurer que les souhaits de Mme Merkel concernant le don d'organes ont été discutés avec la famille.

3.  Identifier les rites culturels de la mort qui doivent être respectés.
4.  Éviter de toucher le corps jusqu'à ce que le chef religieux ait donné sa permission.

FIN DU CAS 16

## CAS 17

*Mme Lesley est admise à l'unité post-partum avec son fils nouveau-né à terme, Lee, après avoir eu une césarienne.*

LES QUESTIONS 79 à 82 portent sur ce cas.

79.  Mme Lesley a subi une césarienne en raison d'un herpès génital non traité. Quel serait le danger pour le nourrisson si elle avait accouché par voie vaginale?

1.  Muguet
2.  Herpès systémique
3.  Conjonctivite néonatale
4.  Complications neurologiques

80.  L'infirmière auxiliaire mesure une saturation en oxygène de 87 % chez Lee, alors âgé de 2 heures, qui n'éprouve pas de détresse respiratoire. Quelles mesures initiales devrait-elle prendre?

1.  Aucune action n'est requise.
2.  Communiquer avec le médecin.
3.  Administrer l'oxygène prescrit.
4.  Placer le nourrisson dans une Isolette humidifiée.

81.  Lors de l'examen du nouveau-né Lee, l'infirmière auxiliaire observe qu'il a des plis fessiers asymétriques. Parmi les affections suivantes, laquelle correspond à ce qu'elle a observé?

1.  Dommages au système nerveux central
2.  Une hanche disloquée
3.  Une hernie inguinale
4.  Dommages au système nerveux périphérique

82.  Bébé Lee a subi une circoncision. Parmi les observations suivantes, laquelle est la plus importante immédiatement après la circoncision?

1.  Signes d'une infection
2.  Hémorragie
3.  Un cri strident et perçant
4.  Diminution de la production urinaire

FIN DU CAS 17

## CAS 18

*Mme Canseco, âgée de 64 ans, est admise à l'hôpital avec un diagnostic de douleur angineuse.*

LES QUESTIONS 83 à 85 portent sur ce cas.

83. L'infirmière auxiliaire dispense à Mme Canseco un enseignement sur l'angine de poitrine. Qu'est-ce que l'infirmière auxiliaire inclura dans l'enseignement?

    1. « La douleur causée par l'angine de poitrine indique que vos cellules cardiaques sont endommagées. »
    2. « La douleur d'un infarctus du myocarde est plus intense que la douleur d'une angine de poitrine. »
    3. « La nitroglycérine sublinguale soulage généralement la douleur dans les 15 minutes. »
    4. « Le repos et la nitroglycérine soulagent la douleur de l'angine de poitrine. »

84. L'infirmière auxiliaire prodigue des conseils à Mme Canseco au sujet du cholestérol en lien avec l'athérosclérose. Quels renseignements devraient être inclus dans ses conseils?

    1. « Le cholestérol est fourni à l'organisme entièrement par l'apport alimentaire. »
    2. « Le cholestérol se trouve dans de nombreux aliments, provenant de sources végétales et animales. »
    3. « Le cholestérol n'a aucune fonction dans le corps; il doit donc être contrôlé pour prévenir l'athérosclérose. »
    4. « Le cholestérol est produit naturellement par le corps, mais peut augmenter avec un apport alimentaire élevé. »

85. Un timbre transdermique de nitroglycérine est prescrit pour la douleur angineuse de Mme Canseco. Parmi les énoncés suivants, lequel devrait être inclus dans l'enseignement sur la santé pour Mme Canseco?

    1. « Retirer le timbre à l'heure du coucher pour empêcher la tolérance à la drogue. »
    2. « Il n'y a pas d'effets indésirables puisque le médicament est administré très lentement. »
    3. « Avant l'exercice intense, un autre timbre peut être coupé en deux et appliqué pour prévenir la douleur. »
    4. « Les timbres usagés doivent être jetés dans les toilettes ou avec des déchets recyclables biodégradables. »

FIN DU CAS 18

## CAS 19

*M. Bangay, âgé de 88 ans, réside dans une maison de retraite pour personnes âgées. L'épouse de M. Bangay est atteinte de la maladie d'Alzheimer à un stade avancé et est la cliente d'un établissement de soins de longue durée dans une autre partie de la ville. M. Bangay s'ennuie de sa femme et a récemment montré des signes de dépression.*

LES QUESTIONS 86 à 89 portent sur ce cas.

86. Un matin, M. Bangay dit à l'infirmière auxiliaire : « Je me sens mal aujourd'hui. » Quelle serait la réponse la plus appropriée de l'infirmière auxiliaire?

    1. « Vous avez l'air bien. »
    2. « Vous sentez-vous malade? »
    3. « Vous vous sentirez mieux demain. »
    4. « Parlez-moi de ce que vous ressentez. »

87. M. Bangay dit à l'infirmière auxiliaire : « J'aurais aimé que vous connaissiez ma femme. » Quelle réponse serait la plus thérapeutique à cet instant?

    1. « Il y a beaucoup de résidentes ici qui apprécieraient votre compagnie. »
    2. « Nous avons des conseillers qui peuvent discuter avec vous. »
    3. « Son déménagement à l'établissement de soins de longue durée a dû vous rendre très triste. »
    4. « Ma mère était atteinte de la maladie d'Alzheimer, alors je comprends votre tristesse. »

88. Quelques jours plus tard, l'infirmière auxiliaire note que la température orale de M. Bangay à 8 h 00 est de 37,8 °C. Selon le protocole au centre de retraite, les signes vitaux doivent être surveillés toutes les 8 heures. Quelle action infirmière est la plus appropriée?

    1. Prendre sa température à 16 h 00 conformément à la politique de l'agence.
    2. Prendre sa température à nouveau dans 2 à 4 heures.
    3. Appeler son médecin pour une prescription de prise de signes vitaux plus fréquent.
    4. Reprendre sa température en utilisant la voie axillaire.

89. Il y a beaucoup de conflits entre les membres de l'équipe de la maison de retraite concernant le temps que certaines infirmières prennent pour leurs pauses du soir. Quelle devrait être la meilleure façon pour les infirmières de résoudre leur conflit?

    1. S'encourager les uns les autres à ne pas prendre trop de temps pour les pauses.
    2. Imposer une durée pour les pauses.
    3. Signaler le problème à l'infirmière responsable.
    4. Collaborer sur une durée mutuellement acceptable pour les pauses.

FIN DU CAS 19

## CAS 20

*Olivia, âgée de 11 ans, est emmenée chez son médecin par ses parents parce qu'elle a développé de graves maux de tête. Son médecin l'admet à l'hôpital pour des tests afin d'exclure une tumeur au cerveau.*

LES QUESTIONS 90 à 95 portent sur ce cas.

90. L'infirmière auxiliaire effectue une évaluation physique d'Olivia, qu'elle documente dans le dossier de santé. Quelle serait la description la plus précise du comportement général d'Olivia?

    1. « Comportement approprié selon l'âge »
    2. « Somnolente, mais éveillée et orientée vers la conversation »
    3. « Se comporte bien »
    4. « Se plaint de maux de tête »

91. Olivia devrait subir une tomodensitométrie (TDM). Ses parents demandent : « Qu'est-ce qu'une tomodensitométrie? » Comment l'infirmière auxiliaire devrait-elle répondre?

    1. « Une tomodensitométrie enregistre l'activité électrique du cerveau. »
    2. « Impulsions d'ondes ultrasonores sont envoyés à travers le cerveau. »
    3. « Un colorant est injecté dans le cerveau et des images sont visionnées sur un ordinateur. »
    4. « Les images radiographiques sont assemblées par un ordinateur et affichées sous forme d'images. »

92. Olivia reçoit un diagnostic de médulloblastome, un type de tumeur cérébrale maligne, et doit subir une intervention chirurgicale. Elle demande à l'infirmière auxiliaire si ses maux de tête disparaîtront après l'opération. Quelle est la meilleure réponse de l'infirmière auxiliaire?

    1. « L'opération guérira tes maux de tête. »
    2. « À quel point ton mal de tête est-il grave aujourd'hui? »
    3. « Nous espérons que l'intervention chirurgicale guérira les maux de tête, mais il y a une chance que tu continues à avoir des maux de tête. »
    4. « As-tu peur de l'intervention chirurgicale? »

93. Olivia subit une intervention chirurgicale et est amenée à l'unité de soins postopératoires à l'étage de neurologie. Comment l'infirmière auxiliaire devrait-elle positionner Olivia après l'intervention chirurgicale?

    1. Cela dépend de l'emplacement du site opératoire.
    2. À plat avec le corps et la tête alignés sur la ligne médiane
    3. Position de Trendelenburg
    4. Du côté opératoire pour prévenir les saignements excessifs

94. L'infirmière auxiliaire remarque la présence d'un drainage incolore sur le pansement du cuir chevelu d'Olivia. Quelle devrait être la première action de l'infirmière auxiliaire?

    1. Encercler l'aire de drainage avec un stylo toutes les heures.
    2. Signaler immédiatement le drainage au chirurgien.
    3. Documenter un drainage normal dans le dossier post-chirurgical.
    4. Changer le pansement et noter tout sang sur la gaze souillée.

95. Olivia ne se remet pas de l'intervention chirurgicale. Elle devient comateuse et est transférée dans une unité de soins palliatifs de l'hôpital. On s'attend à ce qu'elle meure et ses parents ne souhaitent pas qu'on la réanime. Deux semaines plus tard, à 2 h 00, l'infirmière auxiliaire trouve Olivia avec des signes vitaux absents, une décoloration de la peau et un regard fixe. Quelles mesures l'infirmière auxiliaire devrait-elle prendre?

    1. Prononcer la mort.
    2. Certifier la mort.
    3. Appeler le médecin pour prononcer le décès et remplir le certificat de décès.
    4. Transporter le corps d'Olivia à la morgue.

FIN DU CAS 20

# CAS 21

*Une infirmière auxiliaire arrive à l'établissement de soins de longue durée pour son quart de travail de 8 heures en soirée. Elle reçoit le rapport sur ses clients de l'infirmière auxiliaire du quart de travail de 8 heures de jour.*

LES QUESTIONS 96 à 98 portent sur ce cas.

96. L'infirmière auxiliaire est arrivée à l'unité pour remplacer les infirmières du quart de jour. Parmi les situations suivantes, laquelle l'infirmière auxiliaire devrait s'occuper en premier lorsqu'elle commence son quart de travail de soir?

    1. Un client qui sonne la cloche d'appel pour demander un bain à l'éponge.
    2. Faire le dénombrement des narcotiques avec l'infirmière de jour.
    3. Un médecin qui demande de l'aide pour la réinsertion d'une sonde de gastrostomie (sonde G).
    4. Un client qui revient d'une tomodensitométrie à l'hôpital local.

97. Mme David est une cliente qui reçoit un traitement palliatif pour sa maladie cardiaque en phase finale. Pendant la nuit, le médecin téléphone à la famille de Mme David pour l'informer que ses signes vitaux se détériorent et qu'elle a des épisodes d'apnée. Il leur est conseillé de venir immédiatement à l'unité. Au chevet de Mme David, le fils demande à l'infirmière auxiliaire : « Pensez-vous qu'elle va mourir ce soir? » Quelle est la réponse la plus appropriée de l'infirmière auxiliaire?

    1. « Pourquoi pensez-vous qu'elle va mourir? »
    2. « Vous devrez demander au médecin si elle va mourir. »
    3. « Voulez-vous que j'appelle l'aumônier? »
    4. « Nous ne pouvons pas le dire avec certitude, mais il semble qu'elle mourra bientôt. »

98. M. Marshall est atteint d'insuffisance cardiaque et d'œdème pulmonaire. Parmi les actions suivantes, laquelle aiderait à soulager sa détresse respiratoire causée par ces affections?

1. Élever ses membres inférieurs.
2. Encourager la toux fréquente.
3. Le placer dans une position orthopnéïque.
4. Le préparer pour un drainage postural modifié.

FIN DU CAS 21

## CAS 22

*M. Camponi souffre d'une exacerbation aiguë d'une insuffisance cardiaque du côté droit et a été admis à l'unité de soins aigus.*

LES QUESTIONS 99 à 100 portent sur ce cas.

99. Parmi les mesures suivantes, laquelle permettrait à l'infirmière auxiliaire d'évaluer le plus précisément le degré d'œdème de M. Camponi?

    1. Vérifier la présence du signe de godet dans ses extrémités.
    2. Peser M. Camponi.
    3. Mesurer le diamètre de ses chevilles.
    4. Surveiller l'apport et de la production de liquides.

100. Parmi les mesures suivantes, laquelle devrait être mise en œuvre par l'infirmière auxiliaire, pour limiter la propagation de l'œdème de la cheville de M. Camponi?

    1. Restreindre ses fluides.
    2. Élever ses jambes.
    3. Appliquer des bandages élastiques.
    4. Effectuer des exercices d'amplitude de mouvement.

FIN DU CAS 22

# QUESTIONS INDÉPENDANTES

LES QUESTIONS 101 à 200 ne portent pas sur des cas particuliers.

101. Chaque jour, une infirmière auxiliaire écrit sur ses activités et ses expériences sur le site de réseautage social Facebook. Parmi les déclarations suivantes, laquelle reflète le mieux un jugement professionnel approprié concernant sa participation à Facebook?

    1. L'infirmière auxiliaire doit veiller à ne jamais écrire sur les clients, les soins prodigués aux clients et l'organisation.
    2. L'infirmière auxiliaire ne devrait pas participer à Facebook.

3. La participation à un site de réseautage social est une utilisation optimale de la technologie pour le perfectionnement professionnel.
4. L'infirmière auxiliaire peut écrire au sujet des clients si elle reçoit leur permission verbale.

102. Christopher, âgé de 16 ans, porte un dispositif d'analgésie contrôlée par le patient (ACP) après une intervention chirurgicale. Choisissez l'énoncé qui indique le mieux que sa famille a compris la formation sur l'ACP.

    1. « Nous appuierons sur le bouton pour lui quand il en aura besoin. »
    2. « L'ACP fournira des taux d'analgésiques sanguins variables. »
    3. « Nous devrions dire à l'infirmière auxiliaire quand nous pensons que Christopher doit appuyer sur le bouton. »
    4. « L'ACP aidera Christopher à avoir un certain contrôle sur sa douleur. »

103. Mme Lévis est une infirmière francophone nouvellement diplômée. Bien qu'elle ait écrit et réussi la version anglaise de l'examen d'autorisation, elle ne se sent pas à l'aise de parler ou de comprendre l'anglais. Quelle est sa responsabilité professionnelle lorsqu'elle accepte un emploi d'infirmière auxiliaire au Canada?

    1. Elle a réussi l'examen d'autorisation en anglais. Par conséquent, elle est légalement en mesure de travailler dans un environnement anglophone.
    2. Elle devrait obtenir un emploi dans une agence francophone jusqu'à ce qu'elle se sente à l'aise de communiquer en anglais.
    3. Elle ne doit pas accepter d'emploi dans un environnement bilingue tant qu'elle n'a pas réussi un cours de communication en anglais reconnu.
    4. Elle peut obtenir un emploi dans une agence anglophone, mais ne devrait accepter que des clients d'expression française.

104. Mme Smirnoff, âgée de 83 ans, est atteinte de démence avancée et n'est pas capable de communiquer verbalement. Elle a subi une fracture de la hanche, qui a nécessité une intervention chirurgicale. Quelle est la meilleure méthode pour gérer son niveau de douleur postopératoire?

    1. Lui fournir une échelle d'évaluation de la douleur pédiatrique.
    2. Lui fournir un dispositif d'ACP et lui montrer comment l'utiliser.
    3. Lui fournir un analgésique et des mesures de confort selon le protocole de l'agence.
    4. Fournir des analgésiques à intervalles réguliers et observer son comportement.

105. Un jeune joueur de hockey a été admis dans une unité d'observation après avoir été frappé durement à la tête par le bâton d'un autre joueur. Comment l'infirmière positionnerait-elle ce client?

    1. Décubitus dorsal
    2. La position Sims
    3. La position semi-Fowler
    4. Avec la tête du lit abaissée de 15 à 30 degrés

106. Mme William vient d'être amputée sous le genou en raison d'une grave maladie vasculaire périphérique. Le personnel infirmier s'est assuré qu'elle a reçu les enseignements et le soutien nécessaires pour prendre des décisions éclairées. Bien qu'elle comprenne que le tabagisme a contribué à sa maladie et qu'elle devra probablement faire face à une nouvelle amputation si elle continue de fumer, elle quitte régulièrement l'unité pour aller fumer une cigarette à l'extérieur. Les infirmières auxiliaires se sentent impuissantes face à sa non-observance. Quelle action infirmière est appropriée?

    1. Continuer de conseiller et d'appuyer Mme William, mais ne juger pas ses décisions.
    2. Suggérer à la famille de Mme William de trouver un mandataire spécial.
    3. Consulter l'équipe de soins de santé pour obtenir l'aide d'un médiateur.
    4. Refuser de prendre soin de Mme William puisqu'elle présente un comportement de non-observance.

107. M. Seaberg a une trachéotomie, qui nécessite une aspiration fréquente. Quelle est l'action la plus importante que doit effectuer l'infirmière auxiliaire avant de procéder à l'aspiration?

    1. S'assurer qu'il est bien hydraté.
    2. Fournir plus d'oxygène.
    3. Fournir des soins buccaux.
    4. S'assurer que les attaches de trachéotomie propres sont au chevet du client.

108. Une infirmière auxiliaire travaille dans une unité chirurgicale d'un hôpital. Pendant le quart de nuit, elle est « transférée » à l'unité de soins palliatifs, où elle est affectée à une femme qui doit recevoir l'aide médicale à mourir (AMM). L'infirmière est contre l'AMM. Que devrait-elle faire?

    1. Demander au responsable de l'unité s'il y a un autre client auquel elle pourrait être affectée qui n'est pas sous une demande d'AMM.
    2. Refuser de s'occuper de la femme en évoquant que cela est contraire à son éthique.
    3. Dire au responsable de son unité de soins chirurgicaux qu'elle n'est pas en mesure de travailler à l'unité de soins palliatifs.

    4. Prendre soin de cette femme, en profitant du temps comme une occasion de prodiguer un enseignement sur la santé et sur les meilleures options pour les soins palliatifs au lieu de l'aide médicale à mourir.

109. Lequel des clients suivants serait le plus susceptible de satisfaire aux critères d'admissibilité à l'aide médicale à mourir (AMM)?
    1. Une femme de 81 ans souffrant de démence et qui demande à mourir.
    2. Un enfant de 10 ans atteint d'une tumeur cérébrale incurable qui est maintenant aveugle et ne veut plus vivre.
    3. Un homme de 37 ans atteint d'une progression rapide de la sclérose latérale amyotrophique (SLA) qui déclare ne plus vouloir vivre dans un état d'impuissance en attendant la mort.
    4. Une femme de 47 ans souffrant d'un trouble dépressif majeur et ne veut plus vivre.

110. Une infirmière auxiliaire travaillant dans la communauté rend visite à un client qui prend différents médicaments complexes. Le client a besoin de plus d'information sur les médicaments. Quelle est la mesure la plus appropriée de la part de l'infirmière auxiliaire?
    1. Organiser une consultation avec le pharmacien du client.
    2. Suggérer au client de discuter des médicaments avec le médecin qui les prescrit.
    3. Faire des recherches sur les médicaments et organiser une séance d'information avec le client.
    4. Obtenir les notices d'accompagnement du fabricant des médicaments pour que le client les lise.

111. L'infirmière auxiliaire enseigne à une cliente les techniques de respiration profonde et de toux à utiliser en postopératoire après son intervention chirurgicale. L'infirmière auxiliaire sent que la cliente ne comprend pas l'information qu'elle fournit. Quelle serait la meilleure action de la part de l'infirmière auxiliaire?
    1. Continuer à fournir de l'information parce que la cliente comprendra au fur et à mesure qu'elle développera sur le sujet.
    2. Montrer à la cliente comment faire les exercices de respiration profonde et de toux et demander à la cliente de répéter l'exercice devant l'infirmière.
    3. Passer à un autre sujet et ne pas continuer avec des techniques de respiration parce que c'est trop déroutant pour la cliente.
    4. Faire remarquer à la cliente qu'il s'agit d'informations très importantes qui l'aideront après son opération.

112. Une cliente adulte âgée dans un établissement de soins de longue durée sort souvent du lit pendant la nuit. Elle souffre d'ostéoporose avancée et est instable sur ses pieds.

Parmi les mesures suivantes, laquelle de ces mesures prises par l'infirmière auxiliaire aiderait à assurer la sécurité de la cliente?

1. S'assurer que les deux rails latéraux du lit sont en place en tout temps.
2. Demander au médecin d'augmenter ses médicaments pris au coucher.
3. Placer le lit dans la position la plus basse et observer fréquemment la cliente.
4. Placer le lit contre un mur en gardant le rail du lit latéral relevé du côté ouvert du lit.

113. Une infirmière auxiliaire s'occupe de M. Green, qui a récemment reçu un diagnostic de maladie de Parkinson. Quels seront les enseignements de l'infirmière auxiliaire à la famille de M. Green concernant les premières signes de la maladie?

1. Il peut éprouver des sautes d'humeur.
2. Les tremblements ne seront pas perceptibles au repos.
3. Il se peut qu'il ne reconnaisse pas ses soignants de jour en jour.
4. Son appétit va augmenter.

114. M. Mason, âgé de 19 ans, réside dans un foyer pour sans-abri. L'infirmière auxiliaire du foyer soupçonne qu'il est dépendant au fentanyl qu'il se procure illégalement. Au cours d'un premier entretien, parmi les suivantes, laquelle serait la question appropriée à poser pour l'infirmière auxiliaire?

1. « Quelle quantité de fentanyl prenez-vous et quel est son effet sur vous? »
2. « Comment obtenez-vous le fentanyl? »
3. « Connaissez-vous les conséquences juridiques et sanitaires de la consommation de fentanyl? »
4. « Pourquoi avez-vous commencé à prendre du fentanyl? »

115. Pendant que l'infirmière auxiliaire administre un lavement, le client se plaint de crampes abdominales. Quelle devrait être la première action de l'infirmière auxiliaire?

1. Ralentir le rythme.
2. Interrompre la procédure.
3. Arrêter jusqu'à ce que ses crampes se soient calmées.
4. Abaisser la hauteur du conteneur.

116. Une infirmière auxiliaire dans une clinique sans rendez-vous effectue une évaluation de la santé de M. Nascad, âgé de 81 ans, et observe qu'il a un tremblement de la main. Que doit faire l'infirmière auxiliaire en tout premier lieu?

1. Questionner M. Nascad au sujet de ses antécédents et de ses symptômes actuels.
2. Aviser le médecin.

3. Documenter cette observation, mais identifier que la plupart des tremblements sont bénins.
4. Aucune action n'est nécessaire car il s'agit d'une constatation courante chez les personnes âgées.

117. Mme Evans affirme que ses dernières menstruations ont commencé le 11 juin, mais qu'elle a commencé à avoir de petits saignements le 8 juillet. Quelle sera la date calculée par l'infirmière pour l'accouchement prévue de Mme Evan?

1. 10 mars
2. 18 mars
3. 12 avril
4. 15 avril

118. Mme Gary, une mère qui allaite, a développé une mammite. Qu'est-ce que l'infirmière auxiliaire devrait expliquer à Mme Gary?

1. « Allaitez seulement avec le sein non affecté. »
2. « Limitez votre consommation de liquides. »
3. « Arrêtez d'allaiter jusqu'à ce que vos symptômes se soient résorbés. »
4. « Continuez l'allaitement avec les deux seins. »

119. Une infirmière auxiliaire observe une autre infirmière frapper un client confus. Quelle devrait être la première action de l'infirmière auxiliaire?

1. Intervenir dans la situation.
2. Signaler l'incident à l'infirmière responsable.
3. Dire à l'infirmière de quitter l'unité.
4. Documenter l'incident.

120. M. Benjamin est atteint de diabète de type 1. Il demande à l'infirmière auxiliaire ce que fait l'insuline dans le corps. Parmi les énoncés suivants, lequel représenterait la meilleure réponse de l'infirmière auxiliaire?

1. « L'insuline aide à empêcher le glucose supplémentaire d'entrer dans la circulation sanguine. »
2. « L'insuline est nécessaire pour aider le glucose à pénétrer dans les cellules pour fournir de l'énergie. »
3. « L'insuline agit avec le foie pour contrôler la quantité de glucose libérée pour l'énergie. »
4. « L'insuline bloque l'absorption du glucose dans l'intestin grêle. »

121. Une infirmière auxiliaire communautaire qui agit comme consultante dans une école secondaire s'inquiète du fait que les adolescents consomment beaucoup de boissons gazeuses et de collations riches en calories et en sucre achetées dans les distributeurs automatiques de la cafétéria. Quelle serait l'action la plus appropriée de l'infirmière auxiliaire?

1. Faire des affiches pour éduquer les adolescents sur les dangers des collations et boissons gazeuses.
2. Dire à l'administration de l'école qu'elle doit retirer les distributeurs automatiques.

3. Organiser une réunion parents-enseignants pour encourager les adolescents à apporter des lunchs de la maison pour manger à l'école.
4. Consulter l'administration de l'école pour faire remplacer les collations et les boissons gazeuses dans les machines par des choix nutritionnels.

122. Une femme âgée est admise dans une unité médicale achalandée. Toutes les chambres de client sont pleines; elle est donc placée dans un lit dans le corridor. La femme est malentendante. Quelle stratégie l'infirmière auxiliaire pourrait-elle utiliser pour maintenir la confidentialité lorsqu'elle interagit avec la femme?

   1. Parler à voix basse.
   2. Utiliser un stylo et du papier pour communiquer avec la femme.
   3. S'abstenir de communiquer avec la femme.
   4. Utiliser le langage corporel pour transmettre de l'information.

123. Une femme de 89 ans est admise à l'unité médicale de soins aigus pendant la nuit avec un diagnostic de pneumonie. Elle est accompagnée de quatre enfants adultes, qui se disent tous déterminés à rester à son chevet. L'unité médicale est très achalandée, et il existe une règle selon laquelle pas plus d'un visiteur ne peut rester au chevet d'un client. Que doit dire l'infirmière auxiliaire à la famille?

   1. « Vous n'avez pas besoin de rester, votre mère ira bien. Je vous appellerais si son état de santé s'aggrave. »
   2. « Un seul visiteur est autorisé. Le reste d'entre vous devra rentrer chez vous. »
   3. « Les règles de l'hôpital stipulent qu'un seul visiteur est autorisé. »
   4. « Je vous suggère de faire une rotation des visites, en assurant un visiteur de chevet à la fois pendant la nuit. »

124. Mme Morrissey vient de recevoir un diagnostic d'herpès génital. À cet instant, parmi les actions suivantes, laquelle serait une action infirmière prioritaire?

   1. S'assurer que Mme Morrissey passe un test de dépistage d'autres infections transmissibles sexuellement (ITS).
   2. Conseiller Mme Morrissey au sujet de ses activités sexuelles.
   3. Discuter avec Mme Morrissey de l'action des médicaments antiviraux prescrit.
   4. Effectuer un examen de la bouche pour vérifier la présence de l'herpès buccal.

125. M. Constantine doit subir une sigmoïdoscopie et effectuera sa propre préparation pour le test. Qu'est-ce que l'infirmière auxiliaire lui demandera de faire?

   1. S'auto-administrer un lavement le matin de l'examen.
   2. Prélever tous les échantillons de selles effectuées avant la procédure.

3. Ne pas consommer de liquides ou d'aliments 24 heures avant l'examen.
4. Boire la substance crayeuse qui lui sera fournie.

126. M. Ross a dû être amputé de sa jambe gauche à mi-cuisse après un accident agricole. Après l'intervention, qu'est-ce que l'infirmière auxiliaire devrait expliquer à M. Ross lorsqu'elle l'observe en train d'élever le membre qui a subi l'intervention chirurgicale sur des oreillers?

   1. Cette position aide à favoriser le moulage et le façonnement du membre pour une prothèse.
   2. Cette position diminue l'inconfort des membres fantômes.
   3. La position fléchie peut entraîner un raccourcissement musculaire permanent.
   4. Le déplacement de l'extrémité augmentera le risque d'infection au site de l'incision.

127. Une étudiante infirmière demande à une infirmière auxiliaire d'une clinique prénatale comment le tabagisme affecte le bébé durant la grossesse. Comment l'infirmière auxiliaire devrait-elle réagir?

   1. « Le placenta est perméable à des substances spécifiques, mais pas à la nicotine. »
   2. « La nicotine crée une dépendance, ce qui entraînera un sevrage chez le fœtus. »
   3. « La nicotine provoque une vasoconstriction, qui affectera les vaisseaux sanguins fœtaux et maternels. »
   4. « L'effet est minime, car la circulation fœtale est séparée de la circulation maternelle par la barrière placentaire. »

128. L'infirmière auxiliaire qui travaille à la clinique préopératoire a les antécédents médicaux d'un client qu'elle prépare pour une intervention chirurgicale dans 2 semaines. Parmi les questions suivantes, laquelle serait la plus importante à poser pour l'infirmière auxiliaire?

   1. « De quel pays êtes-vous originaire? »
   2. « Prenez-vous des suppléments à base de plantes ou des médicaments en vente libre? »
   3. « Votre alimentation fournit-elle une nutrition adéquate? »
   4. « Avez-vous des problèmes de sommeil qui pourraient nuire à votre rétablissement? »

129. M. Mehmet est atteint d'un cancer du poumon métastatique. Il refuse la chimiothérapie et la radiothérapie, en affirmant son souhait d'utiliser des thérapies alternatives qui n'utilisent pas de « poisons ». Que pourrait dire l'infirmière auxiliaire à M. Mehmet?

   1. « Ce n'est pas une sage décision. Vous mettez votre vie en danger. »
   2. « Vous avez le droit de décider quel type de traitement vous préférez. »

3. « Selon la loi canadienne, le médecin peut vous faire prendre la chimiothérapie. »
4. « Aimeriez-vous recevoir plus d'information sur les thérapies médicales scientifiques et les traitements alternatifs? »

130. M. Ciavello est admis à l'unité médicale pour athérosclérose et hypertension. Il a été placé sous un régime hyposodé. Il se plaint que les aliments à faible teneur en sodium sont insipide. Quelle serait la meilleure réponse de l'infirmière auxiliaire?

1. « Je vais faire en sorte que la diététiste vous consulte au sujet des stratégies à suivre pour améliorer la saveur de vos aliments. »
2. « Vos aliments préférés vous manquent? »
3. « Le sel peut être très nocif pour votre santé. »
4. « Demandez au médecin si vous pouvez vous gâter de temps en temps. »

131. M. Kiros est admis à l'hôpital pour diarrhée, anorexie, perte de poids et crampes abdominales. Un diagnostic de colite est confirmé. Parmi les signes précoces d'un déséquilibre des fluides et des électrolytes suivants, lequel devrait anticiper l'infirmière auxiliaire?

1. Éruption cutanée, diarrhée et diplopie
2. Faiblesse musculaire extrême et tachycardie
3. Tétanie avec spasmes musculaires
4. Nausées, vomissements et crampes aux jambes et à l'estomac

132. L'infirmière auxiliaire doit comptabiliser les ingestas et les excrétas de liquide d'un client pendant 8 heures. Au moment du calcul, il restait 650 ml d'un sac de 1 000 ml de dextrose à 5 % dans l'eau. Le client a reçu trois bolus par sonde de gastrostomie (sonde G) de 200 ml chacun, plus 50 ml d'eau à chaque bolus. L'infirmière auxiliaire a vidé le sac de la sonde deux fois, contenant un volume de 290 ml et 320 ml, respectivement. Le client a eu une petite émèse de 25 ml. Quels sont les ingestas et excrétas?

1. Ingestas 930 ml, excrétas 650 ml
2. Ingestas 1 000 ml, excrétas 680 ml
3. Ingestas 1 080 ml, excrétas 595 ml
4. Ingestas 1 100 ml, excrétas 635 ml

133. L'infirmière auxiliaire évalue le site IV d'un client et détermine qu'il est interstitiel. Quelle devrait être la première action de l'infirmière auxiliaire?

1. Élever le site IV.
2. Interrompre la perfusion.
3. Tenter de rincer le tube.
4. Appliquer des trempettes salines chaudes sur le site.

134. M. Stephanopoulos a été admis à l'hôpital avec une insuffisance cardiaque. L'infirmière auxiliaire entre dans sa chambre et le trouve cyanosé et insensible. Quelle est la priorité des soins infirmiers?

1. Appeler à l'aide.
2. Évaluer la respiration.
3. Administrer de l'oxygène.
4. Évaluer le pouls.

135. Une infirmière auxiliaire en santé communautaire conseille M. Carter au sujet de l'abandon du tabac. Il fume deux paquets de cigarettes par jour depuis 20 ans. Il dit qu'il veut arrêter de fumer, mais il a des préoccupations au sujet des symptômes de sevrage. Parmi les réponses suivantes, laquelle serait la plus thérapeutique de la part de l'infirmière auxiliaire?

1. « Après 24 heures, votre corps sera libéré de la dépendance physique. »
2. « Augmenter votre consommation de vitamine B et de vitamine C réduira les symptômes de sevrage. »
3. « Vous pouvez toujours appeler le groupe de soutien si vos envies deviennent trop difficiles à gérer. »
4. « Je vais vous diriger vers un médecin pour avoir des médicaments qui vous aideront avec les symptômes de sevrage. »

136. Parmi les éléments suivants, lequel est un facteur de risque de décollement placentaire?

1. Maladie cardiaque
2. Hyperthyroïdie
3. Disproportion céphalopelvienne
4. Hypertension induite par la grossesse

137. La plupart des administrations en soins infirmiers ont un programme d'assurance de la qualité pour leurs membres. Parmi les énoncés suivants, lequel est le plus important concernant les programmes d'assurance de la qualité (AQ) des soins infirmiers?

1. Il s'agit d'un processus formel auquel les infirmières auxiliaires s'engagent une fois par année.
2. Il s'agit d'un processus continu d'infirmières auxiliaires qui réfléchissent à leur pratique.
3. Il s'agit d'un outil utilisé par les employeurs pour évaluer leurs employés infirmiers.
4. Il s'agit d'un élément nécessaire au maintien de l'enregistrement.

138. On a constaté que Mme Helena avait une lésion indéterminée lors d'une échographie mammaire, et son médecin lui demande de subir une biopsie. Elle dit à l'infirmière auxiliaire : « Pourquoi faut-il faire une biopsie? Est-ce que j'ai un cancer du sein? » Quelle est la meilleure réponse de l'infirmière auxiliaire?

1. « Ne vous inquiétez pas, on fait la biopsie juste pour s'assurer que tout va bien. »

2. « Vous avez probablement un cancer du sein, et la biopsie le confirmera. »

3. « Votre échographie a révélé une lésion suspecte dans votre sein : une biopsie déterminera s'il s'agit d'un cancer. »

4. « Votre médecin a prescrit la biopsie, alors je ne sais pas vraiment pourquoi vous l'avez. »

139. Une infirmière auxiliaire travaille en alternance de 12 heures de jour et de nuit dans une unité de soins médico-chirurgicaux occupée depuis 12 ans. Elle est mère de trois jeunes enfants. Dernièrement, elle a fait des cauchemars où elle faisait des erreurs dans les soins et se sent fatiguée et dépassée tout le temps. Quelle devrait être la première action de l'infirmière auxiliaire?

1. Demander au responsable de la changer uniquement pour des quarts de jour ou de nuit.

2. Réfléchir aux aspects de sa vie personnelle et professionnelle qui peuvent être changés.

3. Prendre la décision de passer au travail à temps partiel plutôt qu'au travail à temps plein.

4. Mettre en œuvre des habitudes de vie plus saines telles qu'un sommeil suffisant et une meilleure nutrition.

140. Mme Tang, qui est atteinte de diabète de type 1, est dans la deuxième moitié d'une grossesse. Parmi les interventions thérapeutiques suivantes, laquelle est la plus susceptible d'être requise?

1. Diminution de l'apport calorique

2. Augmentation de la dose d'insuline

3. Administration d'enzymes pancréatiques

4. Diminution de la dose d'insuline

141. L'infirmière auxiliaire a lu des articles de recherche concernant les aspects émotionnels de la grossesse et de l'accouchement. La recherche concernant les facteurs émotionnels de la grossesse indique laquelle des réactions suivantes?

1. Une grossesse rejetée entraînera le rejet d'un nourrisson.

2. L'ambivalence et l'anxiété au sujet du maternage sont courantes.

3. L'amour maternel est pleinement développé dans la première semaine après la naissance.

4. La plupart des mères n'éprouvent ni ambivalence ni anxiété au sujet du maternage.

142. M. Patrick amène son fils de 18 mois, Colm, à la clinique. Il demande à l'infirmière auxiliaire pourquoi son fils est si difficile à satisfaire, a des crises de colère et l'agace en jetant de la nourriture de la table. Qu'est-ce que l'infirmière auxiliaire expliquerait à M. Patrick?

1. « Les tout-petits doivent faire l'objet de mesures disciplinaires à ce stade-ci pour prévenir le développement de comportements antisociaux. »

2. « L'enfant apprend à affirmer son indépendance et son comportement est considéré comme normal pour son âge. »

3. « C'est la façon habituelle dont un tout-petit exprime ses besoins à l'étape de l'initiative de développement. »

4. « Il est préférable de laisser l'enfant seul dans son berceau après lui avoir dit calmement pourquoi son comportement est inacceptable. »

143. Kathleen, âgée de 2 ans, est hospitalisée pour une laryngotrachéobronchite (croup). Quelle devrait être l'action la plus prioritaire de l'infirmière auxiliaire lors de soins de Kathleen?

1. Actions pour réduire la fièvre

2. Évaluation de l'état respiratoire

3. Fourniture de confort pour réduire les pleurs et le bronchospasme

4. Administration d'oxygène humidifié prescrit

144. Un garçon de 14 ans se trouve dans un centre de réadaptation à la suite d'un accident de planche à roulettes qui a causé des dommages musculosquelettiques. Il développe une faiblesse musculaire parce qu'il refuse de bouger. Que devrait faire l'infirmière auxiliaire pour promouvoir la mobilité?

1. Encourager ses amis à lui rendre visite tous les jours.

2. Expliquer que, comme pour le sport, une certaine douleur est inévitable.

3. Fixer des limites strictes pour augmenter son observance au plan de mobilité.

4. Lui permettre de prendre des décisions concernant le type d'activité ou d'exercice qu'il veut faire.

145. Mme Sloane a été vue par l'infirmière auxiliaire, qui a diagnostiqué qu'elle avait une infection bactérienne. Quel critère l'infirmière auxiliaire utiliserait-elle pour choisir un médicament efficace contre l'infection bactérienne?

1. Tolérance de Mme Sloane au médicament

2. Rentabilité du médicament

3. Sensibilité de l'organisme responsable de l'infection

4. Préférence du prescripteur pour le médicament

146. M. McCormick, un homme autochtone de 58 ans avec un diabète de type 2, est admis à l'étage de l'unité de soins aigus. Il n'a pas suivi son régime diabétique et il souffre d'hyperglycémie. Quelle est l'action la plus appropriée pour l'infirmière auxiliaire pour l'aider à suivre un régime diabétique?

1. Lui faire remarquer qu'il a besoin de suivre le régime diabétique comme prescrit par le médecin.

2. Lui demander quels types d'aliments sains il aime manger et prendre des dispositions pour que l'éducateur en diabète le rencontre pour revoir la planification et la préparation des repas.

3. L'encourager à suivre le Guide alimentaire canadien pour les Premières Nations, les Inuits et les Métis.
4. Lui dire qu'il ne peut pas continuer à manger comme il le fait s'il veut aller mieux.

147. Mme Price, une résidente de la Colombie-Britannique, développe une appendicite en vacances en Saskatchewan. Quels services seront couverts par les services de santé de la Saskatchewan pour Mme Price?

1. Tous les services fournis par l'hôpital, y compris les médicaments et une chambre standard
2. Tous les services fournis par l'hôpital, à l'exception des médicaments
3. Tous les services hospitaliers standards, à l'exception des spécialistes et des soins intensifs
4. Tous les services de santé, qu'ils soient fournis ou non par un hôpital et quel que soit le prestataire de soins de santé

148. Parmi les éléments suivants, lequel est un exemple de la mise en œuvre de soins de santé primaires par une infirmière auxiliaire?

1. Tests de diagnostic avancés
2. Correction des carences alimentaires
3. Établissement d'objectifs pour la réadaptation
4. Aider aux programmes d'immunisation

149. Pendant le travail d'accouchement, Mme Jasmin devient très agitée, rouge et irritable et transpire abondamment. Elle déclare qu'elle va vomir. Dans quelle phase du travail est la cliente?

1. Phase avancée
2. Troisième phase
3. Deuxième phase
4. Phase de transition

150. Parmi les symptômes suivants, lequel peut survenir chez un client atteint d'atélectasie?

1. Respirations lentes et profondes
2. Râles et crépitements dans les lobes inférieurs
3. Une toux sèche et non productive
4. Diminution des bruits de respiration

151. Bébé Sabrina est née à 32 semaines de gestation après un accouchement difficile. Elle développe des contractions musculaires, des convulsions, des cyanoses, des respirations anormales et un cri court et aigu. Parmi les affections suivantes, laquelle peut être la cause de ces signes?

1. Tétanie
2. Spina bifida
3. Hyperkaliémie
4. Hémorragie intracrânienne

152. Mme Manns a récemment reçu un diagnostic d'insuffisance rénale et une hémodialyse a été recommandée. Quelle déclaration de Mme Manns démontrerait une compréhension de l'hémodialyse?

1. « Je viendrai à l'unité de dialyse rénale 3 à 4 fois par semaine pour faire filtrer mon sang à travers le dialyseur. »
2. « Je peux boire autant de liquide que je veux parce que le dialyseur éliminera l'excès de liquide que je bois. »
3. « Un traitement d'hémodialyse est nécessaire. »
4. « Je peux faire le traitement à la maison avec une sonde attachée à mon abdomen. »

153. Mme Mullis a subi une fracture de la mandibule à la suite d'un incident impliquant un véhicule à moteur. Sa mâchoire est chirurgicalement immobilisée avec des fils. Que peut être un problème potentiellement mortel?

1. Infection
2. Vomissements
3. Ostéomyélite
4. Bronchospasme

154. Mme Griffin est admise avec une exacerbation de la sclérose en plaques et se voit prescrire du cannabis médical pour les spasmes musculaires. L'infirmière auxiliaire a une objection morale à participer à l'administration du cannabis. Que doit faire l'infirmière auxiliaire?

1. Refuser de prendre soin de la cliente parce que cela va à l'encontre de ses croyances éthiques.
2. Demander au coordinateur de l'unité si elle pourrait être assignée à un autre client qui ne prend pas de cannabis.
3. Prendre soin de la cliente et profiter de cette occasion pour renforcer ses convictions personnelles de s'abstenir de consommer du cannabis auprès de la cliente.
4. Rédiger une ordonnance d'administration d'un autre médicament pour traiter les spasmes de la cliente.

155. Une infirmière auxiliaire agit comme instructrice clinique de Wai, une infirmière formée à l'étranger. L'infirmière auxiliaire remarque que Wai ne regarde pas ses clients dans les yeux et ne se présente pas à ses clients. Que devrait dire l'infirmière auxiliaire à Wai?

1. « Au Canada, nous nous présentons aux clients. »
2. « Il est considéré comme impoli au Canada de ne pas regarder les gens dans les yeux. »
3. « Pourquoi ne regardez-vous pas vos clients dans les yeux ou ne vous présentez-vous pas? »
4. « La prochaine fois que nous irons dans une chambre de client, assurons-nous de nous présenter. »

156. Une mère décide que son fils Lawrence, âgé de 5 ans, n'a plus besoin d'être hospitalisé pour son asthme parce qu'il n'éprouve pas de détresse respiratoire. Le médecin traitant ne lui a pas remis son congé de l'hôpital. La mère arrive au poste de soins infirmiers avec Lawrence, disant qu'elle ne se soucie pas qu'il ait reçu son congé de l'hôpital ou non, elle le ramène à la maison. Quelle devrait être l'action la plus appropriée de l'infirmière auxiliaire?

    1. Expliquer à la mère que si elle ramène Lawrence à la maison, les services de protection de l'enfance appropriés en seront avisés.
    2. Dire à la mère que Lawrence étant mineur, elle n'est pas autorisée à procéder au congé médical contre des prescriptions médicales.
    3. Informer la mère que la politique de l'agence ne leur permet pas de remettre Lawrence sous sa garde.
    4. S'assurer que la mère reçoive l'enseignement de santé nécessaire sur l'asthme et documenter la situation conformément aux politiques de l'agence.

157. M. Hassan vient de rentrer à l'unité de soins post-anesthésiques après une intervention chirurgicale. Il a un IV de dextrose 5 % dans de l'eau et 0,9 % de NaCl de 100 ml par heure, O$_2$ à 4 L par canule nasale, une sonde nasogastrique réglé à faible aspiration par une pompe Gomco, et une sonde urinaire à drainage direct. On lui a administré du sulfate de morphine il y a une heure et il signale des nausées. Parmi les éléments d'évaluation suivants, lequel devrait être fait prioritairement par l'infirmière auxiliaire lorsque M. Hassan revient à l'unité de soins post-anesthésiques?

    1. S'assurer la perméabilité de la sonde nasogastrique et de la sonde urinaire.
    2. Surveiller le site IV.
    3. Vérifier que l'oxygène est réglé au bon débit.
    4. Évaluer la douleur et les nausées de M. Hassan.

158. Quelle est la cause la plus fréquente de mortalité chez l'adolescence?

    1. Accidents de la route
    2. Suicide
    3. Cancers
    4. Accidents liés au sport

159. M. Edward, âgé de 83 ans, a emménagé dans une maison de retraite. M. Martin, son partenaire de vie, lui rend visite régulièrement. Laquelle des affirmations suivantes est vraie en ce qui concerne leur sexualité?

    1. Ils n'auront aucune inhibition sexuelle parce qu'ils sont homosexuels.
    2. Ils apprécieront la compagnie plus que le sexe.
    3. Ils sont probablement devenus désintéressés par les activités sexuelles.
    4. Ils auront probablement un intérêt pour l'activité sexuelle si on leur offre une intimité.

160. Une étudiante de deuxième année en soins infirmiers auxiliaires a mesuré une pression artérielle manuelle de 200/120 sur un enfant de 8 ans. Elle a présumé qu'elle avait fait une erreur en prenant la pression artérielle et n'a signalé le résultat de sa mesure à personne. Qui est responsable de cette erreur de soins?

    1. L'étudiante infirmière auxiliaire
    2. L'infirmière qui travaille avec l'étudiante en soins infirmiers auxiliaires
    3. L'enseignant responsable de l'étudiante en soins infirmiers auxiliaires
    4. L'étudiante et son professeur

161. Quelle est la première responsabilité de l'infirmière auxiliaire dans l'enseignement d'une cliente adolescente enceinte?

    1. L'informer des bienfaits de l'allaitement.
    2. La conseiller sur les soins appropriés d'un nourrisson.
    3. Lui demander de surveiller les signes de danger de pré-éclampsie.
    4. Discuter de l'importance de la constance dans les soins prénataux.

162. Lequel des énoncés suivants est la description correcte de l'hémiplégie?

    1. Parésie des deux membres inférieurs
    2. Paralysie d'un côté du corps
    3. Paralysie des deux membres inférieurs
    4. Paralysie des membres supérieurs et inférieurs

163. Mme Townsend a un œdème non résolu dans les jambes. Parmi les complications suivantes, laquelle l'infirmière auxiliaire devrait-elle évaluer?

    1. Protéinémie
    2. Contractures
    3. Ischémie tissulaire
    4. Formation de thrombus

164. Mme Polaska a reçu un diagnostic de lupus érythémateux disséminé (LED). Parmi les signes suivants, lequel se produit généralement avec un LED?

    1. Une éruption de papillon
    2. Peau ferme fixée aux tissus
    3. Dégénérescence de la masse musculaire
    4. Une inflammation des petites artères

165. M. Scales s'inquiète de la radiothérapie pour son cancer parce qu'il a entendu dire que le fait d'être exposé à des rayonnements peut l'amener à développer d'autres types de cancer. Qu'est-ce que l'infirmière auxiliaire devrait expliquer à M. Scales?

    1. Le dosage de rayonnements est strictement contrôlé.
    2. Les doses de rayonnements sont réduites si des problèmes surviennent.

3. Une bonne condition physique prévient les problèmes.
4. Une nutrition cellulaire optimale est protectrice.

166. Peter, âgé de 15 ans, demande à son infirmière auxiliaire pourquoi ses testicules sont suspendus dans son scrotum. Quelle serait la réponse la plus appropriée de l'infirmière auxiliaire?

    1. Pour protéger le sperme de l'acidité de l'urine
    2. Pour faciliter le passage du sperme à travers l'urètre
    3. Pour protéger le sperme des températures abdominales élevées
    4. Pour permettre aux testicules de mûrir pendant le développement embryonnaire

167. Une infirmière auxiliaire conseille M. Olan après sa vasectomie. Parmi les éléments d'enseignement sur la santé suivants, lequel est le plus important à dispenser avant le congé?

    1. La stérilisation est permanente et ne peut être inversée.
    2. Il faut s'attendre à une certaine impuissance pendant plusieurs semaines.
    3. Le coït non protégé est autorisé dans un délai d'une semaine à 10 jours.
    4. Au moins 10 éjaculations sont nécessaires pour nettoyer le tractus des spermatozoïdes.

168. Mme Angelo, âgée de 20 ans, dit à l'infirmière auxiliaire que ses menstruations sont extrêmement douloureuses, ce qui cause la nausée et la garde au lit pendant plusieurs jours. Que devrait recommander l'infirmière auxiliaire?

    1. Maintenir ses activités quotidiennes autant que possible.
    2. Prendre rendez-vous avec un gynécologue.
    3. Prendre un médicament en vente libre comme l'ibuprofène.
    4. Pratiquer la relaxation de ses muscles abdominaux.

169. Mme McMahon doit subir une échographie pelvienne. Quelle est la préparation requise pour cet examen?

    1. Dire au client qu'une sédation ou un jeûne n'est pas nécessaire.
    2. Un laxatif la veille au soir et un lavement le matin du test
    3. Boire de 1 200 à 1 500 ml d'eau une heure avant l'examen
    4. Une injection d'un agent de contraste radio-opaque immédiatement avant l'essai

170. Une infirmière coordonnatrice de l'unité estime que la consultation avec son personnel est inutile et ne sert qu'à semer la confusion et à ralentir la prise de décision au sein de l'unité. Parmi les termes suivants, lequel décrirait le mieux son style de leadership?

    1. Situationnel
    2. Laissez-faire
    3. Autocratique
    4. Positionnel

171. Une infirmière auxiliaire prépare un client à une angiographie coronaire. Le client demande la raison de cet examen. Parmi les énoncés suivants, lequel est la meilleure réponse de l'infirmière auxiliaire?

    1. « Cet examen permettra de vérifier la perméabilité des valves cardiaques dans votre flux sanguin coronarien. »
    2. « Cet examen permettra de s'assurer que le système électrique de votre cœur fonctionne comme il se doit. »
    3. « Cet examen permettra de déterminer la quantité de sang qui circule dans les artères coronaires pour nourrir votre muscle cardiaque. »
    4. « Cet examen évaluera la force des contractions du ventricule gauche. »

172. Une infirmière auxiliaire travaille dans une unité pour adolescents. L'un des clients l'informe qu'elle a eu plusieurs partenaires sexuels masculins et féminines au cours de la dernière année. Elle n'a utilisé aucun moyen pour prévenir les infections transmissibles sexuellement (ITS) ou de contraception. Quelle serait la réponse la plus appropriée de l'infirmière auxiliaire?

    1. « Une fois que tu auras décidé de ton orientation sexuelle, nous pouvons trouver comment t'aider. »
    2. « Je te suggère de te faire des amis avec un groupe de filles différentes afin qu'elles puissent t'aider à être une femme. »
    3. « Tes actions t'exposent à un risque élevé d'infections transmissibles sexuellement et peut-être de grossesses non désirées. Discutons de la meilleure méthode pour te protéger. »
    4. « En as-tu discuté avec tes parents? »

173. M. Brendan souffre d'un trouble lié à l'utilisation de substances et est dépendant à l'héroïne intraveineuse. Il travaille dans l'industrie du sexe pour payer son héroïne. Quel serait le sujet le plus important à border pour l'enseignement sur la santé?

    1. Sécurité
    2. Nutrition
    3. Estime de soi
    4. Questions juridiques

174. Mme Hoang, qui est atteinte de diabète de type 2, d'hypertension et d'hypercholestérolémie, dit à l'infirmière auxiliaire qu'elle prend des remèdes à base de plantes. Quel est l'aspect le plus important lié aux préparations à base de plantes dont l'infirmière auxiliaire devrait discuter avec Mme Hoang?

    1. La plupart des préparations à base de plantes ne sont pas formulées à des doses normalisées.
    2. Les préparations à base de plantes ne sont pas réglementées par Santé Canada.

3. Certaines préparations à base de plantes interagissent avec les médicaments prescrits.

4. Elle devrait acheter des remèdes à base de plantes d'une pharmacie reconnue plutôt que d'un herboriste traditionnel.

175. Une infirmière auxiliaire assiste à une séance de formation sur les utilisations thérapeutiques potentielles du cannabis. Quelle déclaration faite par l'infirmière auxiliaire indiquerait un besoin de formation complémentaire?

1. « Le cannabis peut améliorer les effets secondaires de la sclérose en plaques. »
2. « Le cannabis peut être utile pour soulager les symptômes des maladies inflammatoires de l'intestin. »
3. « Le cannabis peut soulager une grande variété de symptômes en soins palliatifs. »
4. « La douleur postopératoire est bien gérée avec la consommation de cannabis. »

176. Une cliente est enceinte et dit à l'infirmière auxiliaire : « C'est la quatrième fois que je suis enceinte. J'ai avorté quand j'étais adolescente, puis j'ai accouché d'une petite fille quand j'avais 20 ans. L'année dernière, j'ai fait une fausse couche alors que j'étais enceinte de 10 semaines. » Comment l'infirmière auxiliaire documenterait-elle l'état de la grossesse de la cliente?

1. G.3, P.1, A.1
2. G.3, P.0, A.2
3. G.4, P.1, A.2
4. G.4, P.1, A.1

177. Mme Gilles, âgée de 40 ans, vient d'être hospitalisée. Elle souffre d'un trouble bipolaire et connaît un épisode maniaque. Son langage devient vulgaire et profane. Quelle serait la réponse infirmière la plus appropriée?

1. Dire : « Nous ne permettons pas ce genre de discours ici. »
2. L'ignorer, car la cliente l'utilise uniquement pour attirer l'attention.
3. Reconnaitre que ce type de langue fait partie de la maladie, mais lui fixer des limites.
4. Dire : « Quand vous pourrez parler d'une manière acceptable, je vous parlerai. »

178. Maher est un nourrisson de 15 mois qui souffre d'un trouble rénal chronique qui a entraîné de nombreuses hospitalisations prolongées depuis sa naissance. Ses parents le visitent rarement parce qu'ils vivent loin, les deux travaillent et ils ont d'autres enfants. L'infirmière auxiliaire de Maher sait que des études ont montré que les enfants qui ont souffert d'une privation maternelle prolongée au début de leur vie peuvent présenter des difficultés. Parmi les comportements suivants, lequel serait le plus affecté?

1. Faire confiance aux autres
2. Rappel des expériences passées
3. Développement cognitif adapté à l'âge
4. Établir des relations avec des proches aidants

179. M. Jain, âgé de 23 ans, a des antécédents de dépendance aux stupéfiants et reçoit du chlorhydrate de méthadone. Il a subi une appendicectomie en urgence. Parmi les signes de sevrage aux stupéfiants suivants, lequel devra être suivi de près chez M. Jain?

1. Piloérection
2. Agitation
3. Sécheresse de la peau
4. Léthargie

180. Quelle est la façon la plus appropriée d'aider un client atteint de trouble d'anxiété généralisée à réduire son appréhension et sa peur excessives?

1. Lui suggérer d'éviter les objets et les événements désagréables.
2. Lui suggérer de s'exposer délibérément à des situations effrayantes.
3. L'aider à développer des habiletés d'adaptation spécifiques.
4. Explorer des façons d'introduire un élément de plaisir dans des situations effrayantes.

181. Mme Alley dit à l'infirmière auxiliaire qu'elle veut perdre du poids. Elle dit qu'elle pèse 225 lb et qu'elle veut peser 180 lb. Combien de kilogrammes Mme Alley veut-elle perdre?

1. 45 kg
2. 24 kg
3. 20 kg
4. 12 kg

182. Isabelle, une petite fille, est une cliente instable à l'urgence. Sa mère rapporte qu'Isabelle a développé un enrouement soudain et un discours inintelligible. L'infirmière auxiliaire note qu'Isabelle est très angoissée et anxieuse. Quelle pourrait être la première question que l'infirmière auxiliaire devrait poser à la mère d'Isabelle?

1. « Isabelle a-t-elle eu des problèmes respiratoires à la naissance? »
2. « Isabelle a-t-elle déjà montré des signes d'une infection des voies respiratoires supérieures (un rhume)? »

3. « Y a-t-il des antécédents familiaux de problèmes respiratoires ou de gorge? »

4. « Aurait-elle pu aspirer quelque chose qu'elle lui a mis dans la bouche? »

183. Mme George, une cliente autochtone, reçoit un traitement à l'unité médicale subaiguë pour une blessure de pression. Elle demande à avoir une cérémonie spirituelle au cours de laquelle du foin d'odeur est brûlé. Quelle est la meilleure réponse de l'infirmière auxiliaire?

1. « Cela n'est pas permis à l'hôpital en raison de nos politiques interdisant de fumer. »
2. « Je vais savoir où vous pourriez avoir une cérémonie du foin d'odeur à l'hôpital. »
3. « Je suis sûr que nos politiques en matière d'incendie ne le permettraient pas. »
4. « Il vous sera plus facile de le faire chez vous une fois que vous aurez reçu votre congé. »

184. Quelles mesures d'auto-soins l'infirmière auxiliaire devrait-elle conseiller à une jeune fille de 15 ans qui présente des poussées d'acné occasionnelles?

1. « Frotte ton visage vigoureusement une fois par jour. »
2. « Ne mange pas d'aliments comme du chocolat et des frites. »
3. « Utilise toujours un écran solaire à base d'huile lorsque tu es à l'extérieur. »
4. « Lave-toi le visage avec de l'eau et du savon doux deux fois par jour. »

185. Mme Coutinho, une cliente d'une unité de soins de longue durée, est immobilisée. Quelle serait la bonne mécanique corporelle que devrait appliquer l'infirmière auxiliaire lorsqu'elle s'occupe de Mme Coutinho?

1. Se pencher à partir de la taille pour fournir de la puissance pour lever la cliente.
2. Placer ses pieds à la largeur des épaules pour augmenter la stabilité de son corps.
3. Garder son corps droit lors de lever la cliente pour réduire la pression sur son abdomen.
4. Détendre ses muscles abdominaux et utiliser ses extrémités pour prévenir les tensions.

186. Quel appareil fonctionnel serait le plus approprié pour une déambulation précoce après une intervention chirurgicale de remplacement de la hanche?

1. Une marchette
2. Une canne
3. Béquilles
4. Un fauteuil roulant

187. Après une intervention chirurgicale orthopédique, M. Ferguson se plaint de douleurs. Son infirmière auxiliaire lui administre 50 mg de tramadol qui a été prescrit PO, q4h PRN. Deux heures plus tard, M. Ferguson dit à l'infirmière auxiliaire qu'il ressent toujours une douleur intense. Que doit faire l'infirmière auxiliaire?

1. Signaler que M. Ferguson a une idiosyncrasie apparente au tramadol.
2. Dire à M. Ferguson que le tramadol supplémentaire ne peut pas être donné pendant une heure de plus.
3. Demander au médecin d'évaluer le besoin de médicaments supplémentaires de M. Ferguson.
4. Administrer une autre dose de tramadol dans les 15 minutes, car c'est un médicament relativement sûr.

188. On prescrit à Moses de l'ampicilline 200 mg/kg/j. Il pèse 45 kg. Quelle dose Moses devrait-il recevoir toutes les 6 heures ?

1. 9,0 g
2. 4,5 g
3. 3,2 g
4. 2,3 g

189. Lequel des schémas posologiques analgésiques suivants est le plus susceptible de fournir un soulagement optimal de la douleur chez un client, un jour après une intervention chirurgicale abdominale?

1. 24 heures sur 24, à des intervalles dépendant de la durée d'action de l'analgésique
2. « Au besoin » (PRN), à des intervalles de 3 à 4 heures
3. Comme demandé par le client et dans les délais acceptés
4. Comme évalué par l'infirmière auxiliaire

190. Une infirmière auxiliaire enseigne à un groupe d'adolescents des aspects de la sexualité humaine. Lequel des énoncés suivants est le plus correct par rapport à l'identité de genre?

1. Préférence pour un partenaire du sexe masculin ou féminin
2. Comment considère-t-on sa propre orientation sexuelle
3. Le sentiment interne d'être soit un homme, soit une femme, soit à la fois un homme et une femme
4. La façon dont on choisit de présenter son genre au monde à travers la tenue vestimentaire et les maniérismes

191. M. Akland, âgé de 74 ans, dit à l'infirmière auxiliaire qu'en raison de son arthrite, il a de la difficulté à prendre soin de ses pieds. M. Akland est atteint de diabète de type 2 depuis 7 ans. Parmi les actions suivantes effectuées par l'infirmière auxiliaire, laquelle serait initialement la plus bénéfique pour M. Akland?

1. Évaluer les mouvements de M. Akland et sa capacité à gérer son hygiène personnelle.

2. Prendre des dispositions pour qu'une infirmière de soins à domicile lui rende visite.
3. Demander à M. Akland s'il y a un membre de la famille qui pourrait l'aider.
4. Suggérer à M. Akland de prendre des rendez-vous réguliers avec son médecin pour surveiller l'état de ses pieds.

192. M. James, âgé de 24 ans, est séropositif. Il a commencé un nouveau traitement médicamenteux et admet qu'il n'a pas respecté la prise de ses médicaments. Parmi les actions suivantes entreprises par l'infirmière auxiliaire, laquelle serait la plus utile pour amener M. James à prendre ses médicaments?

1. Lui donner une fiche d'information sur les médicaments contre le virus de l'immunodéficience humaine/syndrome d'immunodéficience acquise (VIH/sida) afin qu'il puisse comprendre l'importance de ces médicaments.
2. S'arranger avec la pharmacie pour qu'elle fournisse tous les médicaments sous forme de « plaquettes » afin qu'il puisse être sûr qu'il a pris la bonne dose.
3. Discuter avec M. James de la façon dont ses médicaments pourraient être modifiés pour s'adapter à son mode de vie.
4. Demander à M. James quelles sont les raisons pour lesquelles il ne prend pas ses médicaments.

193. La famille d'un homme de 92 ans atteint de démence avancée aimerait s'occuper de lui à la maison, mais elle est submergée par les soins dont il a besoin. L'infirmière auxiliaire se rend compte que la famille aura besoin d'une aide considérable de la part d'organismes et de ressources communautaires. Quelle est la mesure la plus appropriée de la part de l'infirmière auxiliaire?

1. Organiser une consultation avec un travailleur social.
2. Suggérer à la famille de discuter des ressources communautaires avec le médecin.
3. Faire des recherches sur les organismes communautaires et organiser une séance de formation avec la famille.
4. Fournir une brochure sur les services communautaires à la famille.

194. Parmi les procédures suivantes, laquelle est correcte pour obtenir une culture de la gorge d'un client?

1. Demander au client de s'asseoir droit et passer l'écouvillon dans la zone tonsillaire, en atteignant les zones enflammées ou purulentes, mais sans toucher les dents, les lèvres ou la langue.
2. Demander au client de respirer profondément et de tousser, puis passer l'écouvillon sur le mucus qu'il a expectoré.

3. Demander au client de s'allonger en décubitus dorsal et de tourner la tête sur le côté; insérer l'écouvillon et le déplacer d'un côté à l'autre pour couvrir autant de surface que possible.
4. Placer le client dans une position de Fowler élevée et lui demander de se pencher en avant avec la bouche ouverte pendant que l'écouvillon est inséré et tourné dans le sens des aiguilles d'une montre.

195. L'infirmière auxiliaire assiste à une conférence et entend parler d'un nouveau type de produit pour l'incontinence. Elle aimerait essayer ce nouveau produit et le comparer avec ce qui est actuellement utilisé dans l'unité. Quelle serait la première étape la plus appropriée que l'infirmière auxiliaire devrait suivre?

1. Compiler toutes les données disponibles sur le nouveau produit.
2. Demander au médecin de l'unité si elle envisagerait de commander le nouveau produit.
3. Rédiger une proposition de recherche et la présenter à l'infirmière responsable.
4. Obtenir un échantillon du nouveau produit et l'utiliser avec les clients qui ont donné leur consentement.

196. Un client se rend au service d'imagerie diagnostique pour une imagerie par résonance magnétique (IRM). Il a une intraveineuse à 75 ml par heure. L'infirmière auxiliaire observe qu'il reste 100 ml de solution à absorber. Quelle serait la mesure la plus appropriée de l'infirmière auxiliaire pour s'assurer que l'IV est maintenue pendant qu'il passe l'IRM?

1. Accompagner le client à l'IRM et changer le sac de solution IV au besoin.
2. S'assurer qu'un nouveau sac IV de solution est envoyé avec le client au service d'IRM.
3. Réduire le débit de l'IV à 25 ml par heure avant le départ du client pour l'IRM.
4. Remplacer le sac de solution IV par un nouveau sac juste avant que le client ne quitte l'unité pour l'IRM.

197. Il y a un an, M. Balasingham a été identifié comme étant incompétent pour prendre des décisions concernant ses soins. Lorsqu'une décision de soins est prise, que se passera-t-il?

1. Le mandataire spécial (MS) prendra la décision.
2. Son plus proche parent sera contacté.
3. Le médecin assumera la responsabilité des décisions en matière de soins.
4. M. Balasingham aura l'occasion de prendre sa décision.

198. Mme Lewis est admise à l'hôpital avec de la fièvre, une toux grasse (ou productive), un essoufflement et de la fatigue.

Un client en dialyse occupe la seule chambre individuelle de l'unité. Que doit faire l'infirmière auxiliaire?

1. Déplacer le client en dialyse de la chambre individuelle et y admettre Mme Lewis.
2. Admettre Mme Lewis dans une chambre à deux lits avec un client en postopératoire.
3. Admettre Mme Lewis dans une chambre à deux lits avec un client atteint de cancer.
4. Refuser d'admettre Mme Lewis en raison de préoccupations liées à la prévention des infections.

199. Une étudiante infirmière auxiliaire travaille avec une infirmière auxiliaire expérimentée qui agit comme instructrice dans une unité post-partum. L'instructrice recommande de compléter l'allaitement naturel avec une préparation pour nourrissons à une mère d'un nourrisson de un jour, né à terme et en bonne santé, pour la première fois. L'étudiante infirmière auxiliaire est consciente que compléter l'allaitement naturel avec une préparation pour nourrissons n'est pas recommandé par les experts en allaitement. Que doit faire l'étudiante infirmière auxiliaire?

1. Parler avec la mère en privé des avantages de l'allaitement.
2. Discuter avec l'instructrice de la recherche sur les meilleures pratiques concernant le fait de ne pas compléter l'allaitement naturel avec des biberons.
3. Se plaindre au responsable des soins infirmiers du manque de connaissances de l'instructrice sur l'allaitement.
4. Se conformer aux conseils de l'instructrice à la nouvelle mère puisque l'instructrice est une infirmière auxiliaire post-partum expérimentée.

200. Le chef d'équipe infirmier informe l'infirmière auxiliaire que son client a besoin d'une sonde de Foley à deux voies. Quelle serait la première mesure prise par l'infirmière auxiliaire?

1. Se laver les mains.
2. Récupérer l'équipement pour la procédure.
3. Vérifier les prescriptions du médecin.
4. Informer le client de la procédure.

FIN DE L'EXAMEN DE PRATIQUE 1

# 5

# Réponses et justifications pour l'examen de pratique 1

# RÉPONSES ET JUSTIFICATIONS POUR LES QUESTIONS FONDÉES SUR DES CAS

## CAS 1

1.   1. **Afin de se conformer aux droits d'administration des médicaments, l'infirmière auxiliaire doit comparer le pré-emballage du médicament avec l'ordonnance du prescripteur (habituellement un médecin) afin de confirmer que la pharmacie a préparé le bon médicament pour M. Rickhelm.**

   2. M. Rickhelm ne connaît peut-être pas tous les médicaments qu'il reçoit. L'ordonnance du prescripteur est la ressource la plus valide.
   3. Cette mesure n'est pas nécessaire, mais si une divergence a été découverte avec l'ordonnance du prescripteur, il faut communiquer avec la pharmacie.
   4. Cette mesure fournira des informations sur le médicament, mais ne confirmerait pas qu'il s'agit du bon médicament pour M. Rickhelm.

CLASSIFICATION
Compétence :
**Pratique professionnelle**
Taxonomie :
**Pensée critique**

2.   1. **Cette réponse répond à la question de M. Ogalino et indique que l'infirmière auxiliaire sait quel médicament est administré et qu'il s'agit d'une forme générique acceptée du médicament.**

   2. Il n'est pas responsable pour l'infirmière auxiliaire d'administrer un médicament sans connaître le nom du médicament ni la raison pour laquelle il a été prescrit.
   3. Cela ne répond pas à la question de M. Ogalino, et il est potentiellement dangereux pour l'infirmière auxiliaire de ne pas tenir compte de sa remise en question d'un médicament inconnu.
   4. Cela ne répond pas à la question de M. Ogalino, et il est potentiellement dangereux pour lui de ne pas prendre de médicament.

CLASSIFICATION
Compétence :
**Pratique professionnelle**
Taxonomie :
**Application**

3.   1. Une lecture de glycémie à 18 h 00 n'a aucune valeur dans la décision du moment optimal pour l'administration de l'insuline à action prolongée.

   2. **Cette réponse valide le commentaire de Mme Jasmin et peut fournir à l'infirmière auxiliaire des informations importantes à propos du calendrier de dosage.**

   3. Le recours aux politiques ou aux pratiques courantes de l'hôpital n'est pas une réponse responsable.
   4. C'est faux; si l'insuline a été donnée à 18 h 00, l'action maximale et l'hypoglycémie potentielle peuvent se produire au milieu de la nuit.

CLASSIFICATION
Compétence :
**Pratique professionnelle**
Taxonomie :
**Application**

4.   1. Les statines réduisent le taux de cholestérol sanguin et ceci n'est pas un aspect de la pathologie de la thrombose veineuse profonde.
   2. Les antibiotiques sont utilisés pour traiter les infections bactériennes et ceci n'est pas un aspect de la pathologie de la thrombose veineuse profonde.
   3. Les analgésiques sont utilisés pour traiter la douleur et réduire la fièvre. Il n'y a aucune indication que Mme Corel a besoin de traiter l'un ou l'autre de ces symptômes.

   4. **Les anticoagulants, ou médicaments servant à éclaircir le sang, servent à traiter et à prévenir la thrombose veineuse profonde.**

CLASSIFICATION
Compétence :
**Fondements de la pratique**
Taxonomie :
**Connaissances et compréhension**

5.  1. Une infirmière autorisée (inf. aut.) n'est pas le seul fournisseur de soins de santé pouvant légalement signer la feuille de dénombrement des stupéfiants.
    2. Les infirmières autorisées/auxiliaires peuvent signer la feuille de dénombrement, mais ne sont pas les seuls prestataires de soins de santé qui le peuvent.
    3. Une infirmière autorisée ou un médecin ne sont pas les seuls prestataires de soins de santé légalement autorisés à signer une feuille de dénombrement des narcotiques.
    4. **Les prestataires de soins de santé réglementés, comme les infirmières, les médecins, les dentistes, les chiropraticiens, les pharmaciens, les techniciens en pharmacie, etc., sont légalement autorisés à signer des feuilles de dénombrement des stupéfiants.**

CLASSIFICATION
Compétence :
**Pratique conforme aux lois**
Taxonomie :
**Connaissances et compréhension**

6.  1. Les infirmières auxiliaires sont responsables de s'assurer de la bonne dose de médicament, qu'elle ait été calculée ou non par la pharmacie.
    2. La digoxine administrée n'est pas la même dose que celle qui a été prescrite.
    3. La dose de digoxine administrée est une surdose.
    4. **La dose de digoxine est 10 fois la dose prescrite. Il est de la responsabilité des infirmières de calculer et de s'assurer que la dose exacte de chaque médicament est administrée.**

CLASSIFICATION
Compétence :
**Pratique professionnelle**
Taxonomie :
**Application**

## CAS 2

7.  1. **Cette réponse aide à l'identifier comme une expérience unique pour M. Smadu, sans entrer dans une discussion pour savoir s'il s'agit d'un symptôme de son trouble schizophrénique.**
    2. Il n'est pas utile de faire semblant de croire à l'hallucination, même si cela peut aider l'infirmière auxiliaire à en savoir plus sur les hallucinations.
    3. Il n'est pas utile pour M. Smadu de débattre de la réalité avec lui.
    4. L'exploration des raisons pour lesquelles M. Smadu entend des voix ne lui est pas utile. Les hallucinations sont un symptôme de sa maladie.

CLASSIFICATION
Compétence :
**Pratique professionnelle**
Taxonomie :
**Application**

8.  1. Cette action ne sera pas utile, car M. Smadu ne peut contrôler ses hallucinations.
    2. **Certaines personnes trouvent qu'écouter de la musique avec des écouteurs aide à diminuer l'effet des voix.**
    3. L'activité physique peut aider à réduire certains symptômes au fil du temps, mais il est peu probable qu'une promenade réduise des épisodes particuliers d'hallucinations auditives.
    4. Cette option n'est pas sécuritaire.

CLASSIFICATION
Compétence :
**Fondements de la pratique**
Taxonomie :
**Application**

9.  1. Certaines personnes atteintes d'un trouble schizophrénique peuvent devenir violentes, en particulier si elles éprouvent une paranoïa grave.
    2. Il n'est pas nécessaire d'appeler la police à moins que le comportement de M. Smadu ne soit menaçant. Le mot *étrange* ne décrit pas adéquatement le comportement.
    3. Cette action n'éliminerait pas ses hallucinations.
    4. **N'importe quelle personne en détresse pourrait frapper pour se protéger.**

CLASSIFICATION
Compétence :
**Fondements de la pratique**
Taxonomie :
**Application**

10.  1.  La rispéridone peut être administrée par voie orale et elle est absorbée par le tractus gastro-intestinale.

2.  L'adhérence au traitement médicamenteux représente un problème chez les clients atteints d'un trouble schizophrénique. L'administration de l'antipsychotique sous une présentation qui fournira des taux thérapeutiques pendant 2 semaines aide à améliorer l'adhérence au traitement.

3.  La réponse n'est pas meilleure par la voie intramusculaire.
4.  La dyskinésie tardive représente un risque quelle que soit la voie d'administration.

CLASSIFICATION
Compétence :
**Fondements de la pratique**
Taxonomie :
**Application**

11.  1.  Le rétablissement peut nécessiter l'apprentissage de moyens de maintenir le bien-être, de réduire l'impact des problèmes et de contourner les obstacles. Certaines personnes connaissent des périodes de bien-être entre les épisodes, tandis que d'autres peuvent vivre des épisodes qui durent plus longtemps.

2.  Dix ans après leur premier épisode, un quart, et non la moitié des personnes, se rétablissent et vivent une vie assez indépendante. L'impact du trouble est unique à chaque personne.
3.  Environ la moitié des personnes ayant reçu un diagnostic de trouble schizophrénique s'amélioreront dans une certaine mesure ou se rétabliront.
4.  Cette réponse ne répond pas à la question de Mme Smadu.

CLASSIFICATION
Compétence :
**Fondements de la pratique**
Taxonomie :
**Pensée critique**

12.  1.  L'alogie se manifeste par des diminutions de la pensée et de l'aisance de la parole.
2.  L'anhédonie est l'incapacité de ressentir du plaisir ou du bonheur.

3.  L'avolition est l'incapacité d'agir conformément aux plans.

4.  L'altération de l'attention est l'incapacité de garder son attention concentrée sur une pensée ou une activité particulière.

CLASSIFICATION
Compétence :
**Fondements de la pratique**
Taxonomie :
**Connaissances et compréhension**

13.  1.  Les voix ont dit à M. Smadu de se suicider. L'action la plus importante est de le garder en sécurité.
2.  Cette situation n'est pas nécessairement une situation d'urgence à moins que M. Smadu ne possède une arme à feu.

3.  Les précautions contre le suicide doivent être mises en œuvre, ce qui signifie que M. Smadu pourrait devoir être admis à l'hôpital pour une surveillance étroite.

4.  Dix pour cent de toutes les personnes atteintes d'un trouble schizophrénique se suicident en raison de sentiments de tourment ou des voix leur ordonnant de se suicider.

CLASSIFICATION
Compétence :
**Fondements de la pratique**
Taxonomie :
**Pensée critique**

## CAS 3

14.  1.  Le SARM se transmet par contact direct avec la peau qui contient la bactérie ou avec des surfaces contaminées.

2.  Le SARM ne se propage pas dans l'air par la transmission d'aérosols ou de gouttelettes.
3.  Le SARM ne se propage pas par voie fécale-orale.

CLASSIFICATION
Compétence :
**Fondements de la pratique**
Taxonomie :
**Application**

4. Un tel contact pourrait représenter un possible mode de transmission. Toutefois, rien dans cette question n'indique que des personnes qui ne se sont pas lavé les mains ont été colonisées ou infectées par le SARM.

---

15. 1. Les plaies ouvertes sont un facteur de risque, mais son incision serait petite. Une incision chirurgicale ne devrait pas être colonisée par des bactéries.
    2. Le fait d'être un nourrisson et l'éventuelle diminution de l'immunité due à un retard de croissance sont des facteurs de risque possibles mais ne sont pas aussi importants que ceux de la réponse 4.
    3. L'âge avancé est un facteur de risque de l'infection par le SARM, mais il n'y a pas d'autres facteurs de risque.
    4. **Mme Gary présente plusieurs facteurs de risque. Ceux qui sont les plus à risque sont atteints de maladies chroniques ayant fréquemment été traitées par des antibiotiques. Avec une lésion de la moelle épinière, il y a une possible augmentation du risque de dégradation des tissus et de colonisation de la peau par le SARM.**

CLASSIFICATION
Compétence :
**Fondements de la pratique**
Taxonomie :
**Pensée critique**

---

16. 1. Ces mesures devraient être prises, mais, en plus, l'infirmière auxiliaire devrait porter des gants.
    2. Si la coupure est gérée de façon appropriée, l'infirmière auxiliaire n'a aucune raison de s'abstenir de soigner les clients atteints de SARM.
    3. **Le pansement occlusif couvrira la coupure ouverte. Toutes les infirmières devraient porter des gants lorsqu'elles soignent les clients atteints de SARM.**
    4. Cette mesure devrait être prise pour tous les clients et ne prévoit pas de précautions supplémentaires pour la coupure ouverte.

CLASSIFICATION
Compétence :
**Fondements de la pratique**
Taxonomie :
**Pensée critique**

---

## CAS 4

17. 1. Le comportement de l'infirmière auxiliaire n'est pas professionnel et ne tient pas compte des besoins de croissance et de développement des enfants de cet âge.
    2. **Lorsqu'un client est retenu de façon inappropriée sans qu'on explore d'autres solutions possibles, l'action pourrait être considérée comme une infraction équivalente à des coups et blessures. Si nécessaire, les mitaines sont beaucoup plus appropriées.**
    3. Bien que le comportement (grattage) doive être diminué, l'infirmière auxiliaire peut y remédier à l'aide de mitaines, plutôt que d'immobiliser un enfant de cet âge.
    4. Immobiliser les mains de Denika est inapproprié, même si ses parents ont autorisé cette mesure.

CLASSIFICATION
Compétence :
**Pratique éthique**
Taxonomie :
**Application**

---

18. 1. Cette tâche est trop avancée pour les tout-petits, mais plus appropriée pour les enfants d'âge préscolaire.
    2. **Les normes de développement communes du tout-petit, qui lutte pour son indépendance, sont l'incapacité à facilement partager, l'égoïsme, l'égocentrisme et la possessivité.**
    3. Cet exercice est typique des enfants de 4 ans.
    4. Une caractéristique des tout-petits est la limitation de leur capacité d'attention. Une période de 15 minutes dépasse les attentes raisonnables.

CLASSIFICATION
Compétence :
**Fondements de la pratique**
Taxonomie :
**Application**

19. 1. Cette période serait trop courte pour perfuser la quantité désirée.
    2. Identique à la réponse 1.

    3. Calcul correct :
    *Montant à administrer = Dosage disponible × Posologie prescrite*

    $$x\frac{\text{goutte}}{\text{min}} = \frac{60\ \text{goutte}}{\text{ml}} \times \frac{1\ \text{L}}{24\ \text{h}}$$

    $$x\frac{\text{goutte}}{\text{min}} = \frac{60\ \text{goutte}}{\text{ml}} \times \frac{1\,000\ \text{ml}}{24\ \text{h}}$$

    $$x\frac{\text{goutte}}{\text{min}} = \frac{60\ \text{goutte}}{\text{ml}} \times \frac{1\,000\ \text{ml}}{24 \times 60\ \text{min}}$$

    $$x\frac{\text{goutte}}{\text{min}} = \frac{\cancel{60}\ \text{goutte}}{\cancel{\text{ml}}} \times \frac{1\,000\ \cancel{\text{ml}}}{24 \times \cancel{60}\ \text{min}}$$

    $$x\frac{\text{goutte}}{\text{min}} = \frac{1\,000\ \text{goutte}}{24\ \text{min}}$$

    $$x\frac{\text{goutte}}{\text{min}} = 41,67\ \frac{\text{goutte}}{\text{min}} = 42\ \frac{\text{goutte}}{\text{min}}$$

    4. Ce serait trop rapide. Le liquide serait épuisé avant la fin de la période de 24 heures.

**CLASSIFICATION**
Compétence :
**Fondements de la pratique**
Taxonomie :
**Application**

20. 1. Cette action n'atteindra pas l'objectif de donner des liquides.
    2. Cette action ne sera probablement pas couronnée de succès pour un tout-petit.

    3. Les enfants qui expriment de la négativité ont besoin d'avoir un sentiment de contrôle. Une façon d'y parvenir, dans des limites raisonnables, est que le parent ou le proche aidant fournisse un choix entre deux éléments, plutôt que d'en imposer un à l'enfant.

    4. Un tout-petit ne répondrait pas à un raisonnement intellectuel, en particulier à propos d'une activité qu'il ne veut pas faire.

**CLASSIFICATION**
Compétence :
**Fondements de la pratique**
Taxonomie :
**Application**

21. 1. C'est trop tard.

    2. Denika doit être emmenée chez le dentiste entre les âges de 2 et 3 ans, lorsque la plupart de ses 20 dents de lait ont percé la gencive.

    3. Identique à la réponse 1.
    4. Ce n'est pas suffisamment défini.

**CLASSIFICATION**
Compétence :
**Fondements de la pratique**
Taxonomie :
**Connaissances et compréhension**

## CAS 5

22. 1. L'infirmière auxiliaire doit déterminer si la vessie est distendue. Cette évaluation physique est une forme de collecte de données et constitue la première étape de la planification des soins. Dans les agences où cet appareil est disponible, l'infirmière auxiliaire peut également évaluer la rétention urinaire au moyen d'un scanner de la vessie.

    2. Cette action peut être une intervention infirmière, mais il ne s'agit pas de l'action initiale.
    3. Identique à la réponse 2.

**CLASSIFICATION**
Compétence :
**Fondements de la pratique**
Taxonomie :
**Pensée critique**

4. La distension vésicale est assez fréquente après l'accouchement. Il est trop tôt pour une intervention médicale. D'autres mesures de soins infirmières devraient être essayées en premier.

---

23. 1. Les accouchements vaginaux ne devraient pas provoquer des problèmes respiratoires.
    2. Le tonus de la vessie est amélioré par la vidange et le remplissage réguliers de la vessie.
    3. Le tonus musculaire abdominal n'est pas important si rapidement après l'accouchement.
    4. **Il y a une activation importante du facteur de coagulation du sang après l'accouchement. Ceci, ainsi que l'immobilité, les traumatismes ou l'infection, encourage la thromboembolisation, qui peut être limitée par l'activité.**

CLASSIFICATION
Compétence :
**Fondements de la pratique**
Taxonomie :
**Pensée critique**

---

24. 1. Il s'agit de la consistance attendue des selles d'un nourrisson nourri au lait maternisé.
    2. La consistance attendue des selles d'un nourrisson allaité et âgé de quelques jours est jaune moutarde et d'apparence molle granuleuse.
    3. **Il s'agit de la consistance attendue des premières selles d'un nourrisson après l'accouchement. Les selles de méconium peuvent se produire pendant les 12 à 24 premières heures.**
    4. Il s'agit de la consistance des selles d'un nourrisson présentant de la constipation.

CLASSIFICATION
Compétence :
**Fondements de la pratique**
Taxonomie :
**Connaissances et compréhension**

---

25. 1. L'allaitement doit être encouragé plus fréquemment et à la demande, et non restreint. L'allaitement aide à drainer les canaux lactifères.
    2. **Des massages mammaires délicats de la paroi thoracique vers le mamelon sont utiles avant et pendant l'expression du lait. Cela aidera à réduire la congestion et à amorcer l'écoulement du lait.**
    3. L'application de chaleur aux seins entre les tétées augmentera l'enflure et l'inflammation. On doit limiter l'application de compresses chaudes à seulement quelques minutes avant l'alimentation pour faciliter l'écoulement du lait.
    4. Cette action ne réduit pas l'engorgement.

CLASSIFICATION
Compétence :
**Fondements de la pratique**
Taxonomie :
**Application**

---

26. 1. La lenteur de l'involution utérine se manifesterait par la descente sous-optimale de l'utérus dans le bassin.
    2. **Une vessie distendue déplacera facilement le fond utérin latéralement et vers le haut.**
    3. Si des fragments placentaires étaient retenus, en plus d'être déplacés, l'utérus serait mou et volumineux, et les saignements vaginaux seraient abondants.
    4. À partir de cette évaluation, l'infirmière auxiliaire ne peut évaluer la distension des ligaments utérins.

CLASSIFICATION
Compétence :
**Fondements de la pratique**
Taxonomie :
**Application**

---

27. 1. Les lochies séreuses apparaissent du troisième au dixième jour post-partum.
    2. La présence de sang rouge foncé et de caillots est anormale et devrait être signalée.
    3. Les lochies alba apparaissent quelques semaines après l'accouchement.
    4. **Les lochies rubra sont rouge foncé et représentent un écoulement vaginal normal pour le deuxième jour après l'accouchement.**

CLASSIFICATION
Compétence : :
**Fondements de la pratique**
Taxonomie :
**Connaissances et compréhension**

## CAS 6

28.   1. Il est peu probable qu'il soit efficace d'essayer de convaincre M. Richard de modifier son comportement.
      2. D'autres clients doivent être protégés contre ce client. Attendre pour savoir si le comportement s'aggrave est dangereux et peut causer plus d'agitation.
      3. Cette action pourrait exaspérer davantage M. Richard.
      4. **Cette action sépare M. Richard des autres clients et le place dans un environnement moins stimulant. Rester avec le client permet d'observer les brûlures de près.**

CLASSIFICATION

Compétence :
**Pratique professionnelle**

Taxonomie :
**Application**

29.   1. L'infection de la blessure est une complication possible mais elle ne serait pas évidente avant le troisième au cinquième jour.
      2. **Les brûlures par inhalation sont généralement présentes avec les brûlures faciales, quelle que soit leur profondeur. La menace pour la vie est l'asphyxie due à l'irritation et à l'œdème des voies respiratoires et des poumons. La respiration est la priorité la plus importante dans cette situation, et les difficultés sont plus susceptibles de se produire dans les 24 premières heures.**
      3. La douleur est certainement une préoccupation, mais n'est pas la plus importante dans les 24 premières heures.
      4. Les déséquilibres liquidiens et électrolytiques représentent un danger mais n'atteignent pas leur maximum avant le quatrième jour.

CLASSIFICATION

Compétence :
**Fondements de la pratique**

Taxonomie :
**Pensée critique**

30.   1. Cette affirmation pourrait être vraie dans le cas de certaines substances injectables, mais n'est pas une considération importante dans cette situation.
      2. Bien que les injections intramusculaires (IM) répétées soient plus douloureuses que l'administration intraveineuse (IV) de médicaments, ce n'est pas la préoccupation la plus importante pour M. Richard en ce moment.
      3. **Les dommages aux tissus causés par les brûlures interfèrent avec la stabilité de la circulation périphérique et avec l'efficacité des médicaments administrés par voie intramusculaire.**
      4. L'administration IV fournit des taux sanguins plus stables d'analgésiques, mais ne procure pas nécessairement un soulagement de la douleur plus long que l'administration IM.

CLASSIFICATION

Compétence :
**Fondements de la pratique**

Taxonomie :
**Pensée critique**

31.   1. **Le client peut donner la permission à toute autre personne de lire le dossier médical. La seule autre circonstance qui permettrait à un représentant de la loi de lire le dossier est la délivrance d'une ordonnance du tribunal.**
      2. Le médecin ne peut pas autoriser la lecture du dossier médical.
      3. Le fait d'être accusé d'une infraction criminelle ne modifie pas la législation quant à la confidentialité des renseignements médicaux.
      4. Cette affirmation est vraie, mais il ne s'agit pas de la réponse la plus appropriée.

CLASSIFICATION

Compétence :
**Pratique conforme aux lois**

Taxonomie :
**Application**

## CAS 7

32. 1. Cette réponse ne tient pas compte de la préoccupation de M. Wilmot.
    2. Cette réponse n'est pas nécessairement vraie, et M. Wilmot aura toujours un testicule.

    3. **Cette réponse reconnaît les préoccupations de M. Wilmot et offre une solution positive tout en encourageant un dialogue ouvert.**

    4. Cette réponse n'est pas vraie.

CLASSIFICATION
Compétence :
**Fondements de la pratique**
Taxonomie :
**Application**

33. 1. Cette réponse ne tient pas compte des préoccupations de M. Wilmot et offre un faux réconfort.
    2. Cette réponse offre un faux réconfort.

    3. **Cette réponse serait appropriée et indique que ses préoccupations sont écoutées.**

    4. Bien que cette réponse soit vraie, elle ne répond pas spécifiquement aux préoccupations de M. Wilmot.

CLASSIFICATION
Compétence :
**Pratique professionnelle**
Taxonomie :
**Application**

34. 1. Le traitement n'est pas une garantie absolue d'une guérison, et d'autres cancers peuvent se produire.
    2. Ce plan d'action n'est pas nécessaire, car il aura toujours un testicule fonctionnel.

    3. **Même si le taux de guérison est favorable pour le cancer du testicule, tous les clients doivent avoir un suivi de routine pour détecter la rechute.**

    4. L'incidence des rechutes n'est pas élevée.

CLASSIFICATION
Compétence :
**Fondements de la pratique**
Taxonomie :
**Application**

35. 1. **C'est la procédure appropriée. La chaleur de l'eau permettra de palper le testicule plus facilement.**

    2. Cette position n'aidera pas à sentir le testicule. Les mouvements circulaires ne sont pas susceptibles de permettre de détecter les anomalies.
    3. On utilise cette procédure pour examiner un hydrocèle.
    4. Le testicule devrait se sentir comme un œuf dur, et l'épididyme est plus rugueux.

CLASSIFICATION
Compétence :
**Fondements de la pratique**
Taxonomie :
**Application**

## CAS 8

36. 1. À cause des antécédents de tension artérielle instable et fluctuante chez le client, l'infirmière auxiliaire doit s'assurer que la lecture de la tension artérielle est exacte. Les prestataires de soins non réglementés (PSNR) ne possèdent pas les mêmes compétences que les travailleurs de la santé réglementés, qui ont une formation, des connaissances et des compétences normalisées.
    2. Le médecin a rédigé l'ordonnance et n'a rien à voir avec l'évaluation de la tension artérielle à ce moment particulier.
    3. Cette action n'assurera pas l'exactitude de la lecture.

    4. **Cette action est l'option la plus sûre. L'infirmière auxiliaire est responsable de ses actions quant à l'administration ou non de la nifédipine et serait donc responsable de l'erreur si la tension artérielle n'était pas ce que le PSNR a enregistré. La prise et l'interprétation des signes vitaux sont des fonctions des infirmières.**

CLASSIFICATION
Compétence :
**Pratique professionnelle**
Taxonomie :
**Pensée critique**

37.

1. Le consentement doit être obtenu pour tous les traitements et médicaments. Le consentement verbal est approprié avant l'administration de chaque dose d'AAS entérosoluble.

2. Les comprimés à enrobage entérique ne doivent pas être écrasés.
3. L'infirmière auxiliaire doit s'assurer que le client prend tous ses médicaments prescrits. Laisser l'AAS entérosoluble au chevet de Mme Bystriska n'est pas une action d'infirmière responsable à moins qu'on ait déterminé à l'avance que c'était approprié pour le client particulier.
4. Un consentement écrit spécifique à l'administration de médicaments n'est pas raisonnable ou indiqué.

**CLASSIFICATION**
Compétence :
**Pratique conforme aux lois**
Taxonomie :
**Application**

38.
1. Cet emplacement est un emplacement sous-cutané (SC) approprié.
2. Ce calibre d'aiguille est approprié pour les injections SC.

3. Le massage de la zone injectée n'est pas recommandé pour l'administration d'insuline.

4. Cette technique est appropriée.

**CLASSIFICATION**
Compétence :
**Fondements de la pratique**
Taxonomie :
**Application**

39.
1. Rien n'indique qu'il ait été prouvé que Mme Banwait est inapte à prendre des décisions.
2. Rien n'indique que Mme Banwait a été jugée inapte et que son mari a été désigné comme mandataire spécial.
3. L'infirmière auxiliaire aurait besoin d'en savoir plus sur les maux d'estomac avant de retenir le médicament.

4. Mme Banwait a retiré son consentement. Par conséquent, l'infirmière n'est pas légalement autorisée à lui imposer un traitement. Rien n'indique qu'elle a été jugée inapte à prendre des décisions concernant ses soins médicaux.

**CLASSIFICATION**
Compétence :
**Pratique conforme aux lois**
Taxonomie :
**Application**

## CAS 9

40.
1. Évitez les lubrifiants vaginaux ou d'autres produits à base d'huile, car ceux-ci peuvent affaiblir le caoutchouc.
2. Nécessite une inspection avant chaque utilisation pour détecter les défauts du diaphragme. Il doit être enlevé 6 à 8 heures après les rapports sexuels, et non utilisé pendant les menstruations.

3. Des examens annuels sont nécessaires pour évaluer l'ajustement du diaphragme. Le dispositif doit être inspecté après chaque utilisation, remplacé tous les 2 ans et peut devoir être réajusté pour les fluctuations de poids, après chaque grossesse ou après une chirurgie abdominale ou pelvienne.

4. L'efficacité du diaphragme est moindre lorsqu'il est utilisé sans spermicide.

**CLASSIFICATION**
Compétence :
**Fondements de la pratique**
Taxonomie :
**Connaissances et compréhension**

41.
1. Cette réponse comporte un jugement de valeur.
2. Cette réponse comporte un jugement de valeur et suppose que Sarah devrait se sentir coupable si elle choisit de se faire avorter.

3. Cette réponse ne comporte pas de jugement de valeur et encourage Sarah à discuter de ses options.

**CLASSIFICATION**
Compétence :
**Pratique professionnelle**
Taxonomie :
**Application**

4. La cliente est Sarah, et non ses parents. Sarah a le droit de prendre sa décision. Cependant, si Sarah indique que ses parents sont concernés et solidaires, ils peuvent être inclus dans la discussion.

---

42.
1. Un diaphragme ne préviendra pas les infections transmissibles sexuellement (ITS).
2. Certains spermicides offrent une protection contre certaines ITS, mais ils ne sont généralement pas efficaces contre le virus de l'immunodéficience humaine (VIH), la chlamydia ou la gonorrhée cervicale.
3. Identique à la réponse 1.

4. **Un préservatif féminin est inséré par la femme avant les rapports sexuels. S'il est utilisé correctement, il constitue une barrière contre les spermatozoïdes et les ITS.**

CLASSIFICATION
Compétence :
**Fondements de la pratique**
Taxonomie :
**Application**

---

43.
1. **Il existe un lien étroit entre le virus du papillome humain (VPH) et le cancer du col de l'utérus, et les tests Papanicolaou (Pap) sont nécessaires au diagnostic. Des tests Pap devraient être effectués chaque année.**

2. Les antibiotiques ne sont pas efficaces contre le VPH.
3. Cette option n'est pas réaliste. L'infirmière auxiliaire devrait discuter avec Mme McLeod des pratiques sexuelles sécuritaires, y compris l'utilisation de condoms.
4. On ne peut conclure à l'éradication du virus, même s'il n'y a aucune preuve visible de VPH.

CLASSIFICATION
Compétence :
**Fondements de la pratique**
Taxonomie :
**Application**

---

44.
1. La contraception par voie orale est très efficace, mais pas à 100 %. Mme Ahmadi s'est conformée à la recommandation d'utiliser une méthode de contraception efficace à 100 %. En outre, les contraceptifs oraux peuvent avoir un effet sur le système cardiovasculaire.

2. **Toutes ces méthodes sont assez efficaces. Cependant, la ligature des trompes de Fallope est la plus efficace. L'hystérectomie est la seule méthode de contraception efficace à 100 %, mais la chirurgie chez une personne souffrant d'insuffisance cardiaque sévère peut ne pas être recommandée.**

3. Bien qu'une vasectomie soit efficace à près de 100 %, Mme Ahmadi est la personne qui ne devrait pas devenir enceinte. Rien n'indique que Mme Ahmadi vive un partenariat monogame.
4. Cette option n'est pas efficace à 100 %.

CLASSIFICATION
Compétence :
**Fondements de la pratique**
Taxonomie :
**Pensée critique**

---

## CAS 10

45.
1. Ce résultat peut se produire, mais l'infirmière auxiliaire doit obtenir des informations factuelles sur le vaccin avant de prendre une décision.

2. **Cette option est pour l'infirmière auxiliaire la meilleure façon de s'informer sur l'innocuité et l'efficacité du nouveau vaccin. Pour favoriser une pratique sécuritaire, il incombe à l'infirmière auxiliaire de chercher des informations à jour auprès de ressources fiables.**

3. Ce résultat peut se produire, mais l'infirmière auxiliaire devrait chercher des informations sur le vaccin avant de prendre une décision.
4. Bien que ce soit une bonne idée de consulter des collègues infirmières, l'infirmière auxiliaire devrait reconnaître que leurs opinions peuvent ne pas être fondées sur des faits.

CLASSIFICATION
Compétence :
**Pratique professionnelle**
Taxonomie :
**Pensée critique**

46.  1.  On définit les dilemmes comme des situations dans lesquelles il faut faire un choix difficile et malaisé entre deux alternatives. Dans cette situation, la ligne de conduite la plus éthique n'est pas évidente : l'infirmière auxiliaire a de fortes raisons morales de soutenir à la fois les soins qu'elle prodigue à ses clients et la sécurité de sa famille.

     2.  La théorie éthique est un cadre d'hypothèses et de principes destinés à guider les décisions sur la moralité.
     3.  La détresse morale est le stress causé par des situations dans lesquelles une personne est convaincue de ce qui est moralement juste sans qu'elle puisse agir.
     4.  La non-malfaisance est un principe qui oblige les gens à agir afin de prévenir un préjudice chez d'autres personnes.

CLASSIFICATION
Compétence :
**Pratique éthique**
Taxonomie :
**Connaissances et compréhension**

---

47.  1.  Selon les directrices observées par les dirigeants de la planification lors de la dernière pandémie, les groupes prioritaires étaient les travailleurs de la santé, les enfants et les adultes présentant des problèmes de santé sous-jacents.
     2.  Identique à la réponse 1.
     3.  Le gouvernement ne légifère pas sur la nature des personnes qui recevront les soins en priorité.

     4.  Les responsables des soins de santé et les décideurs élaborent des directrices pour aider à prioriser les ressources et à identifier les groupes vulnérables afin qu'il y ait une allocation des ressources et un accès au traitement justifiables, raisonnables et équitables.

CLASSIFICATION
Compétence :
**Pratique professionnelle**
Taxonomie :
**Application**

---

48.  1.  Le muscle deltoïde est facilement accessible et constitue le site recommandé pour les injections IM à petit volume et les vaccinations systématiques.

     2.  Le muscle ventroglutéal est un site sûr pour les injections IM pour tous les clients. Cependant, l'utilisation de cette voie d'administration n'est ni nécessaire ni pratique pour une clinique de vaccination.
     3.  Le muscle dorsoglutéal, bien qu'un emplacement traditionnel pour des injections IM, a été associé à des lésions du nerf sciatique et l'utilisation de ce site n'est pas recommandée.
     4.  Le muscle vaste latéral est le site préféré pour les vaccinations chez les nourrissons.

CLASSIFICATION
Compétence :
**Fondements de la pratique**
Taxonomie :
**Pensée critique**

---

49.  1.  Les personnes qui ont développé une réaction anaphylactique à une dose antérieure du vaccin antigrippal ne devraient pas recevoir d'autre dose.

     2.  L'activité sexuelle n'est nullement associée à l'administration du vaccin contre la grippe.
     3.  Les anticorps d'un type de grippe ne confèrent pas d'immunité contre un autre type de grippe.
     4.  Bien que, idéalement, les vaccinations des enfants devrait être tenues à jour, cela n'est pas nécessaire avant l'administration du vaccin contre la grippe.

CLASSIFICATION
Compétence :
**Fondements de la pratique**
Taxonomie :
**Connaissances et compréhension**

---

50.  1.  Bien qu'il ne soit pas facile de refuser des soins à une personne non admissible, l'utilisation éthique des ressources disponibles exige que l'infirmière auxiliaire refuse de donner le vaccin à l'adolescent pour le moment.
     2.  Cette affirmation est peut-être vraie, mais elle ne justifie pas le refus du vaccin à l'adolescent et peut provoquer l'inquiétude et la colère de la mère.
     3.  Il n'est pas nécessairement vrai que l'adolescent n'est pas à risque de contracter cette grippe. C'est simplement qu'à l'heure actuelle, il ne fait pas partie d'un groupe prioritaire.

4. La mère a besoin d'être rassurée sur le fait que son adolescent ne fait pas partie d'un groupe vulnérable et qu'avec un nombre de vaccins limité, ceux-ci doivent être administrés aux personnes les plus à risque. L'infirmière auxiliaire assure également à la mère que son fils sera très probablement en mesure de recevoir le vaccin à une date ultérieure.

CLASSIFICATION

Compétence :
**Pratique éthique**

Taxonomie :
**Pensée critique**

## CAS 11

51. 1. Cette réponse ne tient pas compte des préoccupations de Mme Smith et ne montre aucun respect pour ses sentiments.
    2. Identique à la réponse 1.

    3. Cette réponse indique de la bienveillance et donne à Mme Smith l'occasion d'exprimer ses sentiments.

    4. Mme Smith n'est peut-être pas prête à socialiser avec d'autres résidents.

CLASSIFICATION

Compétence :
**Pratique professionnelle**

Taxonomie :
**Application**

52. 1. Cette action n'est ni professionnelle ni bienveillante et peut être considérée comme de la négligence.
    2. Mme Smith a déclaré qu'elle ne souhaitait pas participer à l'exercice.
    3. Rien n'indique que Mme Smith a besoin d'un décideur substitut. Elle a exposé les raisons de sa décision.

    4. L'infirmière auxiliaire doit respecter la décision du client même si elle est contraire à ses convictions quant à la décision médicale appropriée.

CLASSIFICATION

Compétence :
**Pratique éthique**

Taxonomie :
**Application**

53. 1. Il est contraire à l'éthique de la pratique infirmière d'accepter des cadeaux de valeur de la part de clients même si le client est apte sur le plan cognitif.
    2. Identique à la réponse 1.

    3. Cette réponse est professionnelle et conforme aux directives éthiques quant à l'acceptation de cadeaux de la part des clients.

    4. Ce n'est pas le cas de toutes les agences, car l'acceptation de certains cadeaux, en particulier s'ils s'adressent à toute l'équipe de soins infirmiers, est appropriée. Cette action insiste également sur la responsabilité de l'agence plutôt que sur le comportement éthique de l'infirmière auxiliaire.

CLASSIFICATION

Compétence :
**Pratique éthique**

Taxonomie :
**Pensée critique**

## CAS 12

54. 1. Lorsqu'on présente une liste de « choses à faire et à ne pas faire » au début du processus, cela peut causer du ressentiment et entraver l'observance d'un régime alimentaire. Il serait préférable de la présenter plus tard.
    2. Cette information doit être soulignée, mais elle peut être hypothétique et directrice en tant que mesure initiale.
    3. Cette question suppose que M. Hudson doit changer certains comportements non appropriés au départ. Dans des conversations ultérieures, cela peut être approprié.

    4. Cette question est ouverte, ne suppose rien, fait participer M. Hudson à son plan de nutrition et met l'accent sur ses besoins, et non sur ceux de l'infirmière auxiliaire.

CLASSIFICATION

Compétence :
**Pratique professionnelle**

Taxonomie :
**Pensée critique**

55.    1.  **Des repas plus petits et plus fréquents aident à maintenir une glycémie constante.**

2.  L'apport total en glucides devrait représenter 45 à 60 % de l'alimentation totale. C'est le type de glucides le plus important.

3.  Aucune preuve n'indique qu'un régime diabétique ne fournit pas une quantité adéquate de vitamines et de minéraux.

4.  L'apport en graisses totales devraient rester à peu près le même que pour le grand public. Il est plus important de limiter la quantité de gras saturés et trans, et non la quantité totale de gras.

CLASSIFICATION
Compétence :
**Fondements de la pratique**
Taxonomie :
**Application**

---

56.    1.  Les glucides simples comprennent les monosaccharides et les disaccharides. Les sucres tels que le sucre de table, le miel et les boissons aux fruits en sont des exemples.

2.  **Ces aliments sont des exemples de glucides complexes qui contiennent de l'amidon, du glycogène et des fibres.**

3.  On utilise le terme *monoinsaturé* pour décrire un certain type de graisses.

4.  Certains de ces aliments ont un indice glycémique modéré.

CLASSIFICATION
Compétence :
**Fondements de la pratique**
Taxonomie :
**Connaissances et compréhension**

---

57.    1.  La plupart des poissons ont une faible teneur en matières grasses.
2.  L'huile de canola contient de la graisse insaturée.

3.  **Le lait entier est riche en graisses saturées.**

4.  L'oméga-3 est « bon pour le cœur », et la margarine sans gras trans est faible en gras saturés.

CLASSIFICATION
Compétence :
**Fondements de la pratique**
Taxonomie :
**Connaissances et compréhension**

---

58.    1.  Le muffin au son est riche en calories et, comme la margarine, peut contenir des graisses saturées. Pour les diabétiques, il est préférable de manger des fruits entiers plutôt que de boire des jus, car le fruit entier contient des fibres. Ce déjeuner ne contient pas de protéines ou de produits laitiers.

2.  **Ce menu est faible en calories, mais contient tous les groupes d'aliments, fournissant des protéines, des glucides complexes, des fibres, des produits laitiers et des fruits.**

3.  Ce menu est riche en protéines mais ne contient ni fibres ni fruits.

4.  Les raisins secs peuvent être riches en sucre, le lait sans lactose n'est pas nécessaire dans un régime diabétique ou amaigrissant, et les fruits entiers seraient meilleurs que le jus.

CLASSIFICATION
Compétence :
**Fondements de la pratique**
Taxonomie :
**Pensée critique**

---

59.    1.  À moins d'instructions contraires du médecin, il devrait maintenir sa posologie normale.

2.  **La surveillance de la glycémie indiquera à M. Hudson s'il doit ajuster son régime alimentaire. À moins d'instructions contraires d'un médecin, il devrait maintenir sa posologie normale.**

3.  Il n'est pas nécessaire de communiquer avec un médecin pour des maladies mineures à moins que la glycémie ne devienne instable.

4.  Identique à la réponse 2.

CLASSIFICATION
Compétence :
**Fondements de la pratique**
Taxonomie :
**Pensée critique**

**60.** 1. Une perte de poids de 5 kg est bonne et aidera à maîtriser le diabète, mais n'indique pas particulièrement à quel point la glycémie a été maintenue.
2. Une lecture de glycémie à jeun n'indiquera que l'état de la glycémie ce jour-là.

3. **Un test d'hémoglobine glycosylée (HbA$_{1c}$) fournit un indice précis à long terme de la glycémie moyenne du client. C'est une preuve objective et fiable de la maîtrise du glucose.**

4. Cette méthode d'évaluation est importante, mais pas la meilleure. M. Hudson peut se sentir bien, même si ses taux de glucose sanguin sont élevés. Il peut ne pas vouloir admettre à l'infirmière auxiliaire qu'il ne gère pas son diabète.

**CLASSIFICATION**
Compétence :
**Fondements de la pratique**
Taxonomie :
**Pensée critique**

## CAS 13

**61.** 1. Les personnes souffrant d'anorexie ont tendance à avoir une intolérance au froid plutôt que d'avoir chaud.

2. **Les femmes souffrant d'anorexie cessent souvent d'avoir des menstruations en raison de la perte de graisse corporelle.**

3. La peau des personnes souffrant d'anorexie a tendance à être sèche et non grasse.
4. Les personnes atteintes d'anorexie souffrent de constipation plutôt que de diarrhée.

**CLASSIFICATION**
Compétence :
**Fondements de la pratique**
Taxonomie :
**Application**

**62.** 1. Ce test est important, mais ne détecte qu'une seule chose.
2. Ce test est très important pour un client souffrant d'anorexie, mais un test pour les électrolytes doit comprendre la mesure du potassium.

3. **Un test d'électrolytes comprend le sodium, le potassium et le chlorure.**

4. Identique à la réponse 1.

**CLASSIFICATION**
Compétence :
**Fondements de la pratique**
Taxonomie :
**Pensée critique**

**63.** 1. Les jeunes femmes souffrant d'anorexie ont tendance à éviter l'intimité et ne sont généralement pas actives sur le plan sexuel.
2. Les clients souffrant d'anorexie ne reconnaissent que rarement être atteints d'une maladie.
3. Plutôt que de faire preuve d'agressivité, l'adolescent anorexique s'efforce souvent d'être « l'enfant modèle ».

4. **Les clients souffrant d'anorexie sont souvent des élèves très performants à l'école dans leur recherche de perfection et de maîtrise de soi.**

**CLASSIFICATION**
Compétence :
**Fondements de la pratique**
Taxonomie :
**Application**

**64.** 1. Le médecin devrait être avisé, mais il ne s'agit pas de la première mesure à prendre.
2. Le rythme apical doit être surveillé après l'administration de liquides jusqu'à ce qu'il augmente.

3. **Il s'agit d'un rythme apical très faible et cela est causé par un faible volume sanguin secondaire à la déshydratation. L'action initiale est d'augmenter le volume sanguin grâce à l'administration de liquides.**

4. Une collation n'augmentera pas le volume de sang et Tiffany peut ne pas vouloir manger.

**CLASSIFICATION**
Compétence :
**Fondements de la pratique**
Taxonomie :
**Pensée critique**

65. 1. **Cette affirmation est vraie des adolescents souffrant d'anorexie et Tiffany a des antécédents d'exercice excessif. Avec une augmentation forcée d'ingestion de nourriture, Tiffany craindra une augmentation de poids qu'elle pourrait tenter de contrer en faisant de l'exercice.**
    2. Les excès d'exercices peuvent être nocifs, mais l'exercice modéré ne sera pas de mal, d'autant plus que ses signes vitaux se sont stabilisés.
    3. L'exercice n'est pas une partie importante du plan thérapeutique pour un adolescent souffrant d'anorexie.
    4. L'exercice n'affectera pas la tolérance de Tiffany pour la nourriture.

CLASSIFICATION
Compétence :
**Fondements de la pratique**
Taxonomie :
**Pensée critique**

66. 1. Cette réponse est peut-être vraie, mais elle n'est pas susceptible de convaincre Tiffany d'assister aux séances.
    2. **Cette réponse se concentre sur les sentiments de Tiffany plutôt que sur la thérapie de groupe elle-même. Le groupe ne serait efficace que si Tiffany est capable de discuter ouvertement de ses sentiments.**
    3. Tiffany ne ressentira peut-être jamais le besoin de parler avec les autres adolescentes.
    4. Cette réponse offre une fausse assurance. La thérapie de groupe avec d'autres filles anorexiques peut aider Tiffany à développer de l'introspection, mais peut ne pas l'aider à faire face à la maladie.

CLASSIFICATION
Compétence :
**Pratique professionnelle**
Taxonomie :
**Application**

67. 1. La prise de poids rapide peut causer une surcharge cardiovasculaire et un sentiment accablant de perte de maîtrise de soi.
    2. **Le gain de poids progressif est sans danger du point de vue métabolique et préviendra les sentiments de perte de maîtrise de soi qui se produiraient avec un gain de poids trop rapide.**
    3. L'hydratation est importante, mais 3 L est un volume trop important. Tiffany n'accepterait probablement pas de boire autant de liquide.
    4. Ce gain de poids serait trop rapide, en particulier chez une personne qui dont le poids est inférieur à la normale.

CLASSIFICATION
Compétence :
**Fondements de la pratique**
Taxonomie :
**Application**

## CAS 14

68. 1. Ce type d'éruption cutanée est commun et habituellement bénin dans un nourrisson en bas âge.
    2. Ce comportement n'est pas nécessairement un signe de maladie à moins qu'on ne puisse éveiller le nourrisson.
    3. **Les grognements et l'augmentation du rythme respiratoire sont des comportements anormaux chez un nourrisson. Le grognement est un mécanisme compensatoire par lequel un nourrisson tente de garder l'air dans ses alvéoles afin d'augmenter l'oxygénation artérielle. L'augmentation du rythme respiratoire augmente l'échange d'oxygène et de dioxyde de carbone.**
    4. Ce comportement est un signe normal de l'augmentation des besoins en liquide qui accompagne la croissance.

CLASSIFICATION
Compétence :
**Fondements de la pratique**
Taxonomie :
**Application**

69.  1. On ne recommande pas de prendre la température orale chez les enfants de moins de 3 ans.
     2. Cette voie n'est utilisée que lorsqu'aucune autre voie n'est possible en raison du risque de perforation rectale et parce qu'elle est invasive.
     3. **Ce n'est pas invasif, et bien qu'elle ne fournisse pas la température centrale, elle est relativement précise.**
     4. Les températures tympaniques ne sont pas précises chez les nourrissons.

CLASSIFICATION
Compétence :
**Fondements de la pratique**
Taxonomie :
**Application**

70.  1. Les liquides aideront à diminuer la température, mais il ne s'agit pas de l'intervention la plus importante.
     2. **Une température de 38,9 °C chez un nourrisson est anormale et indique une infection, qui pourrait passer rapidement à un stade potentiellement mortel. L'option la plus sûre est de consulter un médecin.**
     3. Une température de 38,9 °C est préoccupante, et le parent ne devrait pas attendre des jours pour obtenir l'avis d'un médecin. L'infirmière auxiliaire n'a donné aucune directive au parent quant aux mesures à prendre si la température augmente.
     4. L'administration de Tempra diminuera la température, mais il est plus important d'identifier et de traiter la cause de l'élévation de la température.

CLASSIFICATION
Compétence :
**Fondements de la pratique**
Taxonomie :
**Pensée critique**

71.  1. **Cette affirmation est vraie. Les infirmières ne doivent pas partager ou révéler leur mot de passe.**
     2. Les clients sont autorisés à consulter leurs dossiers médicaux conformément à la politique de l'agence, tout comme cela se produirait avec la documentation papier et crayon.
     3. Si la personne qui accède au dossier médical fait partie du cercle de soins, l'autorisation du client n'est pas requise.
     4. Aucune recherche ne prouve cette affirmation.

CLASSIFICATION
Compétence :
**Pratique conforme aux lois**
Taxonomie :
**Application**

## CAS 15

72.  1. Le système de soins de santé du Canada donne accès aux soins de santé pour tous.
     2. Cette affirmation est vraie, mais n'est pas le facteur le plus important.
     3. **Ces clients pourraient avoir à choisir entre la nourriture, le loyer et le transport, car ils n'ont peut-être pas assez d'argent pour tout.**
     4. Il n'y a aucune raison de supposer que ces clients ne se conformeraient pas à moins que le traitement n'implique des difficultés financières supplémentaires.

CLASSIFICATION
Compétence :
**Pratique professionnelle**
Taxonomie :
**Pensée critique**

73.  1. Le fait de vivre dans une maison à charpente de bois n'est pas nécessairement préoccupant.
     2. **Les carpettes sont dangereuses, en particulier sur les sols nus. Les personnes âgées sont les plus à risque de chutes.**
     3. Les fours à micro-ondes sont généralement plus sûrs pour les personnes âgées que les cuisinières à gaz ou électriques.
     4. Les plinthes chauffantes électriques ne sont généralement pas assez chaudes pour brûler la peau, et ce ne serait pas le risque le plus fréquent.

CLASSIFICATION
Compétence :
**Fondements de la pratique**
Taxonomie :
**Pensée critique**

**74.**   1. **Les fibres fournissent du volume aux selles et les déplacent dans l'intestin. Le son et les fruits sont de bonnes sources de fibres.**

2. La cellulose aide à soulager la constipation, mais les personnes âgées peuvent avoir de la difficulté à manger un épi de maïs. Le riz n'est pas une bonne source de cellulose.

3. Les bananes et le lait ne sont pas des laxatifs naturels.

4. L'échinacée et la grande camomille sont des remèdes à base de plantes non indiqués pour le traitement de la constipation.

**CLASSIFICATION**
Compétence :
**Fondements de la pratique**
Taxonomie :
**Application**

---

**75.**   1. **Rester à l'intérieur protège M. Scanlon contre l'inhalation de polluants et est l'option la plus sûre et la plus facile.**

2. Si les activités ordinaires comprennent des activités de plein air, le client sera à risque d'inhaler des polluants atmosphériques.

3. À l'heure actuelle, M. Scanlon n'a aucun besoin de consulter un inhalothérapeute.

4. Cette suggestion est une décision médicale et n'est pas nécessairement appropriée.

**CLASSIFICATION**
Compétence :
**Fondements de la pratique**
Taxonomie :
**Application**

---

## CAS 16

**76.**   1. Il se peut que l'infirmière auxiliaire ne sache pas ce qu'impliquerait un tel traitement. De plus, la cliente n'a pas déclaré qu'elle souhaitait être traitée selon certaines pratiques religieuses.

2. **Cette méthode se base sur les soins axés sur le client.**

3. Le client est la personne qui fournit des renseignements sur ses propres soins. La famille n'est consultée que si Mme Merkel n'est pas en mesure de communiquer ses volontés.

4. Les clients doivent être soignés en tant qu'individus.

**CLASSIFICATION**
Compétence :
**Pratique éthique**
Taxonomie :
**Application**

---

**77.**   1. **Cette mesure fournit des soins axés sur le client et son environnement culturel.**

2. Mme Merkel a déjà indiqué ses raisons.

3. Cette situation ne concerne pas les droits de l'infirmier, mais bien ceux de la cliente.

4. Cette réponse n'est pas respectueuse de l'environnement culturel de la cliente, ni axée sur lui. L'infirmier, en tant que défenseur de la clientèle, doit parler de la réaffectation avec l'infirmière responsable.

**CLASSIFICATION**
Compétence :
**Pratique professionnelle**
Taxonomie :
**Application**

---

**78.**   1. L'infirmière auxiliaire doit d'abord déterminer avec la famille quelles pratiques culturelles doivent être suivies. La visualisation du corps peut ne pas être souhaitée ou culturellement appropriée.

2. Le don d'organes aurait probablement été discuté avant le décès de Mme Merkel. Comme elle est déjà décédée, on ne pourra pas prélever ses organes.

3. **Cette réponse est la plus inclusive.**

4. Rien n'indique que cette ligne de conduite soit nécessaire. Si c'est le cas, elle serait incluse dans les informations reçues sur des rites de décès spécifiés à la réponse 3.

**CLASSIFICATION**
Compétence :
**Pratique professionnelle**
Taxonomie :
**Pensée critique**

## CAS 17

79. 1. La monilia, et non l'herpès, provoque le muguet.

    2. **Le nourrisson peut contracter l'herpès lors de l'accouchement vaginal, ce qui l'expose à un risque d'herpès systémique qui est associé à une mortalité très élevée.**

    3. La chlamydia et la gonorrhée, et non l'herpès, sont les causes les plus communes d'ophtalmie du nouveau-né.
    4. Des complications neurologiques peuvent résulter de l'infection systémique du nouveau-né par l'herpès, mais il s'agit d'un stade avancé de la maladie.

    CLASSIFICATION
    Compétence :
    **Fondements de la pratique**
    Taxonomie :
    **Connaissances et compréhension**

80. 1. **Il s'agit d'un taux de saturation en oxygène normal pour un nouveau-né. Aucune mesure n'est donc requise. S'il y avait des signes de détresse respiratoire, l'infirmière auxiliaire devrait surveiller les taux.**

    2. Cette action n'est pas nécessaire.
    3. Cette action n'est ni nécessaire ni souhaitable.
    4. Cette action ne modifiera en rien les taux d'oxygène sanguins.

    CLASSIFICATION
    Compétence :
    **Fondements de la pratique**
    Taxonomie :
    **Pensée critique**

81. 1. L'altération des comportements réflexes et la présence de cris stridents indiquent des dommages au système nerveux central.

    2. **L'asymétrie de la surface fessière dorsale des cuisses et des plis inguinaux indique une luxation congénitale de la hanche. Les plis du côté touché semblent plus élevés que ceux du côté non affecté.**

    3. Une hernie inguinale est mise en évidence par la saillie de l'intestin dans le sac inguinal.
    4. Les lésions du système nerveux périphérique se manifesteraient par la mollesse ou la flaccidité des extrémités.

    CLASSIFICATION
    Compétence :
    **Fondements de la pratique**
    Taxonomie :
    **Connaissances et compréhension**

82. 1. Il est trop tôt pour observer des signes d'infection.

    2. **Le site chirurgical est un secteur extrêmement vasculaire, et on doit observer le nourrisson étroitement pour détecter un saignement.**

    3. Le nourrisson est susceptible de pleurer pendant l'intervention, mais avec un analgésique et du réconfort, on devrait pouvoir gérer sa douleur. La présence de cris aigus et perçants est indicative d'un trouble du système nerveux central.
    4. La production d'urine est évaluée mais il ne s'agit pas de l'action de l'infirmière la plus essentielle dans la période postopératoire initiale.

    CLASSIFICATION
    Compétence :
    **Fondements de la pratique**
    Taxonomie :
    **Pensée critique**

## CAS 18

83. 1. Les cellules cardiaques sont endommagées lorsqu'un client subit un infarctus du myocarde.
    2. La douleur de l'angine de poitrine peut être aussi intense que la douleur d'un infarctus du myocarde.
    3. L'administration de nitroglycérine par voie sublinguale soulage généralement la douleur dans les 5 minutes.

4.  Le repos et l'administration de nitroglycérine soulagent la douleur de l'angine de poitrine. Le symptôme typique d'un infarctus du myocarde est la présence de douleur persistante en dépit du repos et de l'administration de nitroglycérine.

CLASSIFICATION
Compétence :
**Fondements de la pratique**
Taxonomie :
**Application**

---

84.
1. Le cholestérol est produit par l'organisme. Il est principalement synthétisé par le foie.
2. Les aliments d'origine animale sont les seules sources de cholestérol alimentaire.
3. Le cholestérol fait partie intégrante de presque toutes les cellules du corps.
4. **Le cholestérol est un stérol présent dans les tissus qui circule dans le sang. Sa concentration peut augmenter en partie avec des régimes à forte teneur en graisses saturées.**

CLASSIFICATION
Compétence :
**Fondements de la pratique**
Taxonomie :
**Application**

---

85.
1. **Le timbre transdermique doit être retiré pendant 10 à 12 heures chaque jour afin d'éviter une accumulation de tolérance au médicament.**
2. Le client peut subir de nombreux effets indésirables.
3. Les timbres transdermiques ne doivent jamais être coupés.
4. Aucune de ces options n'est une méthode d'élimination sécuritaire pour les médicaments. La meilleure option est l'élimination dans un contenant pour matériel à biorisques, s'il est disponible.

CLASSIFICATION
Compétence :
**Changements dans la santé**
Taxonomie :
**Application**

---

## CAS 19

86.
1. Cette réponse ne tient pas compte des sentiments de M. Bangay.
2. Cette réponse est une question fermée à laquelle on peut répondre par « oui » ou « non ».
3. Identique à la réponse 1.
4. **Cette réponse est une question ouverte qui permettra à M. Bangay de discuter de ses sentiments.**

CLASSIFICATION
Compétence :
**Pratique professionnelle**
Taxonomie :
**Application**

---

87.
1. Cette réponse n'est pas appropriée. M. Bangay est affligé par l'absence de sa femme, il ne recherche pas d'autre compagnie féminine.
2. Cette réponse présente une option possible pour M. Bangay, mais ne répond pas à sa déclaration.
3. **Cette réponse réaffirme le chagrin de M. Bangay et lui permet de parler de sa femme et de ses sentiments.**
4. Cette réponse ne tient pas compte des sentiments de M. Bangay.

CLASSIFICATION
Compétence :
**Pratique professionnelle**
Taxonomie :
**Application**

---

88.
1. Cette action est conforme aux règles, mais ne met pas le jugement de l'infirmière à contribution.
2. **La température de M. Bangay est supérieure à la normale, d'autant plus qu'il s'agit d'une personne âgée. C'est une décision de l'infirmière appropriée de mesurer sa température plus fréquemment.**
3. La prise des signes vitaux ne nécessite pas d'ordonnance du médecin. Elle fait partie de la pratique infirmière.
4. Cette action n'est pas nécessaire, et chez un adulte, la voie axillaire n'est pas aussi fiable qu'une température orale.

CLASSIFICATION
Compétence :
**Pratique professionnelle**
Taxonomie :
**Pensée critique**

89. 1. Cette action n'est pas une résolution spécifique.
2. Il est probable qu'il sera plus efficace de collaborer plutôt que de rendre l'action obligatoire.
3. Cette action peut devoir se produire si l'on ne peut résoudre le problème.

    4. **La collaboration est la méthode la plus efficace pour la résolution des conflits.**

CLASSIFICATION
Compétence :
**Pratique collaborative**
Taxonomie :
**Pensée critique**

## CAS 20

90. 1. Cette documentation ne décrit pas le comportement d'Olivia.

    2. **Les descriptions doivent être simples, objectives et faciles à interpréter. Cette documentation décrit le comportement d'Olivia avec précision.**

    3. Le terme « bien » n'est pas une description exacte du comportement.
    4. Ceci documente les maux de tête d'Olivia, et non son comportement.

CLASSIFICATION
Compétence :
**Pratique conforme aux lois**
Taxonomie :
**Application**

91. 1. Cette réponse décrit l'électroencéphalographie.
2. Cette réponse décrit l'échoencéphalographie.
3. Cette réponse correspond en partie à une description d'une tomographie par émission de positons, mais le colorant n'est pas injecté à l'intérieur du cerveau pour l'un ou l'autre test.

    4. **Cette réponse est la définition d'une tomodensitométrie (TDM).**

CLASSIFICATION
Compétence :
**Fondements de la pratique**
Taxonomie :
**Connaissances et compréhension**

92. 1. Cette réponse pourrait ne pas être vraie.
2. Cette réponse ne répond pas à la question d'Olivia.

    3. **Après la chirurgie, les maux de tête peuvent être accentués plutôt qu'atténués. Il est préférable d'être honnête et de ne pas créer de faux espoirs.**

    4. Identique à la réponse 2.

CLASSIFICATION
Compétence :
**Fondements de la pratique**
Taxonomie :
**Application**

93. 1. **L'infirmière auxiliaire devrait consulter le chirurgien pour connaître le positionnement approprié puisqu'il ne doit pas y avoir de pression sur le site opératoire.**

    2. Cette position est fréquente après une neurochirurgie mais elle dépend du site de l'opération.
    3. La position de Trendelenburg peut être contre-indiquée, car elle peut provoquer une augmentation de la pression après certains types de chirurgie.
    4. Cette position est incorrecte, car elle peut augmenter la pression sur le site opératoire.

CLASSIFICATION
Compétence :
**Fondements de la pratique**
Taxonomie :
**Pensée critique**

94. 1. Si le drainage était sanguin, cette mesure serait appropriée.

    2. **Le drainage incolore est un signe de fuite de liquide céphalo-rachidien du site d'incision et nécessite une consultation médicale.**

    3. Le drainage doit être documenté, mais il ne s'agit pas de l'action initiale.
    4. Les pansements doivent être renforcés, et non changés.

CLASSIFICATION
Compétence :
**Pratique collaborative**
Taxonomie :
**Pensée critique**

**95.**    1.  Les infirmières sont autorisées à prononcer le décès d'une personne.

2.  Il existe une obligation légale pour les médecins de certifier le décès. Certifier le décès signifie déterminer la cause du décès.
3.  Il n'est pas nécessaire d'appeler un médecin pour prononcer le décès.
4.  Le corps ne doit pas être enlevé du lieu du décès et amené à la morgue tant que le décès n'a pas été prononcé et certifié.

CLASSIFICATION
Compétence :
**Pratique professionnelle**
Taxonomie :
**Connaissances et compréhension**

## CAS 21

**96.**    1.  L'aide au bain peut être importante pour le client, mais peut prendre du temps et n'est pas l'action prioritaire.

2.  Cette action peut être accomplie assez rapidement. Le retard du dénombrement empêche l'infirmière de jour de quitter l'unité.

3.  Le fait d'aider le médecin à réinsérer la sonde de gastrostomie peut prendre beaucoup de temps. Il n'est pas professionnel de demander à l'infirmière auxiliaire de jour d'attendre que cela soit fait. La réinsertion d'une sonde de gastrostomie n'est pas une urgence.
4.  Ce client doit être évalué, mais rien n'indique que ce soit urgent. L'évaluation prendra plus de temps que le dénombrement des narcotiques.

CLASSIFICATION
Compétence :
**Pratique professionnelle**
Taxonomie :
**Pensée critique**

**97.**    1.  Cette réponse n'est pas logique. Le personnel de l'unité a convoqué la famille parce que Mme David est sur le point de mourir.
2.  Cette réponse détourne la question. Il n'est pas nécessaire de soumettre cette question à un médecin, car l'infirmière auxiliaire a les connaissances nécessaires pour y répondre.
3.  La famille n'a pas exprimé le besoin de l'aumônier. Cette réponse ne répond pas à la question.

4.  Cette réponse fournit une réponse franche à la question du fils.

CLASSIFICATION
Compétence :
**Pratique professionnelle**
Taxonomie :
**Pensée critique**

**98.**    1.  L'élévation des extrémités doit être évitée, car elle augmente le retour veineux et ainsi la charge de travail du cœur.
2.  La toux excessive et la production de mucus est caractéristique de l'œdème pulmonaire et il n'est pas nécessaire de la stimuler.

3.  La position orthopnéïque permet une expansion pulmonaire maximale, car la gravité réduit la pression des viscères abdominaux sur le diaphragme et les poumons.

4.  Le positionnement pour le drainage postural ne soulage pas la dyspnée aiguë. De plus, il augmente le retour veineux au cœur.

CLASSIFICATION
Compétence :
**Fondements de la pratique**
Taxonomie :
**Application**

## CAS 22

**99.**    1.  Cette action est une méthode d'évaluation appropriée, mais elle n'est pas aussi précise que la mesure exacte.
2.  Bien qu'il soit important d'évaluer l'équilibre liquidien en pesant un client, cette mesure ne détermine pas le degré d'œdème dans un membre précis.

3. L'œdème de M. Camponi est susceptible d'être plus important dans ses chevilles. La mesure d'une surface fournit une évaluation objective et n'est pas sujette à une interprétation individuelle.

4. Bien que la surveillance des ingestas et excrétas aide à évaluer l'équilibre liquidien, elle ne détermine pas le degré d'œdème dans un membre précis.

CLASSIFICATION
Compétence :
**Fondements de la pratique**
Taxonomie :
**Pensée critique**

---

100.  1. On doit faire preuve de prudence lorsqu'on prend cette mesure et celle-ci devrait être prescrite par un médecin.

2. L'élévation d'une extrémité favorise le drainage veineux et lymphatique par gravité.

3. Cette action doit être prescrite par un médecin.
4. Cette action aura peu d'effet sur l'œdème.

CLASSIFICATION
Compétence :
**Fondements de la pratique**
Taxonomie :
**Pensée critique**

---

# RÉPONSES ET JUSTIFICATIONS POUR LES QUESTIONS INDÉPENDANTES

101.  1. Écrire sur les clients, les soins aux clients et l'organisation serait contraire aux principes éthiques et juridiques. Même si les clients n'ont pas été identifiés par leur nom, d'autres caractéristiques d'identification et la connaissance de l'endroit où l'infirmière auxiliaire travaille peuvent constituer un manquement à la confidentialité en vertu de la *Loi sur la protection des renseignements personnels sur la santé* (LPRPS).

CLASSIFICATION
Compétence :
**Pratique éthique**
Taxonomie :
**Application**

2. En vertu de la LPRPS, aucune raison n'empêche les infirmières auxiliaires de participer aux sites de réseautage social tant qu'elles ne violent pas la confidentialité et la vie privée des clients et de l'organisation pour laquelle elles travaillent.
3. Les sites de réseautage social n'ont pas de fondement professionnel et peuvent donc ne pas être des sites optimaux pour le perfectionnement professionnel.
4. Voir la réponse 1. Il y a un grand risque de violation de la confidentialité en raison de la nature informelle et non structurée des sites de réseautage social. L'utilisation abusive de la technologie peut mener à une violation possible de renseignements personnels. Voir la LPRPS.

---

102.  1. Une famille ne devrait pas activer le dispositif d'analgésie contrôlée par le patient (ACP) pour un adolescent à moins que le médecin ne lui ait prescrit de le faire. Christopher est assez vieux pour contrôler l'ACP lui-même.
2. L'ACP fournit des niveaux constants de médicaments.
3. L'infirmière auxiliaire n'a pas besoin d'être avisée chaque fois que Christopher veut appuyer sur le bouton pour soulager sa douleur.

CLASSIFICATION
Compétence :
**Fondements de la pratique**
Taxonomie :
**Application**

4. L'un des avantages documentés des ACP est le sentiment de contrôle qu'il confère au client, en particulier aux adolescents.

---

103.  1. La question légale n'est pas la question professionnelle. Si elle n'est pas en mesure de communiquer efficacement en anglais, elle est incapable de fournir des soins sécuritaires à la clientèle.

2. La responsabilité professionnelle comprend la capacité de communiquer efficacement avec les clients. Jusqu'à ce que Mme Levis soit capable de communiquer efficacement en anglais, les soins aux clients seraient compromis.

3. Cette mesure pourrait être une exigence d'une agence, mais n'est pas une exigence d'enregistrement. La question professionnelle et éthique est de savoir si elle est capable de communiquer assez efficacement pour fournir des soins sécuritaires aux clients, et non si elle a réussi un cours.

4. Cette action n'est pas professionnelle, sécuritaire ou pratique.

**CLASSIFICATION**
Compétence :
**Pratique conforme aux lois**
Taxonomie :
**Pensée critique**

---

104.  1. Les clients atteints de démence avancée ne pourraient pas utiliser cette échelle de douleur.

2. Cette méthode d'administration d'un analgésique est inappropriée pour une cliente atteinte de démence, car elle ne sera probablement pas en mesure de comprendre comment utiliser l'ACP.

3. Cette mesure ne permet pas d'administrer des soins individualisés.

4. Le comportement non verbal du client tel que l'agitation, les grimaces et les pleurs peut fournir des indices quant à l'efficacité de l'analgésique.

**CLASSIFICATION**
Compétence :
**Fondements de la pratique**
Taxonomie :
**Application**

---

105.  1. Cette position n'aiderait pas à empêcher un œdème cérébral potentiel ou une augmentation de la pression intracrânienne.

2. Il est important de garder la tête en position médiane et d'empêcher la flexion du cou.

3. Cette position faciliterait le drainage de la tête et aiderait ainsi à empêcher une augmentation de la pression intracrânienne.

4. L'abaissement de la tête du lit peut augmenter la pression intracrânienne.

**CLASSIFICATION**
Compétence :
**Pratique professionnelle**
Taxonomie :
**Pensée critique**

---

106.  1. Mme William a le droit de prendre des décisions concernant sa maladie et sa vie. Les infirmières peuvent ne pas être d'accord avec ces décisions, mais elles doivent, sans jugement, appuyer le droit de la cliente à prendre ses propres décisions éclairées.

2. Rien n'indique que Mme William est inapte mentalement.

3. Mme William est libre de choisir son mode de vie. Le recours à un médiateur n'est pas indiqué puisqu'il n'y a pas de compromis à atteindre entre Mme William et le personnel.

4. Cette action est l'abandon du client.

**CLASSIFICATION**
Compétence :
**Pratique éthique**
Taxonomie :
**Application**

---

107.  1. Cette action aidera à liquéfier les sécrétions, mais il s'agit d'une action continue qui n'est pas la plus importante.

2. L'hyperoxygénation garantira que son taux d'oxygène ne baisse pas pendant l'aspiration. Cette action est la plus importante.

3. Des soins buccaux doivent être fournis, mais ils ne sont pas essentiels avant l'aspiration.

4. Les attaches ne sont pas affectées par l'aspiration.

**CLASSIFICATION**
Compétence :
**Fondements de la pratique**
Taxonomie :
**Pensée critique**

108. 1. Sur le plan éthique, une infirmière auxiliaire n'est pas autorisée à refuser de s'occuper de certains clients. Cependant, elle peut demander qu'on modifie son affectation. Elle restera assignée à cette cliente jusqu'à ce qu'on trouve une remplaçante appropriée.

    2. Cette pratique n'est pas éthique et pourrait être considérée comme un abandon de clients.

    3. Cette action n'est pas éthique et n'est probablement pas pratique puisqu'on avait besoin d'elle à l'unité de soins palliatifs.

    4. Cette action n'est ni éthique ni professionnelle. L'infirmière auxiliaire doit s'assurer qu'elle ne conseille ni ne persuade la cliente de quelque façon que ce soit lors de sa prise de décision.

**CLASSIFICATION**

Compétence :
**Pratique éthique**

Taxonomie :
**Application**

---

109. 1. Cette cliente ne correspond pas aux critères. Le client doit être apte mentalement et capable de prendre des décisions au moment de la demande.

    2. Ce client ne correspond pas aux critères. La personne doit être âgée d'au moins 18 ans et être capable de prendre des décisions en matière de soins de santé.

    3. Ce client ne correspond pas aux critères. La mort naturelle est prévisible dans une période de temps qui n'est pas trop lointaine. Le client est apte mentalement et capable de prendre la décision au moment de sa demande et souffre d'une maladie grave et incurable.

    4. Cette cliente ne correspond pas aux critères pour le moment. Une évaluation psychosociale complète serait nécessaire pour exposer tout problème caché ou conflit susceptible d'influencer sa prise de décision rationnelle, une condition préalable au consentement éclairé pour toute procédure. Sa maladie peut être traitée avec une thérapie et des médicaments. D'autres évaluations seraient nécessaires.

**CLASSIFICATION**

Compétence :
**Fondements de la pratique**

Taxonomie :
**Connaissances et compréhension**

---

110. 1. Parmi les attributions du pharmacien, on retrouve la connaissance approfondie des médicaments et l'enseignement associé aux médicaments des clients.

    2. Cette mesure peut être appropriée. Cependant, le pharmacien possède probablement une connaissance plus approfondie des médicaments et peut également être plus disponible pour le client.

    3. Bien que les infirmières connaissent les médicaments, le pharmacien est la ressource la plus appropriée puisque ses connaissances sont plus complètes.

    4. Cette action n'est pas la meilleure méthode pour informer le client à moins qu'aucune autre ressource ne soit disponible.

**CLASSIFICATION**

Compétence :
**Pratique professionnelle**

Taxonomie :
**Pensée critique**

---

111. 1. Cette action est basée sur une supposition. L'infirmière auxiliaire ne sait pas que la poursuite de l'enseignement améliorera la compréhension.

    2. Cette approche est conforme aux principes de l'enseignement et de l'apprentissage. L'infirmière auxiliaire sera plus à même d'observer et d'évaluer la compréhension de la compétence de la cliente grâce à la démonstration visuelle et aux jeux de rôle.

    3. L'infirmière auxiliaire ignore la nature de l'incompréhension de la cliente sur le sujet. Le fait de changer de sujet ne résout pas le problème et peut amener la cliente à penser que les exercices respiratoires ne sont pas importants.

    4. Cette approche n'améliorera pas la compréhension des informations. L'infirmière auxiliaire doit déterminer les besoins d'apprentissage tels que perçus par la cliente.

**CLASSIFICATION**

Compétence :
**Pratique professionnelle**

Taxonomie :
**Application**

**112.**

1. Cette action est une forme de contrainte. Les soins de santé au Canada suivent une philosophie de « moindres contraintes ». Les besoins des clients quant à l'utilisation de ridelles doivent être évalués individuellement et fréquemment.

2. La cliente pourrait devenir plus confuse, un état qui serait considéré une forme de contrainte chimique.

3. Ce serait le meilleur choix pour la sécurité de la cliente. Le lit étant à la position la plus basse, il est probable qu'une chute ne causerait pas de blessures à la cliente. Si l'infirmière auxiliaire observe la cliente fréquemment, elle peut être en mesure d'évaluer l'état d'éveil et la confusion.

4. Cette action limite les mouvements de la cliente et constitue une contrainte.

CLASSIFICATION

Compétence :
**Pratique éthique**

Taxonomie :
**Application**

---

**113.**

1. Les fluctuations de l'humeur sont fréquentes aux premiers stades de la maladie de Parkinson, car le client doit composer avec le stress émotionnel du diagnostic.

2. Cette manifestation précoce est appelée un « tremblement de repos ». Il est évident lorsque le membre est au repos.

3. Cette manifestation se produit beaucoup plus tard dans le processus de la maladie.

4. Il n'y a pas de raison pour que le client constate une augmentation de son appétit.

CLASSIFICATION

Compétence :
**Fondements de la pratique**

Taxonomie :
**Connaissances et compréhension**

---

**114.**

1. Le principal problème de santé pour l'infirmière auxiliaire et M. Mason est l'évaluation de l'importance de la dépendance chimique.

2. Cette question porte sur une question juridique et pourrait rompre le lien de confiance entre M. Mason et l'infirmière auxiliaire.

3. M. Mason est probablement au courant des problèmes juridiques et de santé associés à sa consommation de substances. Cette question ne répond à aucun objectif.

4. Cette question pourra être explorée à une date ultérieure. L'évaluation initiale vise à déterminer l'importance de la dépendance.

CLASSIFICATION

Compétence :
**Pratique professionnelle**

Taxonomie :
**Pensée critique**

---

**115.**

1. Le ralentissement du taux diminue la pression mais ne l'élimine pas.

2. Les crampes ne justifient pas l'interruption complète du lavement. Le resserrement temporaire du tube soulage généralement les crampes et la procédure peut être poursuivie.

3. L'administration de liquide supplémentaire lorsqu'un client se plaint de crampes abdominales augmente l'inconfort en raison de la pression supplémentaire. En resserrant le tube pendant quelques minutes, l'infirmière auxiliaire permet généralement aux crampes de s'atténuer. On peut ensuite poursuivre le lavement.

4. Cette action réduira l'écoulement de la solution, réduisant ainsi la pression, mais peut ne pas réduire les crampes.

CLASSIFICATION

Compétence :
**Fondements de la pratique**

Taxonomie :
**Pensée critique**

---

**116.**

1. L'infirmière auxiliaire doit disposer d'autres informations sur l'évaluation avant d'agir. D'autres données sont nécessaires. Elle doit savoir s'il s'agit d'une nouveau signe ou si M. Nascad a déjà présenté des tremblements.

2. Le médecin peut devoir être avisé, mais il ne s'agit pas de la première étape.

CLASSIFICATION

Compétence :
**Fondements de la pratique**

Taxonomie :
**Application**

3. Cette affirmation est vraie, et la constatation devrait être documentée, mais l'infirmière auxiliaire a besoin de plus de données avant de prendre pour acquis que le tremblement est bénin.

4. Cet énoncé n'est pas nécessairement vrai. La cause du tremblement doit être étudiée.

---

117.  1. Ce calcul est inexact.

2. Pour répondre correctement à cette question, vous devez connaître la règle de Nägele, qui consiste à soustraire 3 mois et à ajouter 7 jours au premier jour des dernières menstruations. L'information sur le saignement est un leurre, mais l'ensemble de l'information indique clairement que le 11 juin était la date des dernières menstruations normales. Avec ce calcul, la bonne réponse est le 18 mars.

3. Identique à la réponse 1.
4. Identique à la réponse 1.

CLASSIFICATION
Compétence :
**Fondements de la pratique**
Taxonomie :
**Application**

---

118.  1. Cela peut accentuer ses symptômes.
2. Identique à la réponse 1.
3. Identique à la réponse 1.

4. Le fait de vider le sein affecté (par le nourrisson) aidera à prévenir l'aggravation de la mammite.

CLASSIFICATION
Compétence :
**Fondements de la pratique**
Taxonomie :
**Pensée critique**

---

119.  1. La première action de l'infirmière auxiliaire doit être de mettre fin à l'abus. Ceci est réalisé en intervenant dans la situation.

2. Cette action sera faite, mais il ne s'agit pas de la première mesure à prendre.
3. Cette action est possible, mais il ne s'agit pas de la première mesure à prendre.
4. Identique à la réponse 2.

CLASSIFICATION
Compétence :
**Pratique éthique**
Taxonomie :
**Pensée critique**

---

120.  1. Cette affirmation est inexacte.

2. L'insuline facilite le transport du glucose à travers la membrane cellulaire.

3. Identique à la réponse 1.
4. Identique à la réponse 1.

CLASSIFICATION
Compétence :
**Fondements de la pratique**
Taxonomie :
**Connaissances et compréhension**

---

121.  1. Cette mesure est appropriée, mais il est probable que les adolescents soient déjà conscients des dangers pour la santé des collations et fassent malgré tout de mauvais choix.

2. Cette action est possible. Cependant, l'administration de l'école peut être réticente à adopter cette mesure majeure, d'autant plus que les écoles reçoivent parfois de l'argent des entreprises de collations.

3. C'est une bonne idée de tenir une réunion parents-enseignants, mais beaucoup d'adolescents ne peuvent peut-être pas apporter leur dîner et même le fait d'en apporter un peut ne pas les empêcher d'acheter également des collations et des boissons à l'école.

4. Cette action est susceptible de représenter l'option la plus efficace. Si les collations riches en sucre et les boissons gazeuses ne sont pas dans les machines, les élèves ne pourront pas les acheter.

CLASSIFICATION
Compétence :
**Pratique professionnelle**
Taxonomie :
**Pensée critique**

Réponses pour l'examen 1

122.  1. La femme est malentendante et ne serait donc pas en mesure d'entendre ce que dit l'infirmière auxiliaire.

2. **Pourvu que les informations écrites sur le papier ait été détruites à la fin du quart de travail, il s'agit du mécanisme le plus logique pour assurer la confidentialité, bien que ce ne soit pas la solution idéale.**

3. Cette pratique n'est pas éthique.

4. Il est peu probable que le langage corporel puisse transmettre des informations pertinentes sur les soins.

CLASSIFICATION

Compétence :
**Pratique professionnelle**

Taxonomie :
**Application**

---

123.  1. Dire que la mère n'a pas besoin que ses enfants restent avec elle n'est pas faire preuve de compassion. L'infirmière auxiliaire ignore si le client ira bien.

2. Bien que l'infirmière auxiliaire ait le pouvoir d'imposer une limite d'un seul visiteur, les membres de la famille peuvent considérer que cette mesure est strictement administrative et ne se soucie pas des soins apportés à leur mère.

3. Identique à la réponse 2.

4. **Cette solution offre aux membres de la famille la possibilité d'être près de leur mère à un moment donné pendant la nuit et permet à l'infirmière auxiliaire de minimiser le bruit et les perturbations pour les autres clients.**

CLASSIFICATION

Compétence :
**Pratique professionnelle**

Taxonomie :
**Application**

---

124.  1. **Un client qui a contracté une infection transmissible sexuellement (ITS) en présentera souvent d'autres. Certaines sont asymptomatiques. Selon les symptômes signalés, le dépistage serait conseillé pour la gonorrhée, la chlamydia, le VIH et la syphilis. Si d'autres ITS sont diagnostiquées, elles nécessiteront un traitement.**

2. Le soutien implique que les activités sexuelles de la cliente constituent un problème, et cela n'est pas établi. La transmission de l'herpès génital et d'autres ITS doit être discutée, mais il ne s'agit pas de la priorité.

3. Cela doit être discuté, ainsi que l'impossibilité de guérir de l'herpès, mais il ne s'agit pas de la priorité.

4. Bien que ce mode de transmission ne soit pas nécessairement fréquent, il est possible de transmettre l'herpès de la région génitale d'un partenaire pendant l'activité sexuelle orale. Il est peu probable qu'un examen soit justifié : Mme Morrissey saurait si elle présentait un herpès buccal (boutons de fièvre), qui apparaîtraient sur ses lèvres et non dans sa bouche.

CLASSIFICATION

Compétence :
**Fondements de la pratique**

Taxonomie :
**Pensée critique**

---

125.  1. **Pour permettre une visualisation adéquate de la muqueuse pendant la sigmoïdoscopie, les intestins doivent être nettoyés par un lavement non irritant avant l'examen.**

2. Les selles seront éliminées du côlon par un lavement avant l'examen. La collecte d'un échantillon de selles est inutile.

3. Puisque seulement la portion inférieure des intestins est visualisée, il est inutile et exténuant d'imposer ces restrictions au client. Un régime alimentaire ne comportant que des liquides clairs et un laxatif peuvent être administrés la veille pour limiter les résidus fécaux.

4. Le client n'a pas à boire une telle substance pour se préparer à une sigmoïdoscopie.

CLASSIFICATION

Compétence :
**Fondements de la pratique**

Taxonomie :
**Connaissances et compréhension**

---

126.  1. C'est les pansements compressifs qui servent à mouler et façonner le membre pour une éventuelle prothèse, et non la position sur un oreiller.

2. Cela ne réduira pas l'intensité de la douleur du membre fantôme.

3. Le fait de garder la hanche fléchie provoquera des contractions de flexion. Le client ne doit pas élever le membre résiduel sur un oreiller en période postopératoire.

4. Cela ne provoquera pas une infection incisionnelle.

CLASSIFICATION
Compétence :
**Fondements de la pratique**
Taxonomie :
**Connaissances et compréhension**

127. 1. Le placenta est perméable à certaines substances dont possiblement la nicotine.
2. Aucune preuve n'indique que le fœtus devient dépendant à la nicotine.

3. Le tabagisme important ou l'exposition continue à un environnement rempli de fumée cause la vasoconstriction maternelle et fœtale, provoquant le retard de croissance fœtal et une augmentation de la mortalité fœtale et infantile.

4. La circulation fœtale est distincte de la circulation maternelle. Cependant, la nicotine peut traverser la barrière placentaire.

CLASSIFICATION
Compétence :
**Fondements de la pratique**
Taxonomie :
**Connaissances et compréhension**

128. 1. Il est important de connaître l'environnement culturel d'un client, mais le pays d'origine ne correspond pas nécessairement à l'environnement culturel. Il est plus important d'évaluer tous les facteurs de risque, tels que l'utilisation de thérapies à base de plantes.

2. Les suppléments à base de plantes et les médicaments en vente libre peuvent avoir des effets indésirables interférant avec la coagulation après la chirurgie et peuvent avoir des interactions avec d'autres médicaments.

3. Il est important qu'un client soit adéquatement nourri avant une intervention chirurgicale, mais son état de santé général devrait refléter cet aspect. Cette question est mal formulée pour obtenir des informations complètes sur la nutrition.

4. Le sommeil est important pour la guérison après la chirurgie, mais il ne s'agit pas du facteur le plus important en ce moment.

CLASSIFICATION
Compétence :
**Fondements de la pratique**
Taxonomie :
**Pensée critique**

129. 1. Bien que cette affirmation puisse être vraie, elle mettra fin à toute communication entre l'infirmière auxiliaire et le client.
2. Cette affirmation est vraie, mais le client a besoin d'informations sur tous les types de traitement. Cette réponse de l'infirmière auxiliaire ne tient pas compte de la santé et des chances de survie du client.
3. Cet énoncé est faux.

4. Il se peut que le client fonde sa décision sur des informations inadéquates. Il incombe à l'infirmière auxiliaire de s'assurer que le client a accès aux connaissances dont il a besoin pour prendre une décision éclairée.

CLASSIFICATION
Compétence :
**Pratique professionnelle**
Taxonomie :
**Application**

130. 1. Cette réponse fournit une solution à la plainte de M. Ciavello au sujet des aliments insipides et constitue un renvoi approprié à un autre fournisseur de soins de santé.

2. Cette réponse est inappropriée. M. Ciavello ne mentionne aucun aliment précis.
3. L'infirmière auxiliaire devrait d'abord reconnaître les sentiments de M. Ciavello, puis évaluer son niveau de connaissances avant de transmettre ces informations.
4. Cette réponse suggère que l'adhésion au régime médical prescrit est inutile.

CLASSIFICATION
Compétence :
**Pratique collaborative**
Taxonomie :
**Pensée critique**

Réponses pour l'examen 1

131. 1. Ces symptômes n'indiquent pas de déséquilibre électrolytique.

    2. Le potassium, le principal cation intracellulaire, interagit avec le sodium et le calcium pour réguler l'activité neuromusculaire et la contraction des fibres musculaires, en particulier le muscle cardiaque. En présence d'hypokaliémie, ces symptômes apparaissent et ils peuvent représenter un danger pour la vie.

    3. Ces symptômes indiqueraient la présence d'une hypocalcémie, qui n'est généralement pas une conséquence de la colite.

    4. Des nausées et des vomissements peuvent survenir en présence d'un déficit prolongé en potassium. Cependant, il ne s'agit pas d'un signe précoce. Les crampes aux jambes et à l'abdomen se produisent en présence d'un excès de potassium et non d'un déficit.

CLASSIFICATION
Compétence :
**Fondements de la pratique**
Taxonomie :
**Connaissances et compréhension**

132. 1. Ce résultat est une erreur de calcul.
    2. Identique à la réponse 1.
    3. Identique à la réponse 1.

    4. Ce calcul est correct et est décrit dans le tableau ci-dessous.

| Ingestas (ml) | Excrétas (ml) |
|---|---|
| Liquides IV (350) | Urine (290) |
| Alimentation par sonde de gastrostomie (600) | Urine (320) |
| Eau (150) | Vomissements (25) |
| TOTAL (1 100) | (635) |

CLASSIFICATION
Compétence :
**Fondements de la pratique**
Taxonomie :
**Application**

133. 1. L'élévation ne modifie pas la position de la canule IV. La perfusion doit être interrompue.

    2. Lorsqu'une perfusion intraveineuse est infiltrée, elle doit être retirée pour prévenir l'enflure, les lésions possibles aux tissus et la douleur.

    3. Cette action augmenterait l'infiltration de fluide.
    4. Si elle est prescrite, l'application de compresses humides peut être faite après le retrait de la canule IV.

CLASSIFICATION
Compétence :
**Fondements de la pratique**
Taxonomie :
**Application**

134. 1. Le déroulement de la réanimation cardiopulmonaire devrait être maintenu indépendamment du contexte ou du diagnostic. L'infirmière auxiliaire aura besoin d'aide pour fournir des soins d'urgence au client. Par conséquent, l'appel à l'aide est l'action prioritaire.

    2. Cette mesure devrait être prise après l'appel à l'aide.
    3. De l'oxygène devrait être administré si l'on estime que M. Stephanopoulos respire.
    4. L'évaluation d'un pouls est déterminée après l'évaluation des voies respiratoires.

CLASSIFICATION
Compétence :
**Pratique collaborative**
Taxonomie :
**Pensée critique**

135. 1. Le besoin physique de nicotine peut durer des mois.
    2. L'apport accru en vitamines peut être bénéfique, mais ne réduira pas les symptômes de sevrage.
    3. Cette suggestion sera utile, mais ne réduira pas ses symptômes de sevrage.

    4. Il s'agit de conseils pratiques qui répondent à la préoccupation de M. Carter.

CLASSIFICATION
Compétence :
**Fondements de la pratique**
Taxonomie :
**Application**

**136.**    1. Généralement, la maladie cardiaque ne provoque pas de décollement placentaire.
2. L'hyperthyroïdie peut causer des perturbations endocriniennes chez le nourrisson, mais ne modifie pas l'apport sanguin à l'utérus.
3. La disproportion céphalopelvienne peut affecter l'accouchement du fœtus mais n'a pas d'influence sur le placenta.
4. **L'hypertension induite par la grossesse provoque des vasospasmes. Ceci, à son tour, provoque le décollement du placenta de la paroi utérine (décollement placentaire).**

CLASSIFICATION
Compétence :
**Fondements de la pratique**
Taxonomie :
**Connaissances et compréhension**

**137.**    1. Certaines administrations peuvent demander chaque année une preuve officielle de conformité aux programmes d'assurance de la qualité (AQ). Cependant, l'assurance de la qualité continue est essentielle au maintien des compétences.
2. **La plupart des programmes d'assurance de la qualité sont basés sur le principe de l'apprentissage tout au long de la vie, de la réflexion quotidienne et de l'amélioration continue des compétences. L'auto-évaluation, une composante commune des programmes d'AQ, n'est jamais statique ni officiellement programmée.**
3. Bien que certains employeurs utilisent un outil d'AQ, l'objectif principal de ces outils n'est pas l'évaluation des employés.
4. Bien que certaines administrations exigent que les infirmières auxiliaires participent aux programmes d'AQ pour maintenir leur enregistrement, leur objectif principal n'est pas le maintien de l'enregistrement.

CLASSIFICATION
Compétence :
**Pratique professionnelle**
Taxonomie :
**Pensée critique**

**138.**    1. Cette réponse n'est pas nécessairement vraie et ne tient pas compte des sentiments de Mme Helena.
2. Cette réponse n'est pas nécessairement vraie et peut inquiéter Mme Helena inutilement.
3. **Cette réponse est une réponse franche et factuelle à la question de Mme Helena.**
4. Cette réponse laisse entendre que l'infirmière auxiliaire ne possède pas les connaissances nécessaires pour discuter de la biopsie avec Mme Helena.

CLASSIFICATION
Compétence :
**Pratique professionnelle**
Taxonomie :
**Application**

**139.**    1. Cette action peut être une solution, mais il ne s'agit pas de la première mesure que l'infirmière auxiliaire devrait prendre.
2. **L'infirmière auxiliaire doit d'abord réfléchir à ce qu'elle vit et aux modifications à apporter afin de ne pas succomber à l'épuisement professionnel. La mise en œuvre de stratégies sans une entière compréhension de ce qui doit être modifié est susceptible d'être inefficace.**
3. L'infirmière auxiliaire doit d'abord évaluer les facteurs de stress dans sa vie. Elle n'a peut-être pas les moyens de travailler à temps partiel.
4. Cette action est susceptible de se produire, mais l'infirmière auxiliaire doit d'abord évaluer ses habitudes alimentaires et de sommeil afin de déterminer quels changements doivent être apportés.

CLASSIFICATION
Compétence :
**Pratique professionnelle**
Taxonomie :
**Pensée critique**

140.   1. L'apport calorique est augmenté pour répondre aux demandes du fœtus en croissance.

   2. Au fur et à mesure que la grossesse progresse, des altérations de la tolérance au glucose, du métabolisme et de l'utilisation de l'insuline se produisent habituellement. Il en résulte une augmentation des besoins en insuline exogène.

   3. Les diabétiques ne prennent pas d'enzymes ou d'hormones pancréatiques autres que l'insuline.
   4. Identique à la réponse 2.

**CLASSIFICATION**
Compétence :
**Fondements de la pratique**
Taxonomie :
**Connaissances et compréhension**

---

141.   1. Cette affirmation est fausse. La vue du nourrisson augmente souvent l'instinct maternel.

   2. Presque toutes les mères, y compris les multipares, décrivent une certaine ambivalence et de l'anxiété quant à leur capacité à être de bonnes mères.

   3. Cette affirmation est fausse. Cela peut prendre beaucoup plus de temps.
   4. Cette affirmation est fausse. Les sentiments ambivalents sont universels en réponse au maternage.

**CLASSIFICATION**
Compétence :
**Pratique professionnelle**
Taxonomie :
**Connaissances et compréhension**

---

142.   1. Cette affirmation est fausse. Une discipline excessive conduit à des sentiments de honte et de doute, la crise la plus importante à ce stade de développement.

   2. Le développement de l'autonomie représente le besoin psychosocial prédominant au cours de l'âge précoce du tout-petit. Le tout-petit s'oppose fortement à la discipline.

   3. Le sens de l'initiative est atteint pendant l'âge préscolaire, et non à l'âge du tout-petit.
   4. Il est effrayant pour un enfant d'être laissé seul. Cela le confronte à des sentiments de rejet, d'isolement et d'insécurité.

**CLASSIFICATION**
Compétence :
**Fondements de la pratique**
Taxonomie :
**Application**

---

143.   1. Cette action est importante, mais le maintien de la respiration est prioritaire.

   2. Les spasmes laryngés peuvent se produire brusquement. Une évaluation constante des symptômes de détresse respiratoire permet d'établir si les voies respiratoires sont ouvertes.

   3. Identique à la réponse 1.
   4. Identique à la réponse 1.

**CLASSIFICATION**
Compétence :
**Fondements de la pratique**
Taxonomie :
**Pensée critique**

---

144.   1. Cette action n'assure pas le mouvement mais l'interaction sociale.
   2. Bien que cet énoncé puisse être vrai, il n'assure peut-être pas la motivation et peut amoindrir le sentiment de masculinité du garçon.
   3. L'établissement de limites répond aux besoins de sécurité des jeunes enfants. Les adolescents répondent mal aux règles strictes.

   4. La prise de décision favorise et soutient l'indépendance, un besoin de développement de l'adolescent. Il augmente également le sentiment d'estime et de maîtrise de soi.

**CLASSIFICATION**
Compétence :
**Pratique professionnelle**
Taxonomie :
**Application**

145.   1. Bien que ce critère soit pris en compte, le choix des médicaments est principalement basé sur la capacité du médicament à détruire un organisme spécifique.
2. Ce critère peut être un facteur si Mme Sloane n'est pas couverte par un régime d'assurance-maladie, mais il ne s'agit pas du facteur le plus important.

3. **Lorsque l'agent pathogène est isolé, il est testé pour sa sensibilité à divers agents antimicrobiens. Lorsqu'un organisme est sensible à un médicament, le médicament est capable de le détruire.**

4. Bien que la préférence du praticien ordonnant soit prise en compte, la sélection des médicaments est principalement basée sur la capacité du médicament à détruire l'organisme spécifique.

**CLASSIFICATION**
Compétence :
**Pratique professionnelle**
Taxonomie :
**Application**

146.   1. Il ne suit pas son régime diabétique actuel et a subi des épisodes d'hyperglycémie. Cette action n'aidera pas. Elle ne favorise pas l'indépendance dans la prise de décision et n'est pas axée sur le client.

2. **Cette action est la plus appropriée. Cela lui permet de faire partie du processus de prise de décision dans ses soins de santé. Cela aide l'infirmière auxiliaire à comprendre quels types d'aliments il aime, qu'il s'agisse de préférences culturelles ou non. Cela favorise son autodétermination et aide à établir une relation de confiance avec le client. L'éducateur en diabète est une bonne ressource à consulter pour la planification des repas.**

3. L'infirmière auxiliaire ignore s'il suit un régime alimentaire autochtone. Si oui, cette information peut être utile, mais l'infirmière auxiliaire doit d'abord lui demander ses préférences pour promouvoir son autodétermination et sa confiance dans le développement de la relation.
4. Ce n'est pas utile. L'infirmière auxiliaire met un terme à la relation thérapeutique en ne l'habilitant pas dans le cadre du processus de prise de décision.

**CLASSIFICATION**
Compétence :
**Fondements de la pratique**
Taxonomie :
**Pensée critique**

147.   1. **Ces services sont ceux couverts par les régimes provinciaux de soins de santé et sont transférables entre les provinces en vertu de la *Loi canadienne sur la santé*.**

2. Les médicaments administrés à l'hôpital sont couverts.
3. Les spécialistes et les services de soins intensifs sont couverts par les régimes provinciaux.
4. Les services de santé et les actes des prestataires de soins de santé ne sont pas tous couverts par les régimes provinciaux.

**CLASSIFICATION**
Compétence :
**Pratique professionnelle**
Taxonomie :
**Connaissances et compréhension**

148.   1. Cette intervention est une intervention tertiaire.
2. Cette intervention est une intervention secondaire.
3. Identique à la réponse 1.

4. **Les programmes d'immunisation préviennent l'apparition de la maladie et sont considérés comme des interventions primaires.**

**CLASSIFICATION**
Compétence :
**Pratique professionnelle**
Taxonomie :
**Application**

149.   1. Cette terminologie n'est pas claire. Elle n'indique pas l'étape précise du travail.
2. Cette étape est comprise entre l'accouchement du fœtus et l'accouchement du placenta. La mère ne ressent aucun symptôme physiologique.
3. Cette étape est comprise entre la dilatation complète et l'expulsion; la présence abondante de sang et les poussées de la mère sont évidentes à ce stade.

4. L'intensification physiologique du travail qui se produit pendant la transition est causée par une plus grande dépense énergétique et une pression accrue sur l'abdomen. Celles-ci entraînent des sentiments de fatigue et de découragement ainsi que des nausées.

CLASSIFICATION
Compétence :
**Fondements de la pratique**
Taxonomie :
**Connaissances et compréhension**

---

150. 1. Un client présenterait des respirations rapides et superficielles pour compenser un mauvais échange gazeux.
    2. Les sons des lobes distaux seront réduits en raison de l'effondrement des alvéoles.
    3. L'atélectasie peut se présenter par une toux lâche et productive.

    4. Parce que l'atélectasie se caractérise par l'effondrement des alvéoles en aval des bronchioles, les sons respiratoires seraient diminués dans les lobes inférieurs.

CLASSIFICATION
Compétence :
**Fondements de la pratique**
Taxonomie :
**Connaissances et compréhension**

---

151. 1. Cette affection est causée par l'hypocalcémie. Elle se manifeste par des contractions musculaires exagérées.
    2. Cette affection est un défaut évident de la colonne vertébrale. Elle est facilement identifiable.
    3. L'élévation des taux de potassium provoque des irrégularités cardiaques.

    4. Les saignements intracrâniens peuvent se produire dans les espaces sous-dural, sous-arachnoïdien ou intraventriculaire du cerveau, causant une augmentation de la pression sur les centres vitaux. Les signes cliniques associés dépendent de la région et de l'importance de l'atteinte cérébrale.

CLASSIFICATION
Compétence :
**Fondements de la pratique**
Taxonomie :
**Connaissances et compréhension**

---

152. 1. Cet énoncé est une description adéquate du traitement d'hémodialyse.

    2. Les liquides sont restreints lorsqu'on reçoit des traitements d'hémodialyse.
    3. Les clients atteints d'insuffisance rénale qui utilisent l'hémodialyse ont besoin de traitements 3 à 4 fois par semaine pendant 3 à 4 heures à chaque fois.
    4. Ceci décrit la dialyse péritonéale et non l'hémodialyse.

CLASSIFICATION
Compétence :
**Fondements de la pratique**
Taxonomie :
**Connaissances et compréhension**

---

153. 1. Il est peu probable que ce problème soit dangereux pour la vie du client.

    2. Les vomissements peuvent être suivis de l'aspiration des vomissures parce qu'elles ne peuvent être expulsées. Cela pourrait causer une pneumonie ou de l'asphyxie.

    3. Identique à la réponse 1.
    4. Le bronchospasme n'est pas une complication fréquente de la fixation maxillomandibulaire.

CLASSIFICATION
Compétence :
**Fondements de la pratique**
Taxonomie :
**Pensée critique**

---

154. 1. Il ne s'agit pas d'une pratique éthique et cela est considéré comme un abandon du client.

    2. L'infirmière auxiliaire a une obligation légale continue de s'occuper des clients auxquels elle est assignée, mais elle peut demander que son affectation soit modifiée.

    3. Cette action n'est ni éthique ni professionnelle. L'infirmière auxiliaire doit s'assurer qu'elle ne conseille ni ne persuade le client de quelque façon que ce soit lors de sa prise de décision.
    4. Il n'entre pas dans le champ d'exercice de l'infirmière auxiliaire de prescrire des médicaments.

CLASSIFICATION
Compétence :
**Pratique éthique**
Taxonomie :
**Application**

155.  1. Cette approche pourrait être perçue comme punitive et agressive.
      2. Cette approche n'est pas propice et implique que Wai est impolie.
      3. On pourrait en déduire que cette approche est insensible à la culture et trop
         avancée.

      4. **La communication directe pourrait sembler agressive et peu respectueuse à**
         **l'infirmière formée à l'étranger. Cette approche est favorable et respectueuse**
         **du milieu culturel.**

CLASSIFICATION
Compétence :
**Pratique professionnelle**
Taxonomie :
**Application**

156.  1. Cette mesure n'est pas nécessaire à moins qu'il soit prouvé que la mère est abusive
         ou négligente ou que l'asthme de Lawrence soit suffisamment grave pour que sa
         vie soit en danger s'il reçoit son congé.
      2. Cet énoncé est faux.
      3. La mère est sa tutrice légale. Ainsi, les politiques de l'agence ne l'empêcheraient pas
         de le ramener à la maison.

      4. **La mère est la tutrice légale de Lawrence et peut exiger qu'on lui donne**
         **son congé. La mesure la plus importante est de s'assurer qu'elle comprend**
         **comment soigner l'asthme de son enfant afin qu'elle puisse le traiter à la**
         **maison. L'infirmière auxiliaire doit s'assurer que l'événement est documenté**
         **conformément aux politiques de l'agence.**

CLASSIFICATION
Compétence :
**Pratique professionnelle**
Taxonomie :
**Pensée critique**

157.  1. Cette action est importante, mais il ne s'agit pas de la principale priorité.
      2. Identique à la réponse 1.

      3. **Toutes les options pourraient être correctes, mais l'évaluation respiratoire**
         **est la plus cruciale à ce moment.**

      4. Identique à la réponse 1.

CLASSIFICATION
Compétence :
**Fondements de la pratique**
Taxonomie :
**Pensée critique**

158.  1. **Les accidents de la route représentent la cause de décès la plus fréquente**
         **chez les adolescents.**

      2. Le suicide est la deuxième cause de décès la plus prévalente.
      3. Les cancers ne représentent pas la cause de décès la plus fréquente.
      4. Des blessures sportives se produisent, mais ne sont pas la cause la plus fréquente
         de décès.

CLASSIFICATION
Compétence :
**Fondements de la pratique**
Taxonomie :
**Connaissances et compréhension**

159.  1. Les inhibitions sexuelles sont particulières à chaque personne et ne sont pas
         associées à l'orientation sexuelle.
      2. Bien que la camaraderie soit importante, il ne faut pas prendre pour acquis qu'elle
         est plus importante que l'activité sexuelle.
      3. L'intérêt et l'activité sexuels ne cessent pas chez la personne âgée.

      4. **Les réponses sexuelles ne cessent pas chez la personne âgée. Les personnes**
         **âgées s'intéressent aux activités sexuelles lorsqu'un partenaire approprié et**
         **l'intimité sont disponibles.**

CLASSIFICATION
Compétence :
**Fondements de la pratique**
Taxonomie :
**Application**

160.  1. **Les étudiantes infirmières auxiliaires sont responsables de leurs propres**
         **actions. Une étudiante de deuxième année en soins infirmiers auxiliaires**
         **est tout à fait prête à faire et à interpréter des lectures de tension artérielle.**

CLASSIFICATION
Compétence :
**Pratique professionnelle**
Taxonomie :
**Pensée critique**

2. L'infirmière devrait raisonnablement s'attendre à ce qu'une étudiante en soins infirmiers auxiliaires de deuxième année fasse et interprète une lecture manuelle de la tension artérielle.
3. L'enseignante n'est responsable que si elle a donné un devoir à exécuter auprès d'un client qui dépasse les connaissances et les compétences attendues de l'étudiante en soins infirmiers auxiliaires. La lecture de tension artérielle n'est pas au-delà de la compétence d'une étudiante en soins infirmiers auxiliaires de deuxième année.
4. Identique à la réponse 3.

---

161.   1. Cet enseignement devrait venir plus tard pendant la grossesse, mais pas avant de déterminer les sentiments de la cliente au sujet de l'allaitement.
2. Cet enseignement peut être fait dans la dernière partie de la grossesse et on peut insister sur celui-ci pendant la période postpartum.
3. Cet enseignement devra être fait, mais il ne s'agit pas de l'intervention prioritaire.

4. **Il n'est pas rare que les adolescentes évitent les soins prénataux. Plusieurs d'entre elles ignorent les effets néfastes que l'absence de soins prénataux peut avoir sur elles et leur bébé.**

CLASSIFICATION
Compétence :
**Fondements de la pratique**
Taxonomie :
**Pensée critique**

---

162.   1. La parésie est une faiblesse ou une paralysie partielle.

2. **L'hémiplégie est la paralysie d'un côté du corps.**

3. La paraplégie est la paralysie des deux membres inférieurs et du tronc inférieur.
4. Cette énoncé décrit la quadriplégie.

CLASSIFICATION
Compétence :
**Fondements de la pratique**
Taxonomie :
**Connaissances et compréhension**

---

163.   1. Cela ne serait pas une complication d'un œdème à long terme.
2. Identique à la réponse 1.

3. **La perfusion en oxygène est altérée pendant l'œdème prolongé, menant à de l'ischémie des tissus.**

4. Identique à la réponse 1.

CLASSIFICATION
Compétence :
**Fondements de la pratique**
Taxonomie :
**Connaissances et compréhension**

---

164.   1. **La dégénérescence du tissu conjonctif caractéristique du lupus érythémateux disséminé (LED) touche éventuellement la couche basocellulaire, produisant une éruption en forme de papillon sur l'arête du nez et dans la région malaire.**

2. Cette manifestation est une caractéristique de la sclérodermie.
3. Il s'agit d'une manifestation de la dystrophie musculaire, qui est caractérisée par de l'atrophie et de la faiblesse musculaires.
4. Il s'agit d'une manifestation de la polyartérite noueuse, une maladie du collagène touchant les artères et le système nerveux.

CLASSIFICATION
Compétence :
**Fondements de la pratique**
Taxonomie :
**Connaissances et compréhension**

---

165.   1. **L'irradiation à des doses contrôlées est thérapeutique. Lorsqu'elle n'est pas contrôlée ou administrée en quantités excessives, elle est cancérigène.**

2. Les doses thérapeutiques et contrôlées sont utilisés en tout cas.
3. L'état physique n'affecte pas l'issue de la radiothérapie.
4. L'état nutritionnel des cellules n'influence pas les effets de l'irradiation.

CLASSIFICATION
Compétence :
**Fondements de la pratique**
Taxonomie :
**Connaissances et compréhension**

**166.**  1. Les spermatozoïdes ne se déplacent pas dans l'urine. Ils sont présents dans le sperme.

2. Les spermatozoïdes sont mobiles et se déplacent de l'épididyme jusqu'à l'urètre en passant par le canal déférent et les canaux éjaculatoires par le mouvement de leur flagelle.

3. **Les spermatozoïdes sont très fragiles et peuvent être détruits par la chaleur qui provoque ainsi la stérilité.**

4. Pendant cette période, les testicules ne sont pas suspendus.

CLASSIFICATION
Compétence :
**Fondements de la pratique**
Taxonomie :
**Application**

**167.**  1. Bien qu'elle soit considérée comme une forme de stérilisation permanente, l'inversion de la procédure est parfois couronnée de succès.

2. La procédure ne modifie pas les fonctions sexuelles.

3. Jusqu'à ce que l'absence de spermatozoïdes dans le sperme ait été confirmée, on doit prendre des précautions pour empêcher la fécondation.

4. **Un certain nombre de spermatozoïdes resteront viables dans le canal déférent pendant une période variable après la vasectomie.**

CLASSIFICATION
Compétence :
**Fondements de la pratique**
Taxonomie :
**Application**

**168.**  1. Bien que le détournement de l'attention soit une méthode permettant de modifier la perception de la douleur et les nausées, Mme Angelo doit consulter un médecin pour la prise en charge de sa dysménorrhée.

2. **Les symptômes de Mme Angelo peuvent être très importants et compromettre son mode de vie. Elle doit consulter un médecin pour obtenir un traitement afin de corriger sa dysménorrhée.**

3. Bien que l'ibuprofène puisse atténuer sa douleur, elle doit d'abord consulter un médecin.

4. Le relâchement volontaire des muscles abdominaux ne provoque pas l'arrêt des contractions utérines.

CLASSIFICATION
Compétence :
**Pratique professionnelle**
Taxonomie :
**Application**

**169.**  1. Cette action n'est pas requise.

2. Identique à la réponse 1.

3. **Le remplissage de la vessie complète est nécessaire afin de bien visualiser les organes pelviens.**

4. Identique à la réponse 1.

CLASSIFICATION
Compétence :
**Fondements de la pratique**
Taxonomie :
**Connaissances et compréhension**

**170.**  1. Situationnel indique que la situation permet une certaine flexibilité.

2. Le laissez-faire est une forme de leadership détendue et non directrice.

3. **Le terme autocratique indique que le dirigeant utilise le pouvoir et son statut pour gouverner selon ses propres priorités.**

4. Le leadership positionnel n'est pas une forme reconnue de leadership.

CLASSIFICATION
Compétence :
**Pratique professionnelle**
Taxonomie :
**Connaissances et compréhension**

**171.**  1. Le flux sanguin coronarien est indépendant des valves cardiaques.

2. Cet énoncé est une description de l'électrocardiographie.

3. **Le cathéter examine l'état des artères coronaires. Cet énoncé fournit une explication simple de la nature des artères coronaires.**

4. La force des contractions n'est pas mesurée par l'angiographie.

CLASSIFICATION
Compétence :
**Fondements de la pratique**
Taxonomie :
**Connaissances et compréhension**

**172.**    1. Cette réponse constitue un obstacle à des soins inclusifs et appropriés.
2. Il s'agit d'une forme de discrimination. L'hétérosexisme est la présomption que toutes les personnes sont, ou devraient être, hétérosexuelles.
3. **Il s'agit d'une réponse thérapeutique visant à aider l'adolescent à pratiquer des rapports sexuels protégés. Elle fait preuve de respect et montre que l'infirmière auxiliaire prodigue des soins d'une manière inclusive et appropriée.**
4. Cette réponse ne tient pas compte de ses problèmes de santé et n'est pas propice.

CLASSIFICATION
Compétence :
**Fondements de la pratique**
Taxonomie :
**Application**

**173.**    1. **M. Brendan pratique un comportement à risque élevé qui met sa santé en danger. Les sujets liés à la sécurité comprendraient, par exemple, les rapports sexuels protégés, l'utilisation d'aiguilles propres, la sécurité physique et les signes d'infections transmissibles sexuellement.**
2. La nutrition de M. Brendan est probablement déficiente, mais cette question n'est pas aussi importante que sa sécurité.
3. L'estime de soi de M. Brendan est probablement mauvaise, mais cette question n'est pas aussi importante que sa sécurité.
4. M. Brendan est probablement au courant des problèmes juridiques associés à son travail et à sa consommation d'héroïne.

CLASSIFICATION
Compétence :
**Pratique professionnelle**
Taxonomie :
**Pensée critique**

**174.**    1. Bien que le dosage de certaines préparations à base de plantes peut ne pas être normalisé, il ne s'agit pas de l'aspect le plus important à discuter avec Mme Hoang.
2. Cette affirmation est vraie en ce moment, bien que le gouvernement puisse légiférer pour réglementer les préparations à base de plantes. Cependant, il ne s'agit pas de l'aspect le plus important à discuter avec Mme Hoang.
3. **Certains médicaments d'ordonnance interagissent avec des préparations de médicaments à base de plantes médicinales. Il est important que le prestataire de soins de santé soit au courant de tous les médicaments pris par un client, qu'il s'agisse de médicaments sous ordonnance ou à base de plantes médicinales. Mme Hoang doit être au courant des possibles interactions.**
4. Cet énoncé n'est pas nécessairement vrai.

CLASSIFICATION
Compétence :
**Fondements de la pratique**
Taxonomie :
**Pensée critique**

**175.**    1. Chez les clients atteints de sclérose en plaques, le cannabis peut soulager les symptômes de tremblements, de spasticité et d'inflammation qui sont associés à cette maladie.
2. Les clients atteints de maladies inflammatoires chroniques de l'intestin peuvent trouver que le cannabis leur est utile pour le contrôle des douleurs abdominales, de la diarrhée et des nausées.
3. Le cannabis peut être utile pour soulager les nausées et les vomissements associés à la chimiothérapie ou à la radiothérapie, à l'anorexie ou à la douleur intense et rebelle.
4. **On ne peut bien maîtriser la douleur postopératoire par la consommation de cannabis et celle-ci peut causer des effets secondaires inacceptables.**

CLASSIFICATION
Compétence :
**Fondements de la pratique**
Taxonomie :
**Connaissances et compréhension**

176.
1. Cette notation signifie trois grossesses, un enfant vivant et un avortement.
2. Cette notation signifie trois grossesses, aucun enfant vivant et deux avortements.
3. **Cette notation signifie quatre grossesses, un enfant vivant et deux avortements. Il s'agit de la notation correcte.**
4. Cette notation signifie quatre grossesses, un enfant vivant et un avortement.

CLASSIFICATION
Compétence :
**Fondements de la pratique**
Taxonomie :
**Application**

177.
1. Cette énoncé montre peu de compréhension ou de tolérance de la maladie.
2. Ignorer le comportement est une forme de rejet. La cliente n'agit pas ainsi pour attirer l'attention.
3. **Le fait de reconnaître le langage comme faisant partie de la maladie rend celui-ci plus facile à tolérer, mais des limites doivent être établies pour le bien-être du personnel et des autres clients. L'établissement de limites montre également à la cliente que l'infirmière auxiliaire est suffisamment concernée pour endiguer le comportement.**
4. Cet énoncé démontre un rejet de la cliente et peu de compréhension de la maladie.

CLASSIFICATION
Compétence :
**Pratique professionnelle**
Taxonomie :
**Application**

178.
1. **Un enfant apprend à faire confiance aux autres lorsqu'on répond à ses besoins lors de sa petite enfance. Il est peu probable qu'un enfant qui a été privé de sa mère ait acquis un sentiment de confiance.**
2. Les études n'abordent pas cette question.
3. Lors d'une hospitalisation prolongée, on peut s'attendre à un certain retard cognitif, mais grâce à des soins appropriés à l'hôpital, les étapes clés du développement cognitif devraient finalement être franchies.
4. Ces enfants établissent fréquemment des relations avec les principaux fournisseurs de soins à la place de leur mère et de leur père.

CLASSIFICATION
Compétence :
**Fondements de la pratique**
Taxonomie :
**Connaissances et compréhension**

179.
1. Ce symptôme n'est pas associé à la réduction de l'administration du chlorhydrate de méthadone.
2. **Lorsqu'on réduit la dose de méthadone, un besoin de narcotiques peut survenir. Sans narcotiques, l'anxiété augmentera, de l'agitation apparaîtra, et le client peut essayer de quitter l'hôpital pour obtenir des drogues.**
3. Identique à la réponse 1.
4. Ce symptôme peut survenir lors d'un surdosage de chlorhydrate de méthadone.

CLASSIFICATION
Compétence :
**Pratique professionnelle**
Taxonomie :
**Application**

180.
1. Une personne doit apprendre à faire face à des objets et des événements désagréables.
2. L'exposition à des situations effrayantes en l'absence de mécanismes d'adaptation peut augmenter l'anxiété.
3. **L'apprentissage d'une variété de mécanismes d'adaptation aide à réduire l'anxiété dans les situations stressantes.**
4. Les situations effrayantes ne peuvent jamais être considérées comme agréables.

CLASSIFICATION
Compétence :
**Fondements de la pratique**
Taxonomie :
**Application**

181.    1. Ce calcul est inexact.
        2. Identique à la réponse 1.

        3. Calcul correct : 225 lb − 180 lb = 45 lb      1 kg = 2,2 lb
           45 lb ÷ 2,2 = $x$ kg = 20,45 kg, ce qui s'arrondit à 20 kg

        4. Identique à la réponse 1.

CLASSIFICATION
Compétence :
**Pratique professionnelle**
Taxonomie :
**Application**

---

182.    1. Une anomalie à la naissance ne produirait probablement pas les signes cliniques énumérés et serait évidente avant que la petite enfance.
        2. L'infection respiratoire aiguë se caractérise habituellement par un début progressif.
        3. Compte tenu de l'apparition soudaine de signes cliniques et de l'âge de l'enfant, une maladie héréditaire est peu probable.

        4. Toutes les questions pourraient être correctes, mais cette question est la première que l'infirmière auxiliaire devrait poser car c'est la plus probable. Les obstructions des voies respiratoires se produisent généralement dans le larynx, la trachée ou les bronches principales (habituellement la droite). L'enrouement peut indiquer une blessure des cordes vocales. Un discours inintelligible peut indiquer une interférence dans l'écoulement de l'air hors des voies respiratoires, ou une obstruction ou une blessure au larynx. Il n'est pas rare que les tout-petits s'étouffent sur de petits objets.

CLASSIFICATION
Compétence :
**Fondements de la pratique**
Taxonomie :
**Pensée critique**

---

183.    1. Il ne s'agit pas d'une réponse respectueuse du milieu culturel. Il est important que des efforts soient déployés pour s'assurer que Mme George peut pratiquer sa spiritualité aussi complètement que possible à l'hôpital.

        2. Pour de nombreux clients autochtones, être en mesure d'organiser des cérémonies où du foin d'odeur ou d'autres médicaments sont brûlés est une partie importante de leur bien-être spirituel. L'infirmière auxiliaire devrait apprendre où les cérémonies peuvent avoir lieu à l'hôpital.

        3. Identique à la réponse 1.
        4. Identique à la réponse 1.

CLASSIFICATION
Compétence :
**Pratique professionnelle**
Taxonomie :
**Pensée critique**

---

184.    1. Un brossage vigoureux irrite la peau et augmente la probabilité d'une éruption cutanée.
        2. Il peut n'y avoir aucun lien entre l'alimentation et l'acné. Chaque personne devrait évaluer si un aliment particulier cause une éruption cutanée.
        3. On doit utiliser un écran solaire, mais les écrans solaires à base d'huile bloquent les pores.

        4. Seuls le savon doux et l'eau sont nécessaires. Le lavage doit être délicat afin de ne pas irriter la peau.

CLASSIFICATION
Compétence :
**Fondements de la pratique**
Taxonomie :
**Application**

---

185.    1. On doit éviter la flexion à la taille car elle applique une pression sur les muscles du bas du dos. La puissance de levage doit être fournie par les muscles des cuisses et des fesses.

        2. La position des pieds à largeur d'épaules crée une base de support plus large et rapproche le centre de gravité du sol. Cela améliore la stabilité.

CLASSIFICATION
Compétence :
**Pratique professionnelle**
Taxonomie :
**Application**

3. On évite la pression sur l'abdomen en resserrant les muscles abdominaux et fessiers pour former une ceinture interne. Le fait de garder le corps droit ne réduit pas la pression sur la musculature abdominale.
4. Le relâchement des muscles abdominaux lors de l'activité physique augmente la pression sur l'abdomen.

---

186.   1. **Un déambulateur permet de ne porter qu'une partie du poids sur le membre touché et donne le plus de soutien global à l'individu.**

2. Une canne nécessite une prise de poids complète du membre touché.
3. On ne doit utiliser les béquilles que lorsqu'il devrait n'y avoir aucun port de poids.
4. L'utilisation d'un fauteuil roulant n'est pas appropriée, car elle ne favorise pas la récupération de la force dans le membre touché.

CLASSIFICATION
Compétence :
**Fondements de la pratique**
Taxonomie :
**Pensée critique**

---

187.   1. Aucune donnée ne soutient cette affirmation. La quantité de médicaments était probablement inadéquate pour le degré de tolérance à la douleur du client.
2. L'infirmière auxiliaire ne doit pas négliger le besoin de soulagement de la douleur du client.

3. **L'infirmière auxiliaire a évalué que le médicament était inefficace pour le soulagement de la douleur de M. Ferguson pendant la durée prescrite. Ces informations devraient être communiquées au médecin afin qu'il l'évalue.**

4. L'ordonnance du médecin est d'administrer le médicament à toutes les 4 heures au besoin. Il ne devrait être donné qu'en respectant ces directrices.

CLASSIFICATION
Compétence :
**Pratique collaborative**
Taxonomie :
**Application**

---

188.   1. Ce calcul est inexact.
2. Identique à la réponse 1.
3. Identique à la réponse 1.

4. Calcul correct :

$$x\,g = \frac{200\,mg}{\cancel{kg}\Big/\cancel{jour}} \times \frac{45\,kg}{1} \times \frac{6}{24\,/\,jour}$$

$$x\,g = \frac{9000\,mg}{4}$$

$$x\,g = 2\,250\,mg = 2{,}25\,g = 2{,}3\,g$$

CLASSIFICATION
Compétence :
**Fondements de la pratique**
Taxonomie :
**Application**

---

189.   1. **Dans la plupart des cas, l'administration d'agents pharmacologiques à intervalles réguliers est préférable à l'administration déterminée par le besoin. Il est plus facile de prévenir la douleur que de la traiter. Le traitement 24 heures sur 24 soulage la douleur avant qu'elle ne devienne intense et peut faciliter une récupération plus rapide.**

2. Identique à la réponse 1.
3. De nombreux clients sont réticents, pour de nombreuses raisons, à demander des analgésiques et ne recevraient donc pas un traitement optimal de leur douleur.
4. Bien que les infirmières devraient être les expertes dans l'évaluation de la douleur des clients, il est préférable d'empêcher la douleur de se produire plutôt que de la traiter.

CLASSIFICATION
Compétence :
**Fondements de la pratique**
Taxonomie :
**Pensée critique**

190.    1. Cet énoncé fait référence à un choix personnel et n'est pas indicatif de l'identité de genre.

    2. L'orientation sexuelle d'une personne n'est pas associée à l'identité de genre.

    3. Cet énoncé est une interprétation correcte de l'identité de genre. C'est la façon dont une personne s'identifie comme étant un homme, une femme ou une combinaison des deux. Elle commence dès qu'une personne devient consciente de la différence entre les sexes.

    4. Identique à la réponse 1.

CLASSIFICATION
Compétence :
**Pratique professionnelle**
Taxonomie :
**Pensée critique**

191.    1. L'infirmière auxiliaire doit effectuer une première évaluation approfondie. D'après cette évaluation, l'infirmière auxiliaire sera en mesure d'organiser des aides physiques appropriées ou les services d'un spécialiste des soins des pieds.

    2. Une évaluation doit être effectuée avant d'organiser les soins infirmiers.
    3. L'évaluation est l'action initiale.
    4. Bien que les rendez-vous réguliers chez le médecin soient importants, ils ne répondent pas à la préoccupation immédiate de M. Akland.

CLASSIFICATION
Compétence :
**Fondements de la pratique**
Taxonomie :
**Pensée critique**

192.    1. Une fiche d'information n'est pas l'outil d'enseignement le plus approprié à l'heure actuelle. L'infirmière auxiliaire a besoin de savoir pourquoi il ne prend pas ses médicaments.
    2. Rien ne permet de supposer que sa non fidélité au traitement est causée par de la confusion au sujet des doses ou de la posologie.
    3. Rien ne permet de supposer que le mode de vie interfère avec le régime.

    4. L'infirmière auxiliaire doit d'abord demander à M. James s'il y a une raison précise à sa non fidélité au traitement. Au début du traitement avec les régimes thérapeutiques anti-VIH, les effets indésirables sont désagréables. Il est très important de soutenir M. James jusqu'à l'atténuation des effets indésirables et cela l'aidera à rester fidèle au traitement.

CLASSIFICATION
Compétence :
**Pratique professionnelle**
Taxonomie :
**Pensée critique**

193.    1. Le travailleur social est le bon prestataire de soins de santé pour conseiller le client et organiser les services communautaires. Cela fait partie du champ de pratique des travailleurs sociaux.

    2. Le médecin peut être en mesure d'aider, mais le travailleur social représente le meilleur choix.
    3. Cette action prend du temps de l'infirmière auxiliaire si elle ne connaît pas bien les services communautaires. Elle correspond plus aux attributions du travailleur social.
    4. Cette action peut aider la famille, mais si celle-ci se sent dépassée, la meilleure action est de fournir l'aide personnelle d'un travailleur social qui peut mieux la soutenir.

CLASSIFICATION
Compétence :
**Pratique collaborative**
Taxonomie :
**Pensée critique**

194.    1. Cette procédure est correcte pour l'obtention d'un spécimen pour une culture.

    2. Cette méthode ne permettra d'obtenir que du mucus et non un spécimen pour une culture du pharynx.
    3. Le client est beaucoup plus susceptible d'avoir un haut-le-cœur en position couchée.
    4. Il serait difficile d'insérer l'écouvillon lorsque la tête du client est penchée vers l'avant.

CLASSIFICATION
Compétence :
**Fondements de la pratique**
Taxonomie :
**Application**

195. 1. L'infirmière auxiliaire doit d'abord recueillir toutes les informations possibles (processus de soins infirmiers) sur le nouveau produit avant d'agir.

2. Il n'est pas nécessairement utile de consulter un médecin ou d'obtenir son autorisation pour la commande d'un produit pour l'incontinence.
3. Cette action est prématurée. L'information doit d'abord être recueillie, puis discutée avec l'infirmière gestionnaire.
4. L'infirmière auxiliaire ne peut pas agir ainsi de façon indépendant sans obtenir l'autorisation des gestionnaires de l'hôpital.

CLASSIFICATION
Compétence :
**Pratique professionnelle**
Taxonomie :
**Pensée critique**

196. 1. Il n'est peut-être pas nécessaire que l'infirmière auxiliaire accompagne le client à son test d'imagerie par résonance magnétique (IRM) et cette action, si elle n'est justifiée que par la nécessité d'un changement d'un sac de perfusion intraveineuse, n'est pas une utilisation appropriée du personnel.
2. Cette mesure ne serait appropriée que si l'infirmière auxiliaire a déjà consulté le personnel du service d'IRM et que celui-ci l'a assurée qu'elle peut changer le sac.
3. Il n'est peut-être pas approprié de réduire le débit de l'IV.

4. Cette action est la plus sûre et la plus logique.

CLASSIFICATION
Compétence :
**Fondements de la pratique**
Taxonomie :
**Pensée critique**

197. 1. Une fois qu'on a établi l'inaptitude d'un client à prendre des décisions, le mandataire spécial désigné devient le décideur en fonction de ce que le client aurait souhaité s'il avait été capable de prendre une décision éclairée.

2. Il n'est pas nécessaire de communiquer avec le plus proche parent à moins qu'il soit le mandataire spécial.
3. Le médecin n'est pas habilité à prendre les décisions sur les soins à moins qu'il ne s'agisse d'une urgence.
4. On a établi que M. Balasingham était inapte. Cette mesure est donc inappropriée.

CLASSIFICATION
Compétence :
**Pratique conforme aux lois**
Taxonomie :
**Application**

198. 1. Mme Lewis a besoin d'être isolée, car elle est probablement atteinte d'une maladie transmissible. Le client en dialyse doit être déplacé pour libérer la chambre pour l'isolement.

2. Mme Lewis nécessite un isolement et ne devrait pas partager une chambre avec un autre client.
3. Cela serait particulièrement dangereux, car le client atteint de cancer peut être immunodéprimé, donc plus susceptible de contracter une maladie transmissible.
4. Cette action n'est pas professionnelle. Mme Lewis a été admise et a besoin de soins.

CLASSIFICATION
Compétence :
**Fondements de la pratique**
Taxonomie :
**Application**

199. 1. Cette approche n'est pas professionnelle. Bien que les informations puissent aider la mère à allaiter, elle ne résout pas le problème causé par la promotion d'une pratique désuète par l'instructrice. De plus, la mère peut être troublée par les conseils différents prodigués par les deux infirmières.

2. Cette approche est le choix professionnel. Même si l'instructrice est une infirmière auxiliaire expérimentée dans les soins du postpartum, elle peut ne pas connaître les meilleures pratiques concernant l'allaitement et les suppléments de lait maternisé présenté en bouteilles. Il est dans le meilleur intérêt de l'instructrice et de la mère que l'élève soulève la question.

CLASSIFICATION
Compétence :
**Pratique professionnelle**
Taxonomie :
**Pensée critique**

    3. C'est contradictoire et non professionnel.

    4. Il incombe à l'étudiante infirmière auxiliaire de remettre en question une pratique désuète ou inexacte, même si l'infirmière auxiliaire expérimentée possède plus d'expérience.

---

**200.**    1. Cette action doit être faite, mais il ne s'agit pas de la première mesure à prendre.

    2. Identique à la réponse 1.

    **3. Si l'infirmière auxiliaire effectue l'action, il lui incombe de s'assurer qu'elle a été prescrite par le médecin.**

    4. Identique à la réponse 1.

CLASSIFICATION
Compétence :
**Pratique professionnelle**
Taxonomie :
**Pensée critique**

FIN DES RÉPONSES ET JUSTIFICATIONS POUR L'EXAMEN DE PRATIQUE 1

# 6

# Examen de pratique 2

# INSTRUCTIONS POUR L'EXAMEN DE PRATIQUE 2

Vous aurez 4 heures pour terminer l'examen. Les questions sont présentées sous forme de cas cliniques représentatifs de la pratique infirmière ou de questions indépendantes. Lisez attentivement chaque question, puis choisissez la réponse qui vous semble la meilleure des quatre options présentées. Si vous ne pouvez pas décider d'une réponse à une question, passez à la question suivante et revenez à cette question plus tard si vous en avez le temps. Essayez de répondre à toutes les questions. Il n'y a pas de points soustraits pour les mauvaises réponses. Si vous n'êtes pas sûr d'une réponse, il sera à votre avantage de deviner.

Les réponses à l'examen de pratique 2 apparaissent à la page 120.

## QUESTIONS FONDÉES SUR DES CAS

### CAS 1

*Une infirmière auxiliaire est l'animatrice d'un groupe de réadaptation cardiaque pour 10 hommes qui ont récemment reçu leur congé de l'hôpital après un infarctus du myocarde (IM). L'infirmière auxiliaire fournira de l'enseignement et des conseils sur l'adoption d'un mode de vie sain pour le cœur.*

LES QUESTIONS 1 à 5 portent sur ce cas.

1. La physiopathologie de la crise cardiaque est un sujet important à discuter pendant le premier cours. Quelle serait la technique d'enseignement la plus appropriée pour commencer la séance d'enseignement?

   1. Demander à chaque membre du groupe ce qu'il connait au sujet des infarctus du myocarde.
   2. Effectuer un bref aperçu, en utilisant des aides visuelles, de ce qui se passe lors d'une crise cardiaque.
   3. Distribuer des brochures qui fournissent une information complète sur les infarctus du myocarde.
   4. Organiser une activité de jeu de rôle pour les membres du groupe afin de démontrer ce qui se passe pendant une crise cardiaque.

2. L'infirmière auxiliaire effectue une évaluation de la santé de chacun des hommes, dont beaucoup sont obèses. Laquelle des évaluations suivantes est la plus révélatrice d'un diagnostic d'obésité?

   1. Le rapport taille-hanche
   2. Le rapport entre le poids corporel total et la taille
   3. Un poids au-dessus du 85$^e$ centile sur les graphiques de croissance standard des adultes
   4. Le poids hydrostatique

3. L'infirmière auxiliaire renseigne un client sur les régimes alimentaires propices à la santé du cœur. Quelle recommandation l'infirmière devrait-elle inclure dans l'enseignement?

   1. « On peut consommer des jus de fruits comme alternative aux fruits. »
   2. « Votre assiette doit contenir une moitié de légumes et de fruits, un quart de grains entiers et un quart de protéines. »
   3. « Choisissez plus souvent des aliments ultra transformés. »
   4. « Remplacez les glucides complexes par des glucides simples. »

4. Plusieurs membres du groupe présentent de l'hypertension. L'infirmière auxiliaire fournit des conseils nutritionnels concernant la réduction de leur apport alimentaire en sodium. Laquelle des recommandations suivantes offrirait le conseil le plus efficace pour contrôler la consommation de sel?

   1. « Utilisez un substitut de sel. »
   2. « Lisez les étiquettes nutritionnelles de tous les aliments que vous achetez. »
   3. « Évitez d'ajouter du sel lors de la cuisson. »
   4. « N'achetez que des aliments dont les réclames indiquent qu'ils ont une teneur réduite en sodium. »

5. L'infirmière auxiliaire fait participer les hommes à leur apprentissage actif en leur demandant d'évaluer divers menus. Lequel des menus suivants devraient-ils choisir comme le meilleur repas à faible teneur en sodium et en calories?

   1. Steak de saumon au citron, patate douce cuite au four et salade verte avec vinaigrette
   2. 250 g de pâtes avec sauce tomate, petit pain de blé entier et salade avec vinaigrette faible en calories
   3. Poisson pané sur petit pain multigrains avec sauce tartare et fèves au lard
   4. Omelette au jambon et fromage, salade d'avocat et bouillon de poulet

FIN DU CAS 1

### CAS 2

*M. Poulos, âgé de 80 ans, présente une cellulite périorbitaire de l'œil gauche et a besoin d'antibiotiques intraveineux (IV). Une canule sodique a été insérée à la salle d'urgence, et les services de soins après congé ont pris des dispositions pour qu'il reçoive des soins infirmiers à domicile deux fois par jour afin de lui administrer des perfusions de médicament et de surveiller la cellulite.*

LES QUESTIONS 6 à 12 portent sur ce cas.

6. L'infirmière auxiliaire des soins à domicile rend visite à M. Poulos. Après s'être présentée, laquelle des actions suivantes devrait-elle ensuite effectuer?

   1. Se laver les mains.
   2. Examiner la canule sodique.
   3. Vérifier les médicaments.
   4. Évaluer la cellulite.

7. La pharmacie a préparé des seringues prédosées d'antibiotiques. Laquelle des mesures suivantes est la responsabilité des infirmières appropriée pour l'administration des seringues prédosées?

   1. L'infirmière auxiliaire doit appeler le pharmacien pour confirmer le médicament et la posologie.
   2. L'infirmière auxiliaire n'est pas autorisée à administrer des seringues préparées par un autre prestataire de soins de santé.
   3. L'infirmière auxiliaire doit exercer ses droits de l'administration des médicaments.
   4. L'infirmière auxiliaire doit s'assurer que l'étiquetage de la seringue correspond à l'ordonnance du médecin.

8. L'œil de M. Poulos est enflé et irrité et un exsudat qui forme une croûte s'en échappe. Il demande à l'infirmière auxiliaire ce qu'il peut faire pour se soulager. Laquelle des mesures suivantes serait la plus efficace?

   1. Appliquer une compresse froide toutes les 4 heures.
   2. Appliquer une compresse chaude au besoin.
   3. Porter des lunettes de soleil pour protéger son œil contre la lumière.
   4. Garder l'œil fermé en tout temps à l'aide d'un pansement.

9. M. Poulos vit seul dans sa propre maison. La cellulite affecte sa vision, et il a du mal à voir. Quelle question l'infirmière auxiliaire devrait-elle lui poser?

   1. « Avez-vous de la famille pour vous aider? »
   2. « Aimeriez-vous obtenir de l'aide ménagère pour vous aider dans vos activités quotidiennes? »
   3. « Pouvez-vous cuisiner vos repas et nettoyer la maison? »
   4. « Comment gérez-vous la préparation des repas et vos tâches ménagères? »

10. L'un des antibiotiques administrés à M. Poulos est la vancomycine. L'infirmière auxiliaire sait que l'administration de la vancomycine nécessite qu'on obtienne une confirmation de la présence de niveaux sériques thérapeutiques, ce qui n'a pas été prescrit par le médecin. Dans cette situation, quelle est la responsabilité de l'infirmière auxiliaire?

   1. Communiquer avec le médecin pour discuter d'une ordonnance de l'analyse des taux de vancomycine.

   2. Prélever le sang de M. Poulos pour mesurer les taux de vancomycine.
   3. Demander à M. Poulos de se rendre à un laboratoire communautaire afin qu'on lui prélève du sang pour analyser les taux.
   4. Consulter le chef d'équipe des soins infirmiers au sujet des mesures les plus appropriées à prendre.

11. Lors de la visite suivante de l'infirmière auxiliaire, M. Poulos indique qu'il sent des démangeaisons au bras près du site d'insertion de la canule sodique. Laquelle des mesures suivantes l'infirmière auxiliaire doit-elle prendre de façon prioritaire?

   1. Arrêter la perfusion.
   2. Vérifier ses informations sur les médicaments pour connaître les effets indésirables des antibiotiques.
   3. Vérifier l'étiquetage sur les seringues pour s'assurer que le médicament et la dose administrés sont exacts.
   4. Évaluer le site d'insertion.

12. M. Poulos a reçu les antibiotiques pendant 7 jours et est maintenant asymptomatique. Le médecin détermine qu'il n'aura pas besoin de 10 jours de traitement. Il reste 6 seringues prédosées. Quel conseil l'infirmière auxiliaire doit-elle préférablement donner à M. Poulos sur la façon de se départir des seringues non utilisées?

   1. « Vous devriez jeter les seringues à la poubelle. »
   2. « Vous devriez vider les seringues dans un évier. »
   3. « Vous devriez renvoyer les seringues à la pharmacie. »
   4. « Je les prendrai et je vous en débarrasserai. »

FIN DU CAS 2

## CAS 3

*Plusieurs clients d'une unité chirurgicale commencent à fréquemment avoir des selles aqueuses et incontrôlables. Le spécialiste de la prévention des infections à l'hôpital pense qu'il pourrait s'agir d'une éclosion de Clostridium difficile. Mme Patel, qui en est à son premier jour après une intervention chirurgicale majeure, compte parmi les clients touchés.*

LES QUESTIONS 13 à 15 portent sur ce cas.

13. L'infirmière auxiliaire doit prélever un échantillon de selles de Mme Patel afin de l'analyser pour détecter la toxine du *Clostridium*. Comment l'infirmière auxiliaire doit-elle correctement prélever l'échantillon?

   1. Faire déféquer Mme Patel dans un contenant d'échantillons.
   2. Recueillir les selles excrétées dans un bassin de lit propre ou une serviette d'incontinence.
   3. Obtenir un échantillon de selles après que Mme Patel a déféqué dans les toilettes.

4.    Appliquer une couche d'incontinence pour adultes à Mme Patel.

14.    Mme Patel est très faible et continue à avoir des épisodes de diarrhée aqueuse à toutes les 1 à 2 heures. Que doit évaluer l'infirmière auxiliaire en premier, parmi les préoccupations suivantes?

1.    Le déséquilibre liquidien et électrolytique
2.    Le risque d'infection systémique
3.    L'excoriation périanale
4.    La décompensation cardiovasculaire

15.    Mme Patel observe des pratiques d'hygiène particulières. Dans sa culture, la main gauche sert à effectuer les tâches impures. Comment l'infirmière auxiliaire fournirait-elle des soins respectueux de la culture pour Mme Patel?

1.    Permettre à Mme Patel de guider l'infirmière auxiliaire dans la pratique de l'hygiène.
2.    Demander à Mme Patel d'effectuer elle-même ses soins d'hygiène personnelle après chaque selle.
3.    Utiliser sa main droite pour tenir le bassin de lit et la gauche pour nettoyer la zone périanale.
4.    Se laver les mains avant de toucher à Mme Patel.

FIN DU CAS 3

## CAS 4

*Une infirmière auxiliaire travaille dans une unité post-partum et fournit du soutien à l'allaitement aux mères et aux familles.*

LES QUESTIONS 16 à 19 portent sur ce cas.

16.    Mme Bunik demande à l'infirmière auxiliaire si sa capacité d'allaiter sera réduite par la petitesse de ses seins. Laquelle des réponses suivantes serait la plus appropriée de la part de l'infirmière auxiliaire?

1.    « Tout le monde peut réussir à allaiter. »
2.    « L'allaitement semble vous préoccuper. »
3.    « La taille de vos seins ne modifiera en rien votre production de lait. »
4.    « La quantité de graisse et de tissu glandulaire dans les seins détermine la quantité de lait produite. »

17.    Mme Akan dit à l'infirmière auxiliaire : « J'attendrai que ma production de lait soit amorcée pour commencer à allaiter. » Que doit faire l'infirmière auxiliaire en premier lieu?

1.    Évaluer les facteurs culturels qui influencent les pratiques d'allaitement.
2.    Demander à M. Akan d'apporter du lait maternisé et des biberons pour le bébé.
3.    Informer Mme Akan sur les avantages de l'allaitement maternel exclusif.
4.    Consulter la spécialiste en allaitement.

18.    Mme Clarke se plaint de graves douleurs utérines lors du début de l'allaitement de son nouveau-né. Pour réduire son inconfort, quelle serait l'action infirmière la plus appropriée?

1.    Appliquer un sac de glace sur son dos.
2.    La placer en position couchée sur le dos.
3.    Lui recommander de fléchir ses genoux.
4.    Appliquer un coussin chauffant sur la partie inférieure de l'abdomen.

19.    L'infirmière auxiliaire informe M. et Mme Corrigan sur l'allaitement maternel. Parmi les phrases suivantes, laquelle indique que Mme Corrigan a compris l'information?

1.    « Mon bébé devrait allaiter sur demande, au moins huit fois par période de 24 heures. »
2.    « Je devrais consommer 1 000 calories de plus par jour pendant que j'allaite. »
3.    « Je devrais combiner l'allaitement maternel avec l'alimentation au lait maternisé pendant la première semaine. »
4.    « Mon bébé n'aura pas besoin de suppléments de vitamine D tant qu'il allaitera. »

FIN DU CAS 4

## CAS 5

*Une infirmière auxiliaire travaillant dans une clinique pédiatrique communautaire est responsable d'effectuer des évaluations de santé et de l'enseignement aux parents.*

LES QUESTIONS 20 à 24 portent sur ce cas.

20.    Un père demande pourquoi sa fille de 14 mois doit se faire vacciner contre la rubéole. Laquelle des réponses suivantes de l'infirmière auxiliaire fournit des renseignements exacts?

1.    « Parce que la rubéole est une maladie grave dans l'enfance. »
2.    « Pour empêcher les femmes enceintes de contracter la rubéole. »
3.    « Parce que c'est la loi au Canada. »
4.    « Pour éviter que votre fille ne subisse des effets secondaires graves, comme l'encéphalite, qui peuvent survenir avec la rubéole. »

21.    L'un des vaccins systématiques administrés aux nourrissons est le vaccin contre *Haemophilus influenzae* de type B (Hib). Pourquoi administre-t-on le vaccin anti-Hib aux nourrissons?

1.    Il réduit l'incidence de la méningite.
2.    Il élimine le risque de grippe.
3.    Il empêche les nourrissons de contracter l'hépatite.
4.    Il augmente le système immunitaire général du nourrisson.

22. L'infirmière auxiliaire évalue la santé d'un garçon de 1 an. Elle prend ses signes vitaux, y compris sa tension artérielle. Laquelle des lectures suivantes correspond à une tension artérielle normale chez un enfant de 1 an?

    1. 65/40 mm Hg
    2. 90/52 mm Hg
    3. 109/64 mm Hg
    4. 120/70 mm Hg

23. Les parents de Ravi, âgé de 19 mois, demandent à l'infirmière auxiliaire ce qu'ils doivent faire s'il présente de la fièvre. Comment l'infirmière auxiliaire peut-elle mieux conseiller les parents?

    1. « Si sa température est supérieure à 38 °C, vous devriez l'emmener chez le médecin. »
    2. « Si sa température est supérieure à 39 °C, vous devriez lui administrer de l'ibuprofène sous forme liquide et éponger sa peau avec de l'alcool. »
    3. « La fièvre ne doit pas nécessairement être traitée, mais si Ravi ne se sent pas bien, vous pouvez lui donner de l'acétaminophène sous forme liquide en suivant les instructions inscrites sur la boîte. »
    4. « Si la fièvre dure plus de 24 heures, vous devriez consulter votre médecin. »

24. L'infirmière auxiliaire conseille les parents de Yuri, âgé de 12 mois, sur l'alimentation et la nutrition. Lequel des aliments suivants serait la meilleure source de fer pour Yuri?

    1. Le lait
    2. L'agneau
    3. Le jus d'orange
    4. Les céréales enrichies de minéraux

FIN DU CAS 5

## CAS 6

*On doit mener une investigation pour Mme Blackhawk, une femme de 27 ans et mère de deux jeunes enfants, car elle présente de la faiblesse aux bras et aux jambes, un brouillement de la vision, des acouphènes et une augmentation de sa labilité émotionnelle. Elle a été transférée de sa petite collectivité du Nord à un centre de santé régional.*

LES QUESTIONS 25 à 27 se portent sur ce cas.

25. Mme Blackhawk doit subir un certain nombre de tests pour établir un diagnostic. Elle commence à pleurer, disant à l'infirmière auxiliaire que sa famille lui manque et qu'elle s'inquiète de la façon dont son mari et ses enfants se débrouilleront sans elle. Laquelle des réponses suivantes de l'infirmière auxiliaire serait la plus thérapeutique?

    1. « Je suis sûre que votre mari saura se débrouiller. Nous ne donnons pas toujours aux pères le crédit qu'ils méritent. »
    2. « Je comprends que vous soyez troublée. Vous aimeriez peut-être parler de vos préoccupations à un aumônier. »
    3. « Nous pourrions possiblement demander à votre mari de vous appeler tous les soirs avant que les enfants ne se couchent afin de vous permettre de leur parler. »
    4. « Je comprends à quel point cela doit être difficile pour vous, mais en ce moment, vous devez vous concentrer sur votre propre santé. »

26. Un diagnostic de sclérose en plaques (SP) primaire récurrente est établi chez Mme Blackhawk. Déprimée par son diagnostic, elle demande à l'infirmière auxiliaire si celle-ci pense qu'elle vivra suffisamment longtemps pour voir ses enfants à l'âge adulte. Laquelle des réponses suivantes de l'infirmière auxiliaire serait à la fois honnête et thérapeutique?

    1. « Il est possible que vous viviez suffisamment longtemps pour les voir à l'adolescence. »
    2. « La progression de la maladie diffère chez chaque personne, et grâce à de nouveaux médicaments et thérapies, vous pourriez être en bonne santé pendant de nombreuses années. »
    3. « Je ne suis pas à l'aise de vous donner une approximation de votre espérance de vie. »
    4. « Ne vous inquiétez pas à ce sujet. Je suis persuadée que vous avez encore longtemps à vivre. »

27. Mme Blackhawk dit à l'infirmière auxiliaire qu'en raison de sa maladie, elle s'est souvent sentie trop fatiguée pour préparer le souper pour sa famille. Ils mangent des repas-minute, et elle s'inquiète des effets que cela a sur sa propre santé et sur celle de sa famille. Laquelle des réponses infirmières suivantes serait la plus thérapeutique?

    1. « Il est important que votre alimentation comprenne des fibres pour éviter la constipation. »
    2. « Votre mari et vos enfants pourraient peut-être vous aider à préparer les repas. »
    3. « En ce qui a trait aux enfants, ils iront bien tant qu'ils boiront du lait et auront des protéines à manger. »
    4. « Vous devez cesser de manger des repas-minute parce que leur valeur nutritive est faible. »

FIN DU CAS 6

## CAS 7

*M. Bricker, âgé de 79 ans, a été admis à l'unité médicale pour évaluer sa faiblesse. Il a récemment complété un cycle de chimiothérapie pour le traitement d'une leucémie.*

LES QUESTIONS 28 à 31 portent sur ce cas.

28. Les résultats des analyses de laboratoire indiquent que M. Bricker est neutropénique. Cet état le prédisposerait à présenter laquelle des affections suivantes?

    1. Une infection
    2. Une hémorragie interne
    3. De l'anémie
    4. De l'anorexie

29. M. Bricker a contracté une stomatite. Laquelle des interventions suivantes son infirmière auxiliaire devrait-elle mettre en œuvre?

    1. Un rinçage fréquent de la bouche avec un rince-bouche
    2. L'utilisation d'applicateurs en mousse pour les soins de la bouche
    3. Lui demander de se brosser la bouche trois fois par jour en utilisant une brosse à dents.
    4. Se rincer la bouche avec du peroxyde d'hydrogène qu'il crache ensuite.

30. L'infirmière auxiliaire évalue M. Bricker et découvre un ulcère de pression de stade 2 sur son talon droit. Quelle est l'intervention infirmière prioritaire?

    1. Repositionner le client toutes les 4 heures.
    2. Prescrire le repos au lit.
    3. Changer le pansement fréquemment.
    4. Organiser une évaluation nutritionnelle par une diététiste.

31. M. Bricker a décidé qu'il ne voulait pas recevoir d'autres traitements médicaux. Il demande à l'infirmière auxiliaire de l'aider à prendre des dispositions pour obtenir l'aide médicale à mourir (AMM). Laquelle des réponses suivantes de l'infirmière serait la plus thérapeutique?

    1. « Je pourrais demander à votre femme de venir ici et vous pourrez en parler avec elle. »
    2. « Vous êtes grandement préoccupé, je vais vous référer au travailleur social. »
    3. « Je ferai savoir à votre médecin que vous aimeriez discuter de l'aide médicale à mourir. Y a-t-il autre chose qui pourrait vous être utile en ce moment? »
    4. « Je sais que la chimiothérapie a été difficile, mais il y a d'autres options de traitement dont vous pouvez discuter avec votre oncologue. »

FIN DU CAS 7

## CAS 8

*Une infirmière auxiliaire travaillant dans un établissement qui offre des traitements par électrochocs prépare M. Ahmed à son premier traitement.*

LES QUESTIONS 32 à 34 portent sur ce cas.

32. De quels renseignements l'infirmière auxiliaire doit-elle s'assurer que M. Ahmed est informé avant l'électrochoc?

    1. « Le sommeil sera induit afin que vous ne sentiez pas l'électrochoc. »
    2. « Le traitement provoquera un certain degré de perte de mémoire permanente. »
    3. « L'électrochoc peut être effrayant; il est donc préférable de ne pas poser de questions. »
    4. « Grâce aux nouvelles méthodes d'administration, le traitement est totalement sûr. »

33. Laquelle des déclarations suivantes de l'infirmière auxiliaire au sujet de l'électrochoc peut aider à réduire l'anxiété de M. Ahmed?

    1. « Les traitements vous aideront à vous sentir mieux. »
    2. « Vous ne serez pas seul pendant le traitement. »
    3. « Une période d'amnésie suivra l'électrochoc. »
    4. « Vous n'avez pas à vous inquiéter. »

34. Quelle intervention infirmière serait la plus appropriée après que M. Ahmed se soit réveillé de son premier électrochoc?

    1. Lui apporter un plateau-repas.
    2. Lui indiquer où il est, quelle heure il est et lui dire qu'on vient de lui administrer un traitement d'électrochoc.
    3. Le faire sortir du lit dès que possible et le réintégrer aux activités habituelles de l'unité.
    4. Prendre sa tension artérielle et son pouls toutes les 5 minutes jusqu'à ce qu'il soit complètement éveillé.

FIN DU CAS 8

## CAS 9

*Mme Da Costa, âgée de 64 ans, a été admise dans une unité respiratoire alors qu'elle présente des symptômes de dyspnée et d'oppression thoracique. Un diagnostic provisoire de maladie pulmonaire obstructive chronique (MPOC) est posé.*

LES QUESTIONS 35 à 37 portent sur ce cas.

35. Mme Da Costa doit passer un certain nombre de tests diagnostiques. Lequel des tests suivants servirait mieux à établir le diagnostic de la MPOC?

    1. Tests de fonction pulmonaire
    2. Gaz sanguins artériels
    3. Électrocardiographie
    4. Radiographie des poumons

36. Mme Da Costa fume la cigarette depuis plus de 30 ans. Son taux de saturation en oxygène est de 89 %. Comment l'infirmière auxiliaire doit-elle interpréter cette lecture?

1. Ce taux est légèrement faible, mais compte tenu de l'âge de la cliente, il est acceptable.
2. Ce taux peut être normal pour une cliente atteinte de MPOC.
3. Ce taux indique qu'on devrait commencer immédiatement à administrer de l'oxygénothérapie.
4. Ce taux est normal pour une cliente dyspnéique.

37. Mme Da Costa est très inquiète à l'idée de pratiquer de l'exercice. Parmi les mesures suivantes prises par l'infirmière auxiliaire, laquelle diminuerait le plus efficacement son niveau d'anxiété?

    1. Expliquer en détail les raisons et la portée du programme d'exercices.
    2. Veiller à ce que Mme Da Costa possède un dispositif d'oxygénation portatif et des chaussures appropriées.
    3. Marcher avec Mme Da Costa pour l'aider à maintenir un rythme approprié et à accroître sa confiance.
    4. Demander au médecin de prescrire un médicament anxiolytique léger.

FIN DU CAS 9

## CAS 10

*Mme Jansen est admise à l'hôpital en raison d'une poussée de colite ulcéreuse grave et aiguë.*

LES QUESTIONS 38 à 41 portent sur ce cas.

38. Lequel des signes suivants est une manifestation clinique courante de la colite ulcéreuse?

    1. La constipation
    2. La diarrhée sanglante
    3. La perte de poids
    4. Les vomissements de matières semblables au marc de café

39. L'état de Mme Jansen se détériore. Elle devient agitée, sa peau est pâle et ses signes vitaux sont instables. Laquelle des mesures suivantes l'infirmière auxiliaire doit-elle instaurer de façon prioritaire?

    1. Consulter l'inf. aut.
    2. Établir une ligne IV secondaire.
    3. Évaluer la production d'urine.
    4. Insérer une canule oropharyngée.

40. Mme Jansen passe plusieurs jours aux soins intensifs et a besoin d'une intervention chirurgicale pour traiter une perforation du côlon. Elle revient à l'unité munie d'une iléostomie. Laquelle des manifestations suivantes au niveau de la stomie serait la plus préoccupante pour l'infirmière auxiliaire?

    1. Un œdème modéré
    2. Un léger saignement au toucher

3. L'écoulement de selles liquides
4. Une couleur violet foncé

41. Mme Jansen pose de nombreuses questions sur la façon dont l'iléostomie affectera ses activités quotidiennes, sur la façon de gérer les odeurs et sur le type de vêtement qui cachera le mieux le dispositif extérieur. Laquelle des actions suivantes de l'infirmière auxiliaire serait la plus appropriée?

    1. Recommander des changements fréquents du dispositif et le port de vêtements amples.
    2. Lui recommander de consulter le stomathérapeute et lui fournir de l'information sur un groupe de soutien local pour les clients stomisés.
    3. Prendre note de ses préoccupations et les signaler au médecin.
    4. La rassurer et lui expliquer qu'elle apprendra au fil du temps à faire face aux problèmes associés à la stomie.

FIN DU CAS 10

## CAS 11

*M. Donny, âgé de 21 ans, est admis à l'hôpital pour traiter une blessure par balle au fémur droit. Parce que la blessure est survenue lors d'un vol à main armée, il est menotté au lit et surveillé par deux policiers. M. Donny ne parle pas le français.*

LES QUESTIONS 42 à 44 portent sur ce cas.

42. On doit nettoyer la blessure de M. Donny. Son infirmière auxiliaire parle la même langue que M. Donny, mais l'un des policiers lui a indiqué dit qu'elle ne devait pas communiquer avec M. Donny dans cette langue. Laquelle des mesures initiales suivantes serait la plus appropriée de la part de l'infirmière auxiliaire?

    1. Se conformer aux directives du policier et ne pas parler à M. Donny.
    2. Informer les policiers qu'elle expliquera à M. Donny le nettoyage de la plaie dans sa langue.
    3. Consulter les politiques de l'agence pour savoir comment se comporter.
    4. Expliquer le traitement de la plaie à M. Donny en français.

43. Les médias accordent beaucoup d'attention au vol à main armée et à l'état de M. Donny. L'unité reçoit de nombreux appels téléphoniques et l'infirmière auxiliaire doit savoir comment leur répondre. Que doit envisager en premier lieu l'infirmière auxiliaire dans cette situation?

    1. Les infirmières ne sont pas autorisées à parler d'un client avec les médias.
    2. On doit consulter le client afin de connaître ses souhaits au sujet de la divulgation d'information aux médias.

3. Les porte-paroles de l'agence ne sont autorisés qu'à confirmer l'admission du client dans l'établissement.

4. La police contrôle les informations qui peuvent être divulguées aux médias.

44. Les deux mains de M. Donny sont menottées à la ridelle du lit. L'infirmière auxiliaire remarque que la peau sous les menottes est éraflée et saigne. Que devrait faire l'infirmière auxiliaire?

1. Demander aux policiers d'enlever les deux menottes afin qu'elle puisse soigner la peau.

2. Prodiguer des soins à la peau pendant que les menottes sont en place.

3. Demander à l'agent de police d'enlever une menotte à la fois et lui prodiguer des soins.

4. Ne pas fournir de soins de la peau à moins que la région ne soit infectée.

FIN DU CAS 11

## CAS 12

*Neville, âgé de 11 ans, est atteint de diabète de type 1. Récemment, sa glycémie a été instable et il est donc admis à l'hôpital.*

LES QUESTIONS 45 à 48 portent sur ce cas.

45. Neville est placé dans une chambre à deux lits. Lequel des enfants suivants serait le meilleur camarade de chambre pour lui?

1. Une jeune fille de 12 ans atteinte de colite
2. Un garçon de 8 ans présentant de l'asthme
3. Une jeune fille de 11 ans dont le fémur est fracturé
4. Un garçon de 10 ans atteint d'arthrite rhumatoïde

46. Lequel des sujets suivants devrait être inclus lors de l'enseignement prodigué à Neville sur son diabète de type 1?

1. « Garde toujours une forme concentrée de glucose à ta disposition. »

2. « Pèse tous tes aliments sur une balance précise mesurant en grammes. »

3. « Les bonbons, les friandises et les repas-minute ne sont pas autorisés dans ton alimentation. »

4. « Mange des craquelins, du fromage ou une pomme si tu te sens étourdi et confus. »

47. Dans le cadre du plan d'enseignement, l'infirmière auxiliaire examinera avec Neville ses besoins en insuline. Au cours duquel des moments suivants la dose d'insuline diminuera-t-elle probablement?

1. Au début de la puberté
2. Lorsqu'une infection est présente

3. Lorsqu'il ressentira un stress émotionnel
4. Lorsqu'il pratique de l'exercice actif

48. L'infirmière auxiliaire enseigne à Neville et à ses parents l'utilisation appropriée d'un stylo à insuline prérempli. Laquelle des déclarations suivantes de sa mère indique un besoin d'enseignement complémentaire?

1. « Je m'assurerai que le type de stylo à insuline correspond à la marque d'insuline commandée. »

2. « Je vais secouer la cartouche d'insuline pour assurer un mélange approprié. »

3. « Je vais amorcer le stylo avec un coup d'amorçage. »

4. « Je vais poursuivre l'injection pendant 10 secondes. »

FIN DU CAS 12

## CAS 13

*On a diagnostiqué un trouble schizophrénique chez M. Gordon, âgé de 36 ans. Il a été admis à l'hôpital parce qu'il vit un épisode psychotique aigu.*

LES QUESTIONS 49 à 51 portent sur ce cas.

49. M. Gordon affirme savoir que la police veut le tuer. Lequel des termes médicaux suivants décrirait le mieux ce que M. Gordon vit?

1. Une illusion
2. Une délusion
3. Pensée autistique
4. Une hallucination

50. M. Gordon refuse toute nourriture parce qu'il croit que celle-ci est empoisonnée. Laquelle des interventions infirmières suivantes serait la plus appropriée?

1. Goûter la nourriture en présence de M. Gordon.

2. Suggérer de lui faire apporter de la nourriture de la maison.

3. Dire à M. Gordon que la nourriture n'est pas empoisonnée.

4. Dire à M. Gordon qu'on commencera à l'alimenter par sonde s'il ne commence pas à manger.

51. L'infirmière auxiliaire demande à M. Gordon pourquoi il craint que sa nourriture soit empoisonnée. Lequel des énoncés suivants serait le plus approprié?

1. « Vous savez vraiment que la nourriture n'est pas empoisonnée, n'est-ce pas? »

2. « Avez-vous l'impression que quelqu'un veut vous empoisonner? »

3. « Votre peur est un symptôme de votre maladie. »

4. « Vous serez en sécurité avec moi. Je ne laisserai personne vous empoisonner. »

FIN DU CAS 13

## CAS 14

*Une infirmière auxiliaire travaille dans un hôpital de réadaptation. Pendant ses jours de congé, elle exploite une entreprise privée qui offre des soins de pieds spécialisés aux personnes vivant à domicile.*

LES QUESTIONS 52 à 56 portent sur ce cas.

52. L'infirmière auxiliaire rend visite à M. et Mme Marsh, un couple de 80 ans qui vit de façon autonome dans leur maison. Lors de la première visite, elle se renseigne sur leurs antécédents médicaux. Parmi les informations suivantes recueillies par l'infirmière auxiliaire, laquelle devrait-elle s'assurer de connaître avant de couper les ongles d'orteils de M. et Mme Marsh?

    1. Tout antécédent de maladie vasculaire périphérique
    2. Toute infection respiratoire récente
    3. Leur état nutritionnel
    4. La présence de signes de démence ou de troubles de la mémoire

53. L'infirmière auxiliaire commence par faire tremper les pieds de M. et Mme Marsh dans des bassins d'eau tiède. Quelle est la principale raison du trempage des pieds avant les soins?

    1. C'est une mesure de confort pour le client.
    2. L'eau amollit les ongles et les cellules épidermiques épaissies.
    3. Le trempage permettra à l'infirmière d'évaluer la circulation sanguine en direction des membres.
    4. Il diminuera l'odeur des pieds des personnes âgées.

54. L'infirmière auxiliaire raccourcit les ongles des orteils du couple. Laquelle des techniques suivantes est la bonne pour le raccourcissement des ongles d'orteil?

    1. Couper les ongles tout droit à l'aide d'un coupe-ongles.
    2. Limer les ongles au moyen d'une lime-émeri.
    3. Couper les ongles en arc autour de l'orteil.
    4. Couper les ongles en utilisant des ciseaux de pédicure aiguisés.

55. M. Marsh demande à l'infirmière auxiliaire pourquoi elle change de gants avant de commencer les soins de pieds de sa femme après avoir terminé les siens. Laquelle des réponses suivantes serait la plus appropriée de la part de l'infirmière auxiliaire?

    1. « Il s'agit d'une ligne directrice sur les bonnes pratiques en matière de soins des pieds. »
    2. « J'ai besoin d'utiliser des gants différents pour vous et votre femme. »
    3. « Je me sens plus à l'aise d'utiliser une paire de gants propres pour chaque client. »
    4. « Les gants préviennent la transmission d'infections fongiques possibles. »

56. L'infirmière auxiliaire se rend compte que bon nombre de ses clients à l'hôpital de réadaptation pourraient tirer avantage de ses services de soins des pieds lorsqu'ils reçoivent leur congé et reviennent chez eux. Quelle serait une façon appropriée et professionnelle de les informer de son entreprise?

    1. Demander à la directrice des soins de son établissement si elle pourrait afficher de l'information sur le babillard de l'unité.
    2. Fournir sa carte de visite aux clients.
    3. Dire aux clients qu'ils auront besoin de soins des pieds à leur retour à la maison et leur donner le numéro de téléphone de son entreprise.
    4. Fournir des soins des pieds aux clients qui sont sur le point d'obtenir leur congé et les informer qu'elle pourrait leur prodiguer les mêmes soins lorsqu'ils seront à la maison.

FIN DU CAS 14

## CAS 15

*M. Morton, âgé de 69 ans, présente des antécédents de maladie rénale chronique (MRC). Il a été admis à l'hôpital pour une aggravation de ses symptômes et est maintenant en phase terminale de sa maladie rénale.*

LES QUESTIONS 57 à 60 portent sur ce cas.

57. Quelle est la principale cause de MRC au Canada?

    1. Le diabète
    2. L'hypertrophie bénigne de la prostate
    3. Les allergies aux médicaments anti-inflammatoires non stéroïdiens
    4. Les maladies cardiovasculaires

58. Les résultats de laboratoire indiquent que M. Morton présente de l'hyperkaliémie. Parmi les manifestations cliniques suivantes, laquelle l'infirmière auxiliaire doit-elle surveiller chez un client qui présente de l'hyperkaliémie?

    1. La polyurie
    2. Les irrégularités du pouls
    3. Les convulsions
    4. L'œdème pulmonaire

59. L'infirmière auxiliaire évalue l'efficacité de l'enseignement médical prodigué à M. Morton au sujet de la pharmacothérapie. Quelle déclaration démontre que M. Morton a amélioré sa compréhension des notions médicales?

1.  Il explique son régime médicamenteux à l'infirmière auxiliaire et indique où il peut trouver des informations et quand il devrait communiquer avec un prestataire de soins de santé avec ses préoccupations.
2.  Il écoute l'infirmière auxiliaire décrire son régime médicamenteux et la remercie de lui avoir transmis ces connaissances.
3.  Il explique son régime de médicaments à l'infirmière auxiliaire et joue un rôle actif dans son apprentissage sur les médicaments prescrits.
4.  Il écoute l'infirmière auxiliaire et décrit son régime médicamenteux et indique qu'il ne comprend pas ce que l'infirmière lui a appris.

60. M. Morton a choisi de commencer une dialyse péritonéale. Nommez un inconvénient majeur de la dialyse péritonéale.

    1.  De fortes fluctuations de la tension artérielle
    2.  Les fréquents déséquilibres électrolytiques
    3.  Le risque de péritonite
    4.  Le risque d'hépatite

FIN DU CAS 15

## CAS 16

*M. Stein, âgé de 26 ans, a des antécédents de trouble bipolaire et subit un épisode maniaque. Il a été admis à l'hôpital en raison d'une hyperactivité grandissante et d'un comportement erratique.*

LES QUESTIONS 61 à 64 portent sur ce cas.

61. M. Stein parle fort et bruyamment et il est perturbateur dans le salon des clients. L'infirmière auxiliaire lui dit qu'il doit rester tranquille, sinon il sera placé en isolation. Quelles sont les implications juridiques de cette situation?

    1.  La déclaration de l'infirmière auxiliaire constitue une menace.
    2.  L'isolation est justifiée pour la protection de M. Stein lui-même.
    3.  Le comportement de M. Stein est prévisible et on ne doit pas lui porter attention.
    4.  En raison de sa maladie, on ne peut tenir M. Stein responsable de ne pas avoir compris les consignes.

62. Pendant que l'infirmière auxiliaire discute avec M. Stein dans le salon du client, il continue à agir de façon dérangeante et commence à utiliser un langage blasphématoire et vulgaire. Comment l'infirmière auxiliaire devrait-elle réagir?

    1.  Lui demander de quitter le salon afin qu'il ne dérange pas les autres clients.
    2.  Inciter avec tact les autres clients à lui démontrer collectivement que son comportement est répréhensible.

3.  Refuser de converser avec à M. Stein lorsqu'il parle de cette façon.
4.  Demander à M. Stein de réduire la vulgarité dans son langage, mais continuer la conversation.

63. Ce soir-là, M. Stein agresse physiquement un autre client de l'unité. Quelle précaution du personnel infirmier aurait été la plus appropriée pour prévenir cette situation?

    1.  M. Stein aurait dû être sous sédation par des tranquillisants parce qu'on savait qu'il présentait un comportement erratique.
    2.  M. Stein aurait dû être placé sous contentions en raison de ses antécédents d'hyperactivité.
    3.  M. Stein aurait dû être placé dans une unité sécurisée et séparée, plutôt que dans une salle ouverte, en raison de son comportement perturbateur.
    4.  Le personnel infirmier aurait dû observer le client attentivement parce qu'il savait que le comportement de M. Stein était instable.

64. Deux jours plus tard, M. Stein demande à être autorisé à aller au centre-ville pour faire des courses. Étant donné qu'il a été admis contre sa volonté et qu'il n'est pas légalement autorisé à quitter l'établissement, laquelle des déclarations suivantes de l'infirmière auxiliaire serait la meilleure réponse?

    1.  « Vous n'êtes pas assez stable pour quitter l'unité. »
    2.  « Vous devrez demander l'autorisation à votre médecin. »
    3.  « Pas tout de suite. Je ne dispose pas d'un membre du personnel pour vous accompagner. »
    4.  « Vous n'êtes pas autorisé à quitter l'unité. De quoi avez-vous besoin? »

FIN DU CAS 16

## CAS 17

*M. Atkinson se présente à la clinique de santé parce qu'il a subi des épisodes de douleurs épigastriques et d'inconfort au dos après les repas. Il fume 10 cigarettes par jour et consomme 2 boissons alcoolisées la plupart des jours.*

LES QUESTIONS 65 à 70 portent sur ce cas.

65. M. Atkinson doit passer un repas baryté comprenant une gorgée barytée. Après le test, lequel des éléments suivants l'infirmière auxiliaire doit-elle réviser avec M. Atkinson de façon prioritaire?

    1.  Il doit immédiatement signaler toute nausée après le test.
    2.  Ses selles peuvent être incolores jusqu'à 72 heures après l'intervention.
    3.  Il n'y a pas de restrictions sur l'alimentation ou l'apport en liquides après le test.
    4.  Elle l'encouragera à augmenter son apport en liquides après le test.

66. On diagnostique un ulcère gastroduodénal chez M. Atkinson. Quelle information l'infirmière auxiliaire doit-elle inclure de façon prioritaire lors de sa formation et de celle de sa famille sur les ulcères gastroduodénaux?

    1. Le tabagisme favorise le développement de l'ulcère et retarde sa guérison.
    2. Évitez de prendre de l'AAS (aspirine) ou des AINS avec des jus de fruits acides.
    3. Élevez la tête du lit sur des blocs de 10 à 15 cm.
    4. Lisez toutes les étiquettes des médicaments en vente libre afin d'éviter ceux qui contiennent de l'acide lactique et du calcium.

67. Une anémie grave apparaît chez M. Atkinson à la suite de son ulcère gastroduodénal et il est admis à l'hôpital. Indiquez l'intervention infirmière la plus importante.

    1. Surveiller la présence de sang occulte dans les selles.
    2. Prendre les signes vitaux toutes les 8 heures.
    3. Administrer des injections de cobalamine (vitamine B$_{12}$).
    4. Administrer tous les médicaments 1 heure avant l'heure des repas afin de prévenir d'autres saignements.

68. M. Atkinson reçoit une transfusion de culots globulaires. Laquelle des mesures suivantes est une action infirmière importante?

    1. Rester avec lui pendant les 15 premières minutes de la transfusion.
    2. Surveiller ses signes vitaux toutes les 2 heures pendant la transfusion.
    3. S'assurer que la transfusion ne prend pas plus de 6 heures à administrer.
    4. Ralentir le débit de perfusion si du prurit apparaît.

69. Quinze minutes après la transfusion de la deuxième unité de sang, une dyspnée, une toux et une accélération du rythme cardiaque apparaissent chez M. Atkinson. Ces signes sont susceptibles d'être causés par laquelle des affections suivantes?

    1. Une lésion pulmonaire aiguë
    2. De l'hémolyse
    3. Une réaction allergique
    4. Une surcharge circulatoire

70. M. Atkinson dit à l'infirmière auxiliaire qu'il pense ne pas pouvoir faire face à tous les changements de mode de vie nécessaires une fois qu'il aura quitté l'hôpital. Comment l'infirmière auxiliaire devrait-elle réagir?

    1. Aider M. Atkinson à identifier certaines méthodes d'adaptation qu'il a précédemment employées.
    2. Lui fournir le numéro de téléphone de certaines ressources communautaires.

    3. Rassurer M. Atkinson en lui disant que sa famille l'aidera.
    4. Consulter le médecin au sujet de médicaments anxiolytiques.

FIN DU CAS 17

## CAS 18

*Mme Connor est revenue d'un séjour de vacances en Amérique centrale il y a 2 semaines. Elle se rend dans une clinique de santé locale parce qu'elle présente des nausées et une grande fatigue. Sa température est de 37,9 °C.*

LES QUESTIONS 71 à 75 portent sur ce cas.

71. L'évaluation effectuée par l'infirmière auxiliaire indique que Mme Connor pourrait avoir contracté l'hépatite A. Laquelle des manifestations suivantes est suggestive de l'hépatite A?

    1. Des nausées et de la douleur au quadrant supérieur droit
    2. De la douleur au flanc droit accompagnée de faim
    3. De l'hypotension et de la bradycardie
    4. De la confusion et de l'hypothermie

72. On confirme que Mme Connor a contracté l'hépatite A. Elle demande à l'infirmière auxiliaire si cela signifie qu'elle devra être hospitalisée. Laquelle des réponses suivantes sera la plus complète?

    1. « L'hospitalisation et l'isolement seront nécessaires jusqu'à ce que le stade contagieux soit terminé. »
    2. « L'hospitalisation ne sera pas nécessaire, mais la quarantaine à votre domicile le sera. »
    3. « L'hospitalisation n'est pas nécessaire à moins que vous ne soyez incapable de prendre soin de vous-même ou que vous ne présentiez une incontinence fécale. »
    4. « Il n'y a pas d'autres restrictions spéciales que les précautions entériques, que je vous expliquerai. »

73. Mme Connor demande à l'infirmière auxiliaire si cette infection causera des dommages permanents au foie. Laquelle des réponses suivantes de l'infirmière auxiliaire serait la plus appropriée?

    1. « Après avoir contracté l'hépatite A, la fonction hépatique normale devrait revenir sans aucune complication. »
    2. « Comme pour toutes les formes d'hépatite, des dommages hépatiques à long terme se produiront. »
    3. « Vous n'aurez pas de dommages au foie à condition de respecter le régime alimentaire spécial et de ne boire de l'alcool qu'avec modération. »
    4. « Le médicament qui vous sera prescrit préviendra les dommages au foie. »

74. Les clients atteints d'hépatite sont souvent anorexiques. Laquelle des recommandations alimentaires suivantes l'infirmière auxiliaire devrait-elle suggérer à Mme Connor?

    1. « Mangez un régime à forte teneur en glucides et limitez votre apport en protéines. »
    2. « Vous aurez besoin de suppléments alimentaires pendant un certain nombre de semaines. »
    3. « Prenez plusieurs petits repas par jour comprenant des aliments que vous aimez. »
    4. « Mangez votre repas le plus riche en nutriments le matin, lorsque vous n'êtes pas aussi nauséeuse. »

75. Laquelle des mesures suivantes aurait été la plus efficace pour empêcher Mme Connor de contracter l'hépatite virale A ou B?

    1. L'hygiène des mains
    2. Une bonne hygiène personnelle
    3. Une immunisation préventive
    4. L'assainissement de l'environnement

FIN DU CAS 18

## CAS 19

*Kofi, âgé de 7 ans, est atteint d'anémie falciforme et a été admis à l'hôpital pendant une crise vaso-occlusive.*

LES QUESTIONS 76 à 79 se portent sur ce cas.

76. Kofi doit recevoir 3 000 ml de liquides IV pendant un quart de travail de 12 heures. En utilisant un ensemble IV minidrip, avec un taux d'administration de 60 gouttes/ml, quel devrait être le débit de la perfusion IV?

    1. 25 gouttes/h
    2. 36 ml/min
    3. 250 ml/h
    4. 360 gouttes/h

77. Lorsque l'infirmière auxiliaire examine Kofi pendant la nuit, elle découvre qu'il a mouillé le lit. Que devrait faire l'infirmière auxiliaire?

    1. Demander à Kofi de l'aider à refaire le lit.
    2. Dire doucement à Kofi qu'il est trop vieux pour avoir des « accidents ».
    3. Demander à Kofi d'enfiler un pantalon d'incontinence.
    4. Changer les vêtements et la literie de Kofi et l'aider à retourner au lit.

78. Les parents de Kofi sont bouleversés et disent à l'infirmière auxiliaire: « Nous n'aurions jamais dû avoir Kofi. Nous lui avons donné cette maladie. » Quelle est la réponse la plus thérapeutique de l'infirmière auxiliaire?

    1. « Il doit être très difficile de voir votre fils souffrir. »
    2. « Vous n'êtes pas responsable de l'anémie falciforme de Kofi. »
    3. « Je comprends ce que vous ressentez. »
    4. « Vos autres enfants ont-ils l'anémie falciforme? »

79. Quelques jours plus tard, Kofi est assez bien pour visiter la salle de jeux de l'hôpital. Lors de jouer au chat avec un autre client, Kofi se plaint d'étourdissements. Comment l'infirmière auxiliaire devrait-elle réagir en premier lieu?

    1. Vérifier son pouls et sa tension artérielle.
    2. Lui demander de s'asseoir.
    3. Demander de l'aide.
    4. L'aider à se rendre dans sa chambre.

FIN DU CAS 19

## CAS 20

*M. Wogan, âgé de 62 ans, reçoit des traitements pour une dépression au cours des 10 dernières années. Il a récemment indiqué à ses amis et sa famille qu'il songeait de plus en plus au suicide. M. Wogan est admis à l'unité psychiatrique d'un hôpital.*

LES QUESTIONS 80 à 83 portent sur ce cas.

80. Laquelle des questions suivantes l'infirmière auxiliaire trouverait-elle la plus utile dans son évaluation du potentiel suicidaire de M. Wogan?

    1. Lui poser des questions sur ses projets d'avenir.
    2. Demander à d'autres clients si M. Wogan a parlé du suicide.
    3. Demander à sa famille si M. Wogan a déjà tenté de se suicider.
    4. Demander à M. Wogan s'il a des pensées suicidaires ou un plan pour se faire du mal.

81. M. Wogan confie à l'infirmière auxiliaire qu'il a un plan pour se suicider. Qu'est-ce qui l'a probablement motivé à se confier à l'infirmière auxiliaire?

    1. Il souhaite effrayer l'infirmière auxiliaire.
    2. Il veut attirer l'attention du personnel.
    3. Il se sent en sécurité et peut communiquer ses sentiments à l'infirmière auxiliaire.
    4. Il a peur de ses propres impulsions et cherche à s'en prémunir.

82. M. Wogan est placé en observation pour prévenir le suicide. Laquelle des mesures suivantes serait le moyen le plus thérapeutique d'assurer sa sécurité?

    1. Ne pas lui permettre de quitter sa chambre.
    2. Enlever tous les objets pointus ou tranchants.

3. Lui donner l'occasion d'exprimer ses sentiments.
4. Affecter un membre du personnel à rester près de lui en tout temps.

83. M. Wogan demande à l'infirmière auxiliaire: « Pourquoi suis-je surveillé jour et nuit, et pourquoi ne suis-je pas autorisé à me déplacer dans l'unité comme je le souhaite? » Laquelle des réponses suivantes serait la meilleure de la part de l'infirmière auxiliaire?

1. « Pour quelle raison pensez-vous être observé? »
2. « Qu'est-ce qui vous fait penser que nous vous observons? »
3. « Nous craignons que vous n'essayiez de vous faire du mal. »
4. « Votre médecin l'a prescrit, et c'est à elle que vous devriez poser des questions à ce sujet. »

FIN DU CAS 20

# CAS 21

*M. Patterson, âgé de 72 ans, fait examiner ses yeux à la clinique ophtalmologique. Il signale qu'il ressent parfois un mal de tête sourd le matin et une légère douleur à l'œil gauche et que sa vision périphérique n'est plus aussi bonne qu'elle l'était.*

LES QUESTIONS 84 à 86 portent sur ce cas.

84. On diagnostique un glaucome à angle ouvert chez M. Patterson. Il dit qu'il pense que son père a également présenté des problèmes aux yeux et qu'il est finalement devenu aveugle. Il demande à l'infirmière auxiliaire si cela va lui arriver. Laquelle des réponses suivantes de l'infirmière auxiliaire serait exacte au sujet du glaucome ?

1. « Grâce au traitement, il est peu probable que vous perdiez la vue. »
2. « Votre vision diminuera avec le temps, surtout la nuit, mais vous ne la perdrez pas complètement. »
3. « Avec ce type de glaucome, il est impossible de dire comment votre vision évoluera. »
4. « Les personnes atteintes de ce type de glaucome perdent généralement la plus grande partie de leur vision au fil du temps. »

85. L'infirmière auxiliaire discute du glaucome avec M. Patterson. Lequel des sujets suivants est le plus important à aborder?

1. La modification de son environnement pour des raisons de sécurité
2. La reconnaissance des signes et des symptômes qui nécessitent des soins médicaux
3. La nécessité d'un strict respect du traitement prescrit
4. Des informations sur la relation entre l'augmentation de la pression oculaire et la vision

86. L'infirmière auxiliaire explique à M. Patterson que le glaucome à angle ouvert est une maladie chronique qui nécessitera un traitement à vie. Laquelle des interventions infirmières suivantes aiderait le mieux M. Patterson à accepter son affection?

1. Planifier plusieurs rendez-vous pour lui prodiguer de l'enseignement médical après l'établissement de son diagnostic.
2. L'encourager à exprimer ses sentiments et ses préoccupations au sujet du glaucome.
3. Lui fournir des ressources Internet pourqu'il se documente sur le glaucome et qu'il communique avec des groupes de soutien.
4. Faire participer sa famille à des discussions sur sa façon de gérer son affection.

FIN DU CAS 21

# CAS 22

*Une infirmière auxiliaire et une infirmière autorisée sont les coanimatrices d'un groupe de clients dans un établissement psychiatrique. L'objectif du groupe thérapeutique est de partager des expériences, d'obtenir le soutien des pairs et de trouver des stratégies efficaces afin de réduire le stress.*

LES QUESTIONS 87 à 90 se portent sur ce cas.

87. Les infirmières rencontrent le groupe pour la première fois. Quelle est la déclaration initiale la plus appropriée de l'infirmière auxiliaire?

1. « Je m'appelle Gabrielle. Je suis infirmière auxiliaire et je serai l'une des dirigeantes de votre groupe. »
2. « Bienvenue dans le groupe. Notre objectif est de vous aider à trouver des stratégies de réduction du stress. »
3. « Bonjour. J'espère que vous pourrez assister à ces réunions tous les matins de 9 h 00 à 10 h 00. »
4. « Commençons par nous communiquer ensemble quelques informations pertinentes sur nous-mêmes. »

88. Les infirmières aimeraient que les membres du groupe commencent à communiquer des informations sur leurs expériences de vie. Laquelle des déclarations suivantes serait la plus propice à amener les membres à entamer le dialogue?

1. « M. Pao, expliquez vos problèmes au groupe. »
2. « Mme Brankston, je pense que vous êtes ici parce que vous êtes héroïnomane. »
3. « Mme Halsey, pourriez-vous amorcer notre discussion en nous décrivant ce qui vous a amené à être admise à l'hôpital? »
4. « Qui aimerait entamer la conversation? »

89. Après plusieurs rencontres, les infirmières commencent à éprouver de la difficulté à gérer le groupe. Les clients arrivent en retard, ne respectent pas l'ordre de parole et s'interrompent mutuellement en parlant. Comment l'infirmière auxiliaire pourrait-elle rétablir l'efficacité dans le groupe?

    1. « Établissons quelques règles de groupe sur la façon dont nous allons faire preuve de respect les uns envers les autres. »
    2. « Je pense que le groupe est inefficace, et nous devons apporter certains correctifs. »
    3. « Pour que le groupe fonctionne, nous devons cesser de nous interrompre les uns les autres. »
    4. « Je suis déçue du manque de soutien dont les membres de ce groupe font preuve les uns envers les autres. »

90. Un jour, après le groupe, une cliente atteinte de dépression dit à l'infirmière auxiliaire que l'idée de prendre des médicaments pour son affection ne lui plaît pas et qu'elle songe à commencer à prendre du millepertuis. Quelle serait la meilleure réponse de l'infirmière auxiliaire?

    1. « Votre dépression est chronique et grave et nécessite des médicaments d'ordonnance. »
    2. « Je vais certainement soutenir votre décision d'utiliser une préparation à base de plantes. »
    3. « J'ai entendu dire que le millepertuis est très efficace dans le traitement de la dépression. »
    4. « Que savez-vous au sujet de l'utilisation du millepertuis pour le traitement de la dépression? »

FIN DU CAS 22

## CAS 23

*M. Desjardins, âgé de 78 ans, a été hospitalisé afin d'obtenir une confirmation d'un diagnostic possible de cancer gastrique.*

LES QUESTIONS 91 à 95 portent sur ce cas.

91. M. Desjardins demande à l'infirmière auxiliaire si son affection est « quelque chose de semblable au cancer ». Laquelle des réponses suivantes de l'infirmière auxiliaire serait la plus appropriée?

    1. « Pensez-vous avoir le cancer? »
    2. « Vous passez des tests pour savoir si votre affection est cancéreuse. Voulez-vous en parler? »
    3. « C'est vraiment une discussion que vous devriez avoir avec votre médecin. »
    4. « Nous attendons toujours les résultats d'un certain nombre de tests, ne vous inquiétez donc pas à ce sujet maintenant. »

92. M. Desjardins subit une résection chirurgicale de l'estomac. En raison de son âge, il peut être prédisposé à laquelle des complications postopératoires suivantes?

    1. L'hémorragie
    2. Les fluctuations de la glycémie
    3. L'insuffisance rénale
    4. Le retard de cicatrisation des plaies

93. Après la chirurgie de M. Desjardins, lequel des facteurs suivants influencerait le plus sa perception de la douleur?

    1. Son âge et son genre
    2. Son état physique général
    3. Son intelligence et son statut économique
    4. Son expérience antérieure et ses valeurs culturelles

94. M. Desjardins doit commencer à marcher le lendemain de sa chirurgie. Parmi ses médicaments, on retrouve du sulfate de morphine. Lorsqu'elle l'aide à sortir du lit, l'infirmière auxiliaire le fait d'abord s'asseoir sur le bord du lit, les pieds pendants. Pourquoi cette mesure est-elle jugée nécessaire?

    1. Parce que le mouvement peut temporairement augmenter sa douleur abdominale
    2. Pour rétablir une circulation adéquate dans ses jambes et ses pieds
    3. Parce qu'il peut présenter une certaine détresse respiratoire secondaire à l'incision abdominale
    4. Parce qu'il peut présenter de l'hypotension posturale après être longtemps resté allongé au lit

95. Deux jours après la chirurgie, M. Desjardins dit à l'infirmière auxiliaire qu'à la marche, il ressent de la douleur au mollet droit. Quelle mesure initiale l'infirmière auxiliaire devrait-elle prendre?

    1. Remettre M. Desjardins au lit.
    2. Aviser le médecin.
    3. Appliquer des compresses chaudes sur la jambe.
    4. Élever sa jambe droite.

FIN DU CAS 23

## CAS 24

*Mme Kovacs, âgée de 84 ans, est atteinte d'arthrose dégénérative. Elle vit seule dans une maison de deux étages. Elle est admise à l'hôpital afin qu'on lui fasse une arthroplastie totale de la hanche droite.*

LES QUESTIONS 96 à 100 portent sur ce cas.

96. Laquelle des affirmations suivantes est vraie de l'arthrose dégénérative?

    1. Elle touche principalement les articulations portantes et peut être asymétrique.
    2. Elle touche principalement les petites articulations et est symétrique.
    3. Le facteur rhumatoïde est positif.
    4. L'épanchement articulaire est fréquent.

97. L'infirmière auxiliaire tourne Mme Kovacs sur le côté et place plusieurs oreillers entre ses jambes afin que toute la longueur du haut de la jambe soit soutenue. Laquelle des raisons suivantes explique la mise en place de ces oreillers?

    1. Pour prévenir la dislocation de la prothèse.
    2. Pour prévenir la formation d'un thrombus dans la jambe.
    3. Pour prévenir les contractures de flexion de l'articulation de la hanche.
    4. Pour éviter que les surfaces de la peau ne se frottent.

98. L'infirmière auxiliaire planifie des interventions infirmières afin de prévenir les complications circulatoires post-chirurgicales. Laquelle des mesures suivantes permettrait le mieux d'atteindre cet objectif?

    1. Tourner la cliente d'un côté à l'autre toutes les 3 heures.
    2. Faire des exercices pour les chevilles et les autres articulations non touchées.
    3. Marcher dès que les effets de l'anesthésie ont disparu.
    4. S'asseoir sur une chaise basse dès que les effets de l'anesthésie ont disparu.

99. L'infirmière auxiliaire discute avec Mme Kovacs de son congé de l'hôpital. Quelle déclaration de Mme Kovacs indique un besoin de formation complémentaire?

    1. « J'utiliserai un siège de toilette surélevé. »
    2. « Il est préférable de me croiser les jambes à la cheville lorsque je suis assise. »
    3. « Le fait de me pencher vers l'avant à la taille pourrait disloquer ma hanche. »
    4. « J'ai besoin de bras sur les chaises pour m'aider à me lever. »

100. Quel plan serait le plus approprié pour s'assurer que Mme Kovacs obtiendra une récupération et des soins postchirurgicaux appropriés?

    1. Vivre chez elle avec le soutien d'aide communautaire bihebdomadaire.
    2. Le transfert dans un établissement de soins de longue durée
    3. Rester hospitalisée à l'hôpital de soins actifs jusqu'à ce qu'elle soit capable de marcher.
    4. Un congé dans un centre de réadaptation

FIN DU CAS 24

## QUESTIONS INDÉPENDANTES

LES QUESTIONS 101 à 200 ne portent pas sur des cas particuliers.

101. M. Megadichan présente cinq ulcères de pression nouvellement acquis pour lesquels le spécialiste des soins des plaies a prescrit un nettoyage et des changements de pansements quotidiens. Les pansements prennent plus d'une heure à changer. L'infirmière auxiliaire de M. Megadichan a un horaire très chargé et n'a pas le temps de faire les pansements. Laquelle des mesures initiales suivantes serait la plus appropriée de la part de l'infirmière auxiliaire?

    1. Laisser le personnel de nuit faire les pansements.
    2. Déléguer les changements de pansement au prestataire de soins non réglementés (PSNR).
    3. Documenter dans le dossier médical de M. Megadichan la raison pour laquelle les pansements n'ont pas été faits.
    4. Consulter des collègues infirmières pour obtenir de l'aide pour les pansements.

102. Une étudiante infirmière auxiliaire qui prend la tension artérielle de M. Camponi enroule le brassard très lâchement autour de son bras parce qu'elle ne veut pas lui faire de mal. Laquelle des conséquences suivantes peut résulter de cette action?

    1. Une lecture faussement basse
    2. Une lecture faussement élevée
    3. Une lecture systolique précise mais une lecture diastolique inexacte
    4. Seuls les premier et dernier bruits de Korotkoff seront entendus.

103. Laquelle des affirmations suivantes sur le consentement éclairé est vraie?

    1. Il incombe au médecin d'obtenir le consentement écrit pour les interventions.
    2. Les infirmières auxiliaires doivent cosigner tous les formulaires de consentement au traitement.
    3. La personne qui effectue la procédure est responsable d'obtenir le consentement verbal ou écrit.
    4. Le consentement est toujours sous forme écrite et signé par le client.

104. Mme Karmally présente un diabète de type 1 mal contrôlé. L'infirmière auxiliaire l'informe sur les complications possibles du diabète. Laquelle des déclarations suivantes indique que Mme Karmally a pleinement compris l'enseignement sur les complications possibles du diabète?

    1. « Je vais prendre rendez-vous avec un ophtalmologiste. »
    2. « Je vais tester mon sang une fois par semaine au moyen d'un glucomètre. »
    3. « Je vais tester mon urine tous les jours pour détecter la présence de cétones. »
    4. « Je vais passer du travail à temps plein à un travail à temps partiel. »

105. Un pronostic de cancer en phase terminale vient d'être annoncé à Mme Walters, âgée de 25 ans. Ce soir-là, une infirmière auxiliaire observe une collègue qui tient la main

de Mme Walters dans le salon des clients. L'infirmière auxiliaire sait que sa collègue est lesbienne. Quelle est la responsabilité de l'infirmière auxiliaire dans cette situation?

1. Signaler le comportement de sa collègue au gestionnaire de l'unité.
2. Discuter avec sa collègue de la possibilité qu'elle ait agi de façon inappropriée.
3. Discuter de l'événement avec Mme Walters.
4. Accepter ce dont elle a été témoin comme un geste thérapeutique et ne prendre aucune mesure.

106. Une infirmière auxiliaire qui travaille à temps plein dans un hôpital de soins actifs et à temps partiel en tant qu'infirmière communautaire a subi une blessure au dos. L'infirmière auxiliaire a demandé des prestations de maladie à son employeur à temps plein, mais a continué de travailler à temps partiel à l'agence communautaire de soins infirmiers. Évaluez ce comportement professionnel.

1. Inconduite professionnelle
2. Incompétence professionnelle
3. Faute professionnelle
4. Manque de responsabilisation

107. Cassandra, âgée de 14 ans, doit subir une excision chirurgicale d'un grain de beauté. Ses parents ne l'ont pas accompagnée au rendez-vous. Cassandra dit à l'infirmière auxiliaire qu'elle signera son propre formulaire d'autorisation pour le traitement. Laquelle des affirmations suivantes est vraie?

1. Cassandra est apte à donner un consentement indépendant dans la mesure où elle comprend le traitement, ses risques et ses avantages.
2. Cassandra n'est pas en mesure de faire un choix mûr ou éclairé.
3. Cassandra est en mesure de donner son consentement volontaire lorsque ses parents ne sont pas disponibles.
4. Cassandra sera probablement incapable de choisir entre des alternatives lorsqu'on lui demandera de donner son consentement.

108. Laquelle des infections suivantes, causées par la levure *Candida albicans*, se produit souvent chez les nourrissons et les personnes immunodéprimées?

1. Le muguet
2. La dysenterie
3. L'impétigo
4. La gale

109. Une infirmière auxiliaire qui a été affectée aux soins d'un client atteint du syndrome d'immunodéficience acquise (sida) demande un changement d'affectation. Elle dit à l'infirmière responsable qu'elle ne souhaite pas s'occuper des clients atteints du VIH (virus de l'immunodéficience

humaine) ou du sida parce qu'ils « sont la propre cause de leurs problèmes ». Laquelle des affirmations suivantes serait vraie dans cette situation?

1. Les infirmières auxiliaires ne peuvent pas faire de discrimination dans la prestation des soins infirmiers.
2. En raison des principes éthiques de l'infirmière auxiliaire, elle devrait être affectée à un autre client.
3. Les infirmières auxiliaires peuvent refuser de s'occuper des clients dont les choix de mode de vie ont causé la maladie et les dépenses qui en découlent pour le système de soins de santé.
4. L'infirmière auxiliaire devrait choisir de travailler dans un domaine où son éthique personnelle n'est pas compromise.

110. Lequel des éléments suivants constitue une influence majeure sur les habitudes alimentaires des enfants qui fréquentent l'école depuis peu d'années?

1. La disponibilité d'un choix d'aliments
2. L'odeur et l'apparence des aliments
3. L'exemple donné par les parents à l'heure des repas
4. Les préférences alimentaires du groupe d'amis

111. Un nourrisson de 10 mois porte une sonde de gastrostomie et reçoit 240 ml de lait maternisé toutes les 4 heures. Parmi les mesures suivantes, laquelle représente l'une des principales responsabilités des soins infirmiers?

1. Ouvrir la sonde 1 heure avant l'alimentation.
2. Placer le nourrisson sur le côté droit après l'alimentation.
3. Donner 10 ml de solution saline normale avant et après l'alimentation.
4. Réchauffer le lait dans un micro-ondes.

112. Une infirmière auxiliaire pratiquant dans le bureau d'un pédiatre examine le dossier de naissance d'un nourrisson amené au bureau pour une évaluation du nouveau-né à l'âge de 2 semaines. Laquelle des données suivantes indique que le nourrisson peut nécessiter une attention particulière?

1. Un poids de 3 000 g à la naissance
2. Un score d'Apgar de 3 à la naissance
3. La positivité du réflexe de Babinski
4. Une fontanelle pulsatile

113. Samantha est une fillette de 10 ans admise à l'hôpital afin qu'elle obtienne une chirurgie orthopédique. La mère de Samantha remet à l'infirmière auxiliaire une bouteille de capsules et dit : « Elles sont destinées au traitement des allergies de Samantha. Voulez-vous assurer qu'elle en prenne une à 9 heures? » Laquelle des réponses suivantes serait la plus appropriée de la part de l'infirmière auxiliaire?

1. « Une capsule à 21 heures? » Bien sûr, je vais la lui donner. »
2. « Avez-vous demandé au médecin si elle devrait la prendre ce soir? »
3. « Samantha ne devrait pas avoir ce médicament avant sa chirurgie. »
4. « Je vais parler des allergies de votre fille à son médecin et lui demander une ordonnance pour l'administration des pilules à Samantha. »

114. Un médecin prescrit de l'atropine 0,3 mg par voie sous-cutanée pour un client en période préopératoire. L'inscription du flacon indique « atropine 0,4 mg/ml. » Quelle est la dose correcte à administrer au client?

    1. 0,12 ml
    2. 0,3 ml
    3. 0,75 ml
    4. 1,2 ml

115. Laquelle des précautions suivantes l'infirmière auxiliaire doit-elle prendre lors de l'administration d'une préparation parentérale de fer?

    1. Appliquer des blocs réfrigérants sur le site après l'injection.
    2. Faire alterner les injections entre les quatre membres.
    3. Masser le site fermement après le retrait de l'aiguille.
    4. Changer les aiguilles après avoir retiré le médicament dans la seringue.

116. Un soir, alors qu'elle fait des tournées dans un établissement de soins de longue durée pour personnes âgées, une infirmière auxiliaire ouvre la porte de la chambre d'un client et le trouve en train d'avoir des relations sexuelles avec une résidente. Laquelle des mesures suivantes serait la plus appropriée de la part de l'infirmière auxiliaire?

    1. Quitter tranquillement la pièce et fermer la porte.
    2. En discuter avec l'équipe infirmière.
    3. Demander aux deux résidents s'ils souhaitent obtenir plus d'intimité.
    4. Prodiguer des conseils aux résidents sur la sexualité chez la personne âgée.

117. Laquelle des étapes suivantes est une manœuvre nécessaire lorsqu'on fait un lit dans lequel se trouve un client?

    1. S'assurer que les deux barrières latérales sont en position élevée avant de tourner le client.
    2. Ajuster la hauteur du lit à une position de travail confortable.
    3. Assembler l'équipement et le placer au bas du lit.
    4. Enlever les draps supérieurs souillés, puis couvrir le client avec une serviette de bain.

118. À la suite d'un avortement spontané, l'infirmière auxiliaire constate que la cliente et son partenaire sont visiblement bouleversés. Le partenaire pleure, et la femme tourne son visage vers le mur et sanglote doucement. Laquelle des déclarations suivantes de l'infirmière auxiliaire serait la plus thérapeutique?

    1. « Je sais que vous êtes troublés maintenant, mais avec un peu de chance, madame deviendra à nouveau enceinte très bientôt. »
    2. « Je vois que vous êtes tous les deux très contrariés. Je vous ai apporté une tasse de café et je serai ici si vous voulez parler. »
    3. « Je comprends ce que vous ressentez, mais vous ne devriez pas être si troublés maintenant. Cela rendra votre récupération plus difficile. »
    4. « Je peux comprendre que vous soyez troublée, mais vous pouvez vous compter chanceuse que cela se soit produit au début de votre grossesse et non après avoir porté le bébé jusqu'à terme. »

119. Une femme souffrant de symptômes de la périménopause demande des informations à l'infirmière auxiliaire sur l'utilisation de suppléments à base de plantes et de produits à base de soja pour atténuer ses symptômes. Comment l'infirmière auxiliaire devrait-elle réagir?

    1. « Il n'est pas prouvé que cela fonctionne. »
    2. « Il vaut mieux prendre les médicaments sous ordonnance. »
    3. « Je vous recommande de prendre ces suppléments naturels plutôt que des médicaments. »
    4. « Parlez-en à votre médecin et essayez ceux que vous trouvez utiles. »

120. Mme Samuels vient de retourner à l'unité chirurgicale après une importante chirurgie de liposuccion. Quelle observation indiquerait à l'infirmière auxiliaire que Mme Samuels commence à présenter une insuffisance respiratoire aiguë?

    1. De l'agitation et de la confusion
    2. De l'anxiété et une contraction des pupilles
    3. Une baisse de l'amplitude du pouls et des respirations
    4. De la cyanose et de la dyspnée

121. Laquelle des vitamines suivantes n'est pas stockée dans le corps et doit être incluse dans l'alimentation quotidienne?

    1. A
    2. C
    3. D
    4. K

122. Une infirmière auxiliaire travaillant dans un établissement de soins de longue durée sent une odeur de fumée pendant qu'elle fait ses tournées. Elle ouvre la porte de la chambre de Mme Cummings et trouve la pièce pleine de fumée. Quelle action l'infirmière auxiliaire doit-elle prendre en premier lieu?

1. Composer le numéro de code d'alarme des incendies de l'agence.
2. Appeler « Au feu » pour alerter les résidents et le personnel.
3. Fermer toutes les portes et fenêtres.
4. Emmener Mme Cummings dans un endroit sûr.

123. Une infirmière auxiliaire reçoit un appel téléphonique de sa voisine en panique. Elle pleure et crie que sa fille de 2 ans vient d'avoir une « convulsion ». L'infirmière auxiliaire détermine que l'enfant a subi une convulsion fébrile. Quel serait, de la part de l'infirmière auxiliaire, le meilleur conseil à donner à sa voisine?

    1. Composer le 9-1-1.
    2. Immédiatement emmener l'enfant à l'urgence ou chez son médecin de famille.
    3. Prendre rendez-vous avec un neurologue, car il s'agit probablement du début de l'épilepsie.
    4. Donner de l'acétaminophène sous forme liquide à l'enfant pour faire baisser la fièvre et surveiller pour une autre convulsion.

124. Une infirmière auxiliaire qui travaille dans un établissement de soins de longue durée subit des nausées et des maux de tête au cours des heures qui suivent l'installation d'un nouveau tapis dans tout l'établissement. Plusieurs clients de l'établissement se plaignent de symptômes semblables. L'infirmière auxiliaire pense que ces manifestations sont associés à la pose du nouveau tapis et que les résidents et elle-même sont exposés à un environnement toxique. Quelle mesure l'infirmière auxiliaire devrait-elle prendre avant tout?

    1. Éloigner les clients du nouveau tapis.
    2. Faire une recherche sur les effets toxiques de l'exposition aux produits chimiques dans l'environnement.
    3. Communiquer ses préoccupations en matière de sécurité à la direction.
    4. Documenter ses préoccupations dans le rapport de gestion des risques de l'agence.

125. Un jeune couple vient d'apprendre d'un neurologue pédiatrique que leur fils de 2 ans, Charlie, présente un trouble du spectre autistique (TSA). En larmes, ils demandent à l'infirmière auxiliaire ce qui va arriver à Charlie pendant le reste de sa vie. Quelle réponse de l'infirmière auxiliaire serait la plus appropriée?

    1. « Les TSA regroupent un large éventail de troubles associés à divers degrés de gravité et d'incapacité, et à ce stade, une prédiction est impossible. »
    2. « Charlie sera légèrement retardé, mais sera en mesure de fonctionner dans un environnement scolaire normal. »
    3. « Charlie aura probablement de graves troubles cognitifs. »

    4. « Il s'agit d'une maladie dégénérative, et l'état de Charlie se détériorera probablement vers l'âge de 6 ans. »

126. L'infirmière auxiliaire est incapable de lire l'écriture du médecin sur la prescription postopératoire d'un client. Le médecin est retourné à son bureau. Que devrait faire l'infirmière auxiliaire?

    1. Demander au client ce que son médecin a prescrit.
    2. Communiquer avec le médecin pour obtenir des éclaircissements sur l'ordonnance.
    3. Demandez à une autre infirmière des éclaircissements sur l'écriture manuscrite.
    4. Consulter un autre médecin disponible pour connaître les recommandations probables du médecin prescripteur.

127. Une étudiante en médecine a demandé le mot de passe informatique d'une infirmière auxiliaire afin d'accéder au dossier d'un client. Que devrait faire l'infirmière auxiliaire?

    1. Partager le mot de passe puisque l'étudiante en médecine fait partie de l'équipe de soins de santé.
    2. Demander au médecin superviseur la permission de partager le mot de passe.
    3. Ne pas partager le mot de passe et demander à l'étudiante en médecine d'obtenir accès au dossier du client par l'entremise de l'équipe médicale.
    4. Partager le mot de passe; il n'est pas confidentiel.

128. Un médecin est admis à l'unité psychiatrique d'un hôpital en tant que client. Il est agité, bruyant et agressif pendant la procédure d'admission et déclare : « Je vais prendre ma propre tension artérielle. » Quelle est la réponse la plus thérapeutique de l'infirmière auxiliaire?

    1. « Je suis désolée, docteur, mais en ce moment, vous êtes incapable de prendre votre tension artérielle. »
    2. « Il m'incombe de prendre votre tension artérielle. »
    3. « Certainement, docteur. Je suis persuadée que vous le ferez bien. »
    4. « Vous devez coopérer, sinon j'aurai besoin d'aide pour prendre votre tension artérielle. »

129. Majid, âgé de 5 ans, a subi de l'abus physique et sexuel dans le passé. Laquelle des thérapies suivantes serait la plus appropriée pour lui?

    1. La thérapie par le jeu
    2. La thérapie de groupe
    3. La consultation individuelle
    4. Le jeu de rôle

130. Une cliente dit à l'infirmière auxiliaire qu'elle prend une « aspirine entérique à faible dose » tous les jours. Lequel des effets indésirables suivants serait le plus préoccupant pour l'infirmière auxiliaire?

1. Des calculs urinaires
2. L'atrophie du foie
3. Une prolongation du temps de saignement
4. La destruction prématurée des érythrocytes

131. Mme Buchwold est atteinte de diabète de type 2. Récemment, sa glycémie a été instable. Elle dit à l'infirmière auxiliaire : « Je sais que je peux vous en parler, mais je ne veux pas le dire au médecin. J'ai bu pas mal de gin tous les soirs. » Laquelle des réponses suivantes de l'infirmière auxiliaire serait la plus appropriée?

    1. « Je ne mentionnerai pas cela au médecin, mais je veux que vous m'assuriez que vous ne continuerez pas à boire parce que nous devons stabiliser votre glycémie. »
    2. « Votre consommation d'alcool affecte votre santé, et vous devez en parler au médecin. »
    3. « Nous devons en informer le médecin parce que cela affecte votre santé. Je serai avec vous pendant que vous lui expliquez cela. »
    4. « Je n'ai pas le droit de cacher des informations importantes au médecin. »

132. Tom, âgé de 11 ans, a subi une intervention chirurgicale. Il regarde l'oxymètre de pouls sur son doigt et demande à l'infirmière auxiliaire à quoi il sert. Laquelle des réponses suivantes de l'infirmière auxiliaire fournirait la meilleure réponse?

    1. « C'est une méthode non invasive de mesure du pourcentage d'oxygène dans ton sang. »
    2. « Il mesure l'efficacité avec laquelle votre sang transporte l'oxygène vers tout ton corps. Toute valeur excédant 95 % est bonne. »
    3. « Il mesure à quel point votre sang est rouge. »
    4. « Il nous indique l'efficacité de votre respiration. »

133. M. Clements, âgé de 82 ans, dit à l'infirmière auxiliaire qu'il n'a pas envie de manger parce que rien n'a aussi bon goût que la nourriture de sa jeunesse. Laquelle des explications suivantes de l'infirmière auxiliaire serait la plus exacte?

    1. « Avec l'avancement en âge, nos papilles gustatives perdent leur sensibilité. »
    2. « Maintenant, la cuisson des aliments ne correspond parfois pas à celle dont on se souvient. »
    3. « Une grande partie de nos aliments sont transformés, et ce processus leur fait perdre un peu de saveur. »
    4. « Votre appétit diminue avec l'avancement en âge, et cela modifie votre perception des saveurs des aliments. »

134. Mme Saunders, une cliente ayant des antécédents d'endométriose, vient d'accoucher d'un petit garçon en bonne santé. Elle dit à l'infirmière auxiliaire que la fin de sa grossesse lui fait craindre une résurgence de son endométriose. Laquelle des réponses suivantes de l'infirmière auxiliaire serait la plus exacte et la plus appropriée?

    1. « La grossesse guérit presque toujours l'endométriose. »
    2. « L'endométriose cause habituellement une ménopause précoce. »
    3. « Une hystérectomie sera nécessaire si les symptômes se reproduisent. »
    4. « L'allaitement de votre bébé peut retarder le retour des symptômes. »

135. Kayla Gibson est éveillée et alerte après avoir passé une bronchoscopie et subi une biopsie afin d'obtenir une possible confirmation de la présence d'un probable cancer de l'œsophage. Laquelle des interventions infirmières suivantes est la mesure initiale la plus appropriée?

    1. Fournir des morceaux de glace pour réduire l'enflure.
    2. Lui conseiller de tousser fréquemment.
    3. Évaluer si un réflexe nauséeux est présent.
    4. Lui conseiller de rester couchée bien droite pendant 2 heures.

136. L'utilisation du cannabis a été légalisée au Canada en 2018. Quelle est la principale substance responsable de l'effet d'euphorie associé à la consommation de cannabis?

    1. Le cannabidiol (CBD)
    2. Le delta-9-tétrahydrocannabinol (THC)
    3. La phéncyclidine (PCP)
    4. Le méthylènedioxyamphétamine (MDA)

137. M. Kovicki a subi une résection transurétrale de la prostate. Immédiatement après l'intervention chirurgicale, son cathéter urinaire draine de l'urine rose clair contenant plusieurs caillots. Pendant combien de temps après la chirurgie de la prostate peut-on s'attendre à ce que des caillots sanguins soient présents?

    1. 1 à 12 heures
    2. 12 à 24 heures
    3. 24 à 36 heures
    4. 36 à 48 heures

138. Une infirmière auxiliaire recueille les antécédents médicaux d'un client qui présente un ulcère gastroduodénal. Lequel des énoncés suivants du client pourrait indiquer un possible facteur contributif à l'ulcère gastroduodénal?

    1. « Mes glycémies sont un peu élevées. »
    2. « Je fume deux paquets de cigarettes par jour. »
    3. « J'ai été en surpoids presque toute ma vie. »
    4. « Ma tension artérielle a été élevée ces derniers temps. »

139. M. Peterkin souffre d'une insuffisance cardiaque. Il admet à l'infirmière auxiliaire qu'il ne suit pas un régime à faible

teneur en sel. Il présente maintenant de l'œdème aux chevilles, de l'orthopnée et de la dyspnée à l'effort. Quels autres signes de rétention liquidienne M. Peterkin peut-il présenter?

1. Des étourdissements lorsqu'il se lève
2. Une rhinite
3. Un pouls faible et filiforme
4. Une diminution des taux d'hémoglobine et de l'hématocrite

140. Lequel des composants suivants est l'aspect le plus important de l'hygiène des mains?

1. La durée du lavage
2. L'emploi d'un savon
3. L'emploi d'eau
4. La friction des mains

141. Une infirmière auxiliaire prend une photo de Mme Tang alors qu'elle est endormie avec l'appareil photo de son téléphone cellulaire. Que peut faire l'infirmière auxiliaire avec cette photo?

1. La montrer à Mme Tang, puis la sauvegarder.
2. La montrer à la famille de Mme Tang, puis la supprimer.
3. La montrer à ses collègues, puis la sauvegarder.
4. Ne la montrer à personne, puis la supprimer.

142. Une infirmière auxiliaire est gestionnaire d'une entreprise de soins de santé à domicile. M. Eigo signe un contrat avec l'entreprise qui fournira de l'accompagnement à sa femme atteinte de la maladie d'Alzheimer. Mme Eigo est en bonne santé physique, mais est distraite et erre parfois hors de la maison. À quelle catégorie de soignant l'infirmière auxiliaire devrait-elle confier Mme Eigo en priorité?

1. Une infirmière autorisée (inf. aut.)
2. Une infirmière auxiliaire autorisée ou immatriculée
3. Un thérapeute en activation gériatrique
4. Un préposé aux services de soutien personnel ou un prestataire de soins non réglementé (PSNR)

143. Maude Grant a reçu une thérapie antibiotique prolongée pour une infection abdominale persistante. Laquelle des maladies suivantes peut provenir d'une flore microbienne normale, en particulier après une antibiothérapie prolongée?

1. La fièvre Q
2. La candidose
3. La scarlatine
4. Le zona

144. Après une hystérectomie totale, Mme Mengal demande à l'infirmière auxiliaire s'il serait sage pour elle de prendre immédiatement une hormonothérapie substitutive (HTS) afin de prévenir les symptômes de la ménopause. Laquelle des réponses suivantes de l'infirmière serait la plus appropriée?

1. « Il est préférable d'attendre. Vous pourriez n'avoir aucun symptôme. »
2. « Vous devriez attendre que les symptômes soient graves, car les hormones sont dangereuses. »
3. « Il serait préférable pour vous de prendre des suppléments à base de plantes plutôt que des hormones. »
4. « Vous devriez discuter avec votre médecin puisqu'il y a des risques associés à la prise de HTS. »

145. Laquelle des affections suivantes est une complication d'une résection transurétrale de la prostate (RTUP)?

1. Une infection de la plaie abdominale
2. De l'éjaculation rétrograde
3. Des spasmes de la vessie
4. Un cystocèle

146. Laquelle des actions d'infirmière suivantes est appropriée lors de la prise en charge d'un client traité par irrigation continue de la vessie?

1. La surveillance de la gravité spécifique de l'urine
2. La mesure de l'excrétion d'urine toutes les heures
3. La soustraction du volume de liquide d'irrigation de l'excrétion totale pour déterminer le volume d'urine
4. L'inclusion de la solution d'irrigation dans tous les tests de collecte d'urine de 24 heures prescrits

147. Après une chirurgie abdominale, on encourage Mme Roark à marcher. Sa plaie draine toujours une quantité modérée de liquide sérosanguin. Quel type de pansement l'infirmière auxiliaire devrait-elle appliquer sur la plaie de Mme Roark avant qu'elle ne marche?

1. Un pansement renforçant la ligne de suture avec de la gaze
2. Un pansement avec de la gaze supplémentaire à la base
3. Un pansement recouvrant le site de drainage avec de la gaze supplémentaire
4. Un pansement compressif couvrant l'abdomen

148. Indiquez lequel des énoncés suivants est vrai au sujet de l'utilisation de la pratique fondée sur des données probantes en soins infirmiers.

1. Elle a été recommandée par les médecins dont la pratique médicale est fondée sur des données probantes.
2. Elle a été conçue par les hôpitaux pour réduire les coûts de prestation des soins aux clients.

3. Elle est le résultat de la demande pour des soins efficients de haute qualité et de la disponibilité d'une quantité constamment croissante de connaissances.
4. Elle s'est développé à la suite de l'échange d'informations par les infirmières sur Internet.

149. Une infirmière auxiliaire doit effectuer des soins périnéaux pour un homme. Laquelle des manœuvres suivantes est la procédure correcte pour nettoyer son pénis?

1. En faisant un mouvement circulaire, nettoyer d'abord l'extrémité du pénis près du méat urétral.
2. Avec des mouvements doux mais fermes en direction de la base, nettoyer d'abord le pénis.
3. D'abord rétracter le prépuce, puis nettoyer autour de la base du gland du pénis.
4. Tout d'abord, saisir le pénis et le nettoyer avec des mouvements vers le haut en direction du méat.

150. La mère d'un enfant d'âge préscolaire demande à l'infirmière auxiliaire de lui indiquer la meilleure façon de s'assurer que son enfant porte toujours son casque de vélo. Laquelle des suggestions suivantes de l'infirmière auxiliaire serait la plus efficace?

1. Elle devrait lui en acheter un qu'il choisit.
2. Elle devrait lui expliquer l'importance de porter un casque.
3. Elle devrait le récompenser chaque fois qu'il met le casque.
4. Elle devrait lui servir de modèle en portant toujours un casque lorsqu'elle fait du vélo.

151. Une infirmière auxiliaire s'occupe d'un client qui a choisi de mourir chez lui. L'infirmière auxiliaire estime qu'il éprouve d'importantes douleurs et a besoin d'une augmentation de son analgésique narcotique. Que devrait faire l'infirmière auxiliaire?

1. Administrer le médicament en augmentant la dose et faire signer l'ordonnance par le médecin à une date ultérieure.
2. Communiquer avec le médecin afin d'obtenir une ordonnance téléphonique pour l'augmentation de la dose de narcotique.
3. Conseiller à la famille d'administrer le narcotique à la plus forte dose.
4. Offrir des thérapies non narcotiques pour le soulagement de la douleur.

152. Les parents d'Ava, âgée de 12 mois, l'emmènent à une clinique pour ses vaccinations systématiques. Quel vaccin Ava recevra-t-elle?

1. Diphtérie, coqueluche, tétanos (DCaT)
2. Rougeole, rubéole, oreillons (RRO)
3. Rotavirus
4. Aucune, parce qu'elle n'a pas besoin de vaccins à 12 mois

153. Jason, un bébé de trois mois, est atteint du syndrome de Down. Ses parents demandent à l'infirmière auxiliaire si son affection est la cause de la présence d'une surface molle sur sa tête. Comment l'infirmière auxiliaire pourrait-elle répondre?

1. « C'est ce qu'on appelle la fontanelle et c'est normal chez tous les nourrissons. »
2. « Le point faible est plus grand chez Jason parce que le cerveau des enfants atteints du syndrome de Down a besoin de plus d'espace pour se développer. »
3. « Les enfants atteints du syndrome de Down présentent une fermeture incomplète des os de leur tête, et cela explique la surface molle. »
4. « L'un des défauts du syndrome de Down est une fermeture prématurée de la fontanelle, la taille de sa surface molle est donc plus petite que la normale. »

154. L'infirmière auxiliaire s'occupe d'un client d'origine asiatique après une chirurgie abdominale. Lors de l'évaluation de la douleur, lequel des énoncés suivants représente une conclusion exacte?

1. Tous les clients d'origine asiatique restent stoïques face à la douleur.
2. Les clients d'origine asiatique possèdent un seuil de douleur élevé.
3. Les clients d'origine asiatique préfèrent les thérapies à base de plantes pour le contrôle de leur douleur.
4. Tous les clients diffèrent quant à leur réponse à la douleur.

155. Une infirmière auxiliaire se rend compte lors de son jour de congé qu'elle a oublié de confirmer par écrit son administration d'ampicilline de la veille au soir. L'agence ne possède pas de politique concernant ce type de situation. Laquelle des mesures suivantes serait la plus appropriée de la part de l'infirmière auxiliaire?

1. Signer le dossier de médicaments lors de son prochain quart de travail, dans deux jours.
2. Retourner à l'unité afin de signer le dossier de médicament.
3. Appeler le superviseur des soins infirmiers pour signaler l'incident et le consulter sur les mesures appropriées à prendre.
4. Appeler l'infirmière responsable et lui demander de documenter son administration du médicament.

156. Une jeune femme, Mme Holly, présente une tension artérielle de 160/90 mm Hg. Elle dit à l'infirmière auxiliaire qu'elle préférerait prendre un médicament à base de plantes plutôt que l'antihypertenseur prescrit. Quelle action de l'infirmière auxiliaire est préférable?

1. Discuter avec Mme Holly des risques et des avantages pour la santé de la phytothérapie.
2. Dire à Mme Holly qu'elle ne doit pas utiliser la phytothérapie.

3. Aviser Mme Holly que l'antihypertenseur prescrit est le traitement nécessaire.

4. Soutenir Mme Holly dans son choix de la préparation à base de plantes.

157. Lequel des clients suivants devrait être dirigé vers un médecin pour une évaluation plus approfondie?

1. Une femme de 45 ans présentant de la sensibilité aux deux seins 3 jours avant ses menstruations.

2. Une femme de 31 ans au troisième trimestre de sa grossesse présentant une augmentation du volume des seins et des écoulements jaunâtres du mamelon.

3. Un homme de 26 ans présentant une masse fixe de 2 cm × 2 cm au quadrant supéro-externe du sein gauche.

4. Un nourrisson masculin de 4 jours présentant une augmentation du volume des deux seins et un écoulement blanc des deux mamelons.

158. M. MacDonald, âgé de 32 ans, est revenu du Moyen-Orient il y a plusieurs mois. Dans le cadre d'une opération militaire engagée dans la lutte contre le terrorisme, il a été témoin de nombreuses atrocités, y compris la mort d'un camarade. Les médecins ont diagnostiqué que M. MacDonald souffrait d'un trouble de stress post-traumatique et on l'a admis dans une unité psychiatrique. Quelle est la considération prioritaire pour son traitement?

1. Faire preuve d'une attitude positive et dénuée de jugement envers M. MacDonald.

2. Encourager M. MacDonald à exprimer son chagrin et son sentiment de culpabilité.

3. Planifier une thérapie de groupe avec d'autres soldats ayant connu des expériences similaires.

4. Continuer à observer si le client présente des pensées suicidaires ou des comportements violents.

159. Une infirmière auxiliaire travaillant dans un établissement de soins de longue durée effectue une évaluation des besoins spirituels dans le cadre régulier du processus d'admission des nouveaux clients. Laquelle des questions suivantes serait la plus appropriée lors du début d'une évaluation des besoins spirituels?

1. « Quelle est votre religion? »

2. « Aimeriez-vous que l'aumônier vous rende visite? »

3. « Quelle est votre source d'inspiration lorsque vous êtes confronté à des situations difficiles? »

4. « Désirez-vous nous communiquer la nature de certaines activités spirituelles auxquelles vous participez? »

160. Candace, âgée de 21 ans, dit à l'infirmière auxiliaire de la clinique de santé que son petit ami lui a donné un coup de poing la veille. Une ecchymose est visible sous l'œil de Candace. Laquelle des mesures suivantes devrait être la première priorité de l'infirmière auxiliaire?

1. Communiquer avec la police.

2. Demander à Candace si elle aimerait placer un sac de glace sur son ecchymose.

3. Demander un bref historique de l'événement à Candace.

4. Effectuer un examen complet de la tête aux pieds.

161. Une cliente qui suit des cours prénataux exprime son appréhension à l'infirmière auxiliaire au sujet du prochain accouchement de son bébé. Laquelle des réponses suivantes est la plus thérapeutique?

1. « Si votre grossesse a été sans incident, il n'y aura pas de problème. »

2. « Qu'est-ce qui vous inquiète en particulier? »

3. « Vous auriez dû réviser les étapes du travail pendant vos cours prénataux. »

4. « Avez-vous l'impression que votre partenaire ne sera pas là pour vous soutenir pendant le travail? »

162. L'infirmière auxiliaire note que la température centrale d'un nouveau-né prématuré est de 35,0 °C. Quelle serait l'action infirmière la plus appropriée?

1. Placer un bonnet de tricot sur la tête du bébé.

2. Emmener le nourrisson à la mère afin qu'elle lui transfère sa chaleur corporelle.

3. Placer le nourrisson sous un appareil de chauffage radiant ou dans un incubateur chauffé.

4. Donner un bain au bébé dans de l'eau tiède.

163. Lequel des parents suivants pourrait être le plus susceptible de maltraiter son enfant?

1. M. Couture, qui est sans emploi et vit dans un logement subventionné avec sa famille

2. Mme Patrick, qui a été maltraitée dans son enfance

3. Mme Steele, une décrocheuse du secondaire dont l'emploi en usine la déprime

4. M. Miyagi, un immigrant récemment arrivé d'Amérique du Sud qui est isolé sur le plan social

164. Mme Cooke, âgée de 87 ans, présente une démence légère associée à la maladie d'Alzheimer. Son mari l'aide dans ses activités de la vie quotidienne au besoin. Une infirmière auxiliaire qui travaille dans la collectivité effectue une évaluation à domicile. Pour le bain, quelle serait l'évaluation de sécurité la plus importante?

1. Le besoin d'appareils d'assistance au bain comme une douche à main

2. Les solutions utilisées par M. Cooke pour le bain et les soins de la peau de sa femme

3. Le besoin d'appareils comme les barres d'appui dans la baignoire et la douche

4. Les fonctions cognitives et musculosquelettiques de Mme Cooke

165. Un enfant qui reçoit le vaccin contre la varicelle court un risque considérablement moindre de contracter laquelle des maladies infantiles suivantes?

    1. Les oreillons
    2. La varicelle
    3. La coqueluche
    4. La rubéole

166. M. et Mme Pappandreaou amènent leur fils de 1 semaine à la clinique. Le nourrisson reçoit du lait maternisé, et ils sont inquiets parce qu'il régurgite à chaque boire. Quelle mesure l'infirmière auxiliaire devrait-elle leur dire de prendre?

    1. Le garder sur le dos après les boires.
    2. L'empêcher de pleurer pendant des périodes prolongées.
    3. Lui administer un minimum de 240 ml de lait maternisé à chaque boire.
    4. Le garder en position semi-assise, en particulier après les boires.

167. Lequel des énoncés suivants est le plus exact lorsqu'on décrit la dépression qui se produit pendant la grossesse?

    1. Les taux d'œstrogène et de progestérone présents pendant la grossesse protègent contre la dépression.
    2. Les signes et les symptômes de la dépression prénatale sont différents de ceux de la dépression à d'autres étapes de la vie.
    3. La dépression pendant la grossesse est plus fréquente au cours du premier trimestre.
    4. La dépression prénatale est un facteur de risque de dépression post-partum.

168. Une infirmière auxiliaire nouvellement diplômée est employée dans un cadre médico-chirurgical pour adultes. La majeure partie de son expérience clinique antérieure a été en santé mentale et en pédiatrie, de sorte qu'elle ne connaît pas bien les médicaments pour adultes. Elle pose de nombreuses questions sur les médicaments à son précepteur. Le précepteur est surpris de son manque de connaissances et n'est pas réceptif aux questions de la nouvelle infirmière auxiliaire. Que devrait faire la nouvelle infirmière auxiliaire pour exercer en toute sécurité?

    1. Changer d'emploi afin de pratiquer dans un milieu pédiatrique.
    2. Continuer à demander du soutien et de l'enseignement au précepteur.
    3. Dire au précepteur que si elle fait une erreur, il sera responsable.
    4. Étudier un manuel portant sur les médicaments afin d'apprendre ce qu'elle ignore sur les médicaments pour adultes.

169. Un nourrisson de 4 mois est amené au centre de santé. La mère indique que le nourrisson refuse sa sucette et qu'elle l'a donc trempé dans du miel. L'infirmière auxiliaire comprend que le nourrisson est susceptible de présenter laquelle des affections suivantes?

    1. Des caries dentaires
    2. Le botulisme infantile
    3. Le syndrome de mort subite du nourrisson
    4. Le syndrome de choc toxique

170. Le médecin prescrit de la morphine 2 mg SC pour un enfant de 9 ans. Le contenant indique « 5 mg/ml ». Quelle dose l'infirmière auxiliaire doit-elle administrer?

    1. 0,2 ml
    2. 0,4 ml
    3. 0,6 ml
    4. 0,8 ml

171. Une infirmière auxiliaire retourne au travail dans une unité médicale après avoir pris un court congé après le décès de son père. Elle a été affectée aux soins d'un client recevant des soins palliatifs et ne se sent pas émotionnellement préparée pour cette affectation. Laquelle des mesures suivantes serait la plus appropriée de la part de l'infirmière auxiliaire?

    1. Respecter son affectation actuelle.
    2. Assigner le client à un prestataire de soins non réglementé.
    3. Dire au client qu'elle n'est pas en mesure de lui fournir des soins.
    4. Consulter son superviseur pour organiser le retrait de l'affectation.

172. M. Parsons dit à l'infirmière auxiliaire de la clinique de santé qu'il est fatigué toute la journée et que son ronflement empêche sa femme de dormir la nuit. Que devrait recommander l'infirmière auxiliaire?

    1. Qu'il essaie de s'aménager des siestes pendant sa journée au travail.
    2. Que sa femme dorme dans une autre pièce afin de ne pas être réveillée.
    3. Qu'il en discute avec le médecin car il peut souffrir d'apnée du sommeil.
    4. Qu'il prenne un somnifère à base de plantes, comme la mélatonine.

173. Un test sanguin indique que Mme Clarisse présente une anémie ferriprive. Lequel des menus suivants serait le meilleur pour traiter son anémie?

    1. Steak de saumon, riz et asperges
    2. Foie, salade d'épinards et fèves de Lima
    3. Côtelettes de porc, chou-fleur et carottes crues
    4. Cheeseburger, frites et lait frappé

174. M. Firth a dit à son infirmière auxiliaire qu'il souhaite essayer l'acupuncture pour le traitement de sa douleur chronique. Quelle serait la meilleure réponse de l'infirmière auxiliaire?

    1. « L'acupuncture n'est pas recommandée pour la douleur. »
    2. « L'acupuncture n'est pas une thérapie approuvée au Canada. »
    3. « Je vais vous aider à trouver un praticien en acupuncture. »
    4. « Vous avez probablement besoin d'aide pour la prise de vos médicaments analgésiques. »

175. Une infirmière auxiliaire d'agence est à son premier quart de travail dans un établissement de soins de longue durée où elle doit administrer de la digoxine (toloxine) à M. Masters. Quelle est l'action la plus sûre?

    1. Vérifier la récente pièce d'identité de M. Masters munie d'une photo dans le dossier de santé.
    2. Demander son nom à M. Masters.
    3. Demander au colocataire s'il s'agit de M. Masters.
    4. Demander aux autres infirmières de lui indiquer qui est M. Masters.

176. Le père d'un enfant qui se meurt d'un cancer demande à l'infirmière auxiliaire s'il doit dire à son fils de 7 ans que sa sœur est mourante. Laquelle des réponses suivantes serait la meilleure réponse de l'infirmière auxiliaire?

    1. « Un enfant de son âge ne peut pas comprendre le vrai sens de la mort; ne le lui dites donc pas avant le dernier moment. »
    2. « Votre fils craint probablement davantage la séparation et veut savoir que vous prendrez soin de lui, plutôt que ce qui arrivera à sa sœur. »
    3. « Pourquoi n'en parlez-vous pas à votre médecin, qui connaît probablement mieux le pronostic de votre fille? »
    4. « Votre fils ne comprend probablement pas la mort comme nous, mais la craint tout de même. On devrait lui dire la vérité pour le laisser se préparer à la mort de sa sœur. »

177. Une cliente au quatrième mois de sa grossesse dit à l'infirmière auxiliaire que son mari vient de lui admettre qu'il présente un herpès génital. Quel enseignement sur l'activité sexuelle l'infirmière auxiliaire devrait-elle prodiguer à cette cliente?

    1. « Il sera nécessaire de s'abstenir de tout contact sexuel avec lui pendant la grossesse. »
    2. « Vous devrez utiliser des spermicides pendant les relations sexuelles. »
    3. « Vous et votre mari devriez utiliser un condom pour vos relations sexuelles. »
    4. « Un nettoyage méticuleux de la zone vaginale après les relations sexuelles est essentiel. »

178. Mme Gentile, une femme frêle de 86 ans, amorce une chute alors qu'elle marche avec son infirmière auxiliaire. Laquelle des mesures initiales suivantes serait la plus appropriée de la part de l'infirmière auxiliaire?

    1. Appeler à l'aide.
    2. Écarter les jambes, plier les genoux et abaisser Mme Gentile sur le sol doucement.
    3. L'empêcher de tomber au sol en la soutenant sous ses bras.
    4. Soutenir Mme Gentile contre son corps alors qu'elle reprend des forces.

179. Une infirmière auxiliaire entend un prestataire féminin de soins non réglementé (PSNR) se présenter comme infirmière auprès d'un client. Laquelle des mesures suivantes serait la plus appropriée de la part de l'infirmière auxiliaire?

    1. Dire à la PSNR qu'elle n'est pas autorisée à s'appeler infirmière et qu'elle la signalera au gestionnaire.
    2. Amener la PSNR à l'écart et lui expliquer que le titre « infirmière » est protégé et ne peut être utilisé que par les infirmières autorisées et auxiliaires.
    3. Dire à la cliente qu'elle est l'infirmière et que la PSNR est employée uniquement pour fournir des soins non infirmiers.
    4. Demander à l'infirmière éducatrice de tenir une formation interne pour le personnel afin d'expliquer les différents niveaux de soins infirmiers.

180. Laquelle des affirmations suivantes concernant l'abus de substances chez les personnes âgées est exacte?

    1. Les infirmières sont moins susceptibles de détecter l'abus de substances chez les personnes âgées que chez les jeunes adultes.
    2. Il touche un faible pourcentage de personnes âgées, et l'abus se limite principalement aux médicaments en vente libre.
    3. L'alcool est la substance dont les personnes âgées abusent le plus souvent et plus de 50 % des personnes de plus de 60 ans en abusent.
    4. Les personnes âgées sont plus susceptibles d'être disposées à discuter de la question que les personnes plus jeunes.

181. Mme Marie, âgée de 26 ans, doit subir l'ablation chirurgicale d'un petit kyste bénin au cou. Elle craint qu'une cicatrice chéloïde « disgracieuse » se forme puisque les chéloïdes sont fréquents dans sa famille. Laquelle des déclarations suivantes de l'infirmière auxiliaire serait la plus thérapeutique?

    1. « Il n'est pas probable qu'un chéloïde apparaisse chez vous simplement parce qu'ils se sont formés chez votre mère et votre sœur. »
    2. « Cette chirurgie est nécessaire. La cicatrice sera très petite, et je suis sûre que personne ne la remarquera. »

3. « Je comprends votre préoccupation. Aimeriez-vous parler au chirurgien de la possibilité de formation de cicatrices ? »
4. « Je sais que vous êtes préoccupée, mais le médecin s'assurera qu'un chéloïde ne se formera pas. »

182. Lequel des énoncés suivants au sujet de l'utilisation du condom féminin est exact ?

1. Comme le condom féminin est une gaine en polyuréthane, il peut être lavé et réutilisé.
2. On ne doit utiliser que des lubrifiants solubles dans l'eau avec ces condoms.
3. Un condom masculin devrait toujours être utilisé en même temps qu'un condom féminin.
4. Le condom ne peut pas être utilisé pour les relations sexuelles anales.

183. Mme Evelyn Grant doit subir une trachéotomie. Le tube de trachéotomie sera muni d'un coussinet gonflé. Elle demande à son infirmière auxiliaire si elle pourra parler une fois le tube en place. Laquelle des réponses suivantes serait la meilleure de la part de l'infirmière auxiliaire ?

1. « Le tube vous empêchera de parler, mais nous serons en mesure de communiquer d'autres façons. »
2. « Nous retirerons le tube lorsque vous voudrez dire quelque chose. »
3. « Vous pourrez parfois vous faire comprendre, mais vous aurez des troubles d'élocution. »
4. « Vous ne voudrez pas parler, car vous aurez trop mal à la gorge, il n'est donc pas nécessaire de discuter de cette question. »

184. Sally vit dans un refuge pour jeunes. Elle a consulté dans une clinique de santé de rue en présentant une toux persistante et productive. Elle demande à l'infirmière auxiliaire si elle a contracté la tuberculose (TB). Laquelle des réponses suivantes serait la plus thérapeutique ?

1. « La tuberculose a été presque éradiquée au Canada, j'imagine donc que c'est seulement un rhume. »
2. « Il est possible que vous ayez contracté la tuberculose. Si c'est le diagnostic, nous pouvons vous traiter. »
3. « La plupart des cas de tuberculose au Canada se retrouvent chez des personnes qui proviennent d'un autre pays. »
4. « Vous semblez avoir un bon système immunitaire, donc c'est peu probable. »

185. Mme Pargeter, âgée de 29 ans, présente de l'hypertension. Mme Pargeter n'a pas toujours été fidèle à son régime médicamenteux pour le traitement de l'hypertension et indique que les médicaments prescrits la fatiguent. L'infirmière auxiliaire détermine que la tension artérielle de Mme Pargeter est de 165/100 mm Hg. Dans cette situation, quelle approche est préférable de la part de l'infirmière ?

1. Dire à Mme Pargeter que sa tension artérielle est trop élevée et qu'elle doit prendre ses médicaments tels que prescrits.
2. Suggérer à Mme Pargeter de prendre rendez-vous avec le médecin afin de discuter des modifications possibles à son régime médicamenteux.
3. Dire à Mme Pargeter que si elle ne se conforme pas à son régime médicamenteux, on ne peux rien faire pour elle.
4. Discuter avec Mme Pargeter de ce qu'elle peut faire pour se reposer et réduire le stress dans sa vie.

186. Une infirmière auxiliaire a inscrit une saisie dans la copie papier du dossier de santé du mauvais client. Quelles devraient être les mesures correctives ?

1. Supprimer la saisie du mauvais dossier.
2. Tracer une ligne à travers la saisie, écrire « mauvais dossier », et dater et signer la ligne.
3. Utiliser le ruban correcteur pour éliminer la saisie.
4. Remplir un rapport d'incident et en placer un exemplaire dans les dossiers des deux clients.

187. Mme Leonard appelle le service téléphonique de consultation infirmière. Elle dit à l'infirmière auxiliaire que son mari a soudainement éprouvé des étourdissements, des maux de tête et de la faiblesse au côté gauche et éprouve de la difficulté à parler. Quelle directive l'infirmière auxiliaire devrait-elle donner à Mme Leonard en premier lieu ?

1. « Composez le 9-1-1. »
2. « Amenez immédiatement votre mari chez son médecin de famille. »
3. « Donnez une aspirine à votre mari. »
4. « Abaissez sa tête et appelez le médecin. »

188. Jeanine, âgée de 6 ans, possède une allergie grave aux arachides et participe à un camp d'été. Elle porte sur elle une trousse d'injection d'épinéphrine préchargée (EpiPen) commerciale, car elle a déjà subi des réactions anaphylactiques. Un jour, l'infirmière auxiliaire est appelée à la salle à manger parce que Jeanine s'est effondrée après avoir accidentellement mangé du beurre d'arachide. Quelle est la mesure initiale la plus importante à prendre par l'infirmière auxiliaire pour les soins d'urgence de Jeanine ?

1. Appeler les parents de Jeanine.
2. Administrer l'injection d'épinéphrine.
3. Prendre les signes vitaux de Jeanine.
4. Administrer du chlorhydrate de diphénhydramine (Benadryl) après avoir veillé à ce que les voies aériennes soient ouvertes.

189. Mme Cameron a des antécédents d'infections des voies urinaires. Que recommanderait l'infirmière auxiliaire pour prévenir le retour de ses infections?

    1. Boire régulièrement du jus de canneberge.
    2. Utiliser des lingettes périnéales disponibles dans le commerce.
    3. Limiter son apport hydrique afin de réduire sa production d'urine.
    4. Prendre un antiseptique urinaire de façon préventive.

190. Mme Gingras souffre d'anorexie et de cachexie en raison d'une MPOC sévère. Laquelle des mesures suivantes l'infirmière auxiliaire recommanderait-elle pour l'aider à augmenter son apport en protéines et en calories?

    1. Manger plus de nourriture à chaque repas.
    2. Planifier des menus qui comprennent ses aliments préférés.
    3. Ajouter des sauces et des condiments riches en calories aux aliments.
    4. Consommer des boissons de suppléments nutritionnels comme de l'Ensure entre les repas.

191. M. Michener est décédé à 18 h 30. Sa famille est au chevet du client. Il est maintenant de 18 h 45, et l'infirmière auxiliaire estime qu'elle devrait préparer le corps avant l'arrivée du personnel de nuit à 19 h 15. Que devrait faire l'infirmière auxiliaire?

    1. Commencer à préparer le corps, mais encourager la famille à rester au chevet du client.
    2. Demander à la famille s'il leur est possible de partir parce qu'elle doit préparer le corps.
    3. Permettre à la famille de rester aussi longtemps qu'elle en a besoin, mais réclamer une rémunération pour les heures supplémentaires consacrées à préparer le corps après son quart de travail.
    4. Fournir un soutien à la famille et offrir l'aide au personnel de nuit dans la préparation du corps.

192. M. Spinosa doit recevoir de la prednisone (Apo Prednisone) pour le traitement d'une exacerbation aiguë de sa maladie pulmonaire obstructive chronique (MPOC). Lequel des effets indésirables suivants pourrait-il éprouver?

    1. De l'alopécie
    2. De l'anorexie
    3. La perte de poids
    4. Des changements d'humeur

193. Une infirmière auxiliaire travaille dans une clinique de premiers soins au deuxième jour d'une course de marathon pour une œuvre de bienfaisance. Quelle mesure l'infirmière auxiliaire doit-elle d'abord prendre lorsqu'elle arrive pour faire son quart de travail à l'événement?

    1. Vérifier l'équipement et les fournitures.
    2. Lire le rapport de communication sur les clients ayant obtenu leur congé lors du quart de travail précédent.
    3. Effectuer une évaluation de la tête aux pieds de tous les clients en attente de soins.
    4. S'assurer que les directives médicales (instructions formelles) sont en place.

194. M. Frost se remet d'une exacerbation aiguë de sa colite. Pour quelle raison lui prescrirait-on un régime riche en protéines?

    1. Pour la réparation des tissus
    2. Pour ralentir le péristaltisme
    3. Pour corriger l'anémie
    4. Pour améliorer le tonus des muscles lisses du côlon

195. M. Sanderson, âgé de 18 ans, a subi une rupture de la moelle épinière lors d'une compétition de gymnastique. Le médecin lui a expliqué qu'il est maintenant paraplégique. Trois semaines plus tard, Kyle demande quand il peut quitter l'hôpital pour s'entraîner en vue d'un futur tournoi. Duquel des mécanismes de défense suivants M. Sanderson fait-il preuve?

    1. Le déni
    2. La verbalisation d'un fantasme
    3. L'incapacité à s'adapter
    4. La motivation extrême pour guérir

196. Mme Mills, âgée de 54 ans, commence à utiliser une hormonothérapie œstrogène-progestatif. Quel effet négatif potentiel l'infirmière auxiliaire lui conseillerait-elle de signaler?

    1. Les nausées
    2. Le gain de poids
    3. La sensibilité au mollet
    4. La sensibilité aux seins

197. Mme Kirk a subi un accident vasculaire cérébral thrombotique dans l'hémisphère gauche de son cerveau. Elle est consciente. Quelles manifestations l'infirmière auxiliaire s'attendrait-elle à constater chez Mme Kirk?

    1. La paralysie du côté gauche et une augmentation de la diaphorèse
    2. Une augmentation des réflexes tendineux profonds et de la rigidité
    3. De la rétention urinaire accompagnée d'une légère incontinence
    4. De l'anxiété et des troubles de communication et de mobilité

198. Une infirmière auxiliaire reçoit la visite de sa voisine chez elle, qui lui avoue, en larmes, qu'elle bat ses enfants depuis de nombreux mois. Elle supplie l'infirmière auxiliaire de l'aider, mais de garder le secret. Quelles mesures l'infirmière auxiliaire doit-elle prendre?

    1. Examiner les enfants de la voisine pour évaluer la gravité de leurs blessures.
    2. Discuter avec la voisine des services communautaires disponibles pour lui venir en aide.
    3. Demander à la voisine de lui indiquer ce qu'elle peut faire pour l'aider.
    4. Dire à la voisine qu'elle devra communiquer avec les autorités locales de protection de l'enfance.

199. Mme Carlyle, une cliente de 91 ans dans un établissement de soins de longue durée, est déshydratée. Le médecin prescrit une hypodermoclyse de solution saline normale à administrer pendant 12 heures durant la nuit. Quel est site le plus propice à l'insertion d'un cathéter papillon par l'infirmière auxiliaire?

    1. Dans une veine sur la surface dorsale de la main
    2. Dans l'abdomen ou le haut de la cuisse
    3. Dans la veine brachiale de la fosse antécubitale
    4. Dans une veine de la circulation du pied de Mme Carlyle

200. Lequel des éléments suivants est le facteur de risque le plus susceptible d'être associé à une maladie artérielle périphérique chez une femme?

    1. Son genre
    2. La consommation d'un paquet de cigarettes par jour
    3. Une consommation de 180 ml de vin par jour
    4. Une alimentation riche en graisses saturées

FIN DE L'EXAMEN DE PRATIQUE 2

# Réponses et justifications pour l'examen de pratique 2

# RÉPONSES ET JUSTIFICATIONS POUR LES QUESTIONS FONDÉES SUR DES CAS

## CAS 1

1.  1. Cette technique d'enseignement peut être plus efficace avec un groupe cohérent et dont les membres sont familiers les uns avec les autres. Dans le cadre d'un groupe nouvellement formé, de nombreux membres pourraient être réticents à donner des réponses volontaires par crainte que d'autres les considèrent comme manquant de connaissances.

    **2. Cette technique d'enseignement, en particulier lorsqu'elle est associée à un support visuel, est une méthode efficace et efficiente pour transmettre des connaissances.**

    3. Les brochures assureraient un suivi efficace de la présentation, car elles aideraient les membres du groupe à se souvenir des informations à la maison.
    4. Le jeu de rôle permet aux participants d'appliquer activement les connaissances dans une situation contrôlée, mais les participants doivent d'abord avoir des connaissances sur la physiopathologie des IM. Le jeu de rôle n'est peut-être pas la meilleure stratégie pour enseigner la pathophysiologie.

    CLASSIFICATION
    Compétence :
    **Fondements de la pratique**
    Taxonomie :
    **Pensée critique**

2.  **1. Toutes ces méthodes peuvent être utilisées pour évaluer l'obésité; cependant, le rapport taille-hanche est recommandé, en particulier avec les clients cardiaques.**

    2. Cette mesure sera prise et utilisée pour calculer l'indice de masse corporelle (IMC).
    3. Bien qu'il existe des tableaux de poids et de taille standard pour les adultes, ils ne sont généralement pas utilisés pour déterminer l'obésité adulte. Les courbes de croissance pédiatriques peuvent être utilisées pour déterminer l'obésité chez les enfants.
    4. Le poids hydrostatique fournit la mesure la plus précise du poids corporel maigre; cependant, il n'est pas considéré comme pratique dans la plupart des milieux cliniques.

    CLASSIFICATION
    Compétence :
    **Fondements de la pratique**
    Taxonomie :
    **Pensée critique**

3.  1. Le *Guide alimentaire canadien* recommande de choisir des fruits entiers plutôt que des jus.

    **2. Ces portions aident à promouvoir une alimentation saine pour le cœur qui est bien équilibrée avec des protéines et des glucides complexes sous forme de légumes et qui est également faible en gras.**

    3. Le *Guide alimentaire canadien* recommande de limiter la consommation d'aliments ultra transformés.
    4. Les glucides complexes sont plus sains que les glucides simples.

    CLASSIFICATION
    Compétence :
    **Fondements de la pratique**
    Taxonomie :
    **Application**

4.   1. Cette option réduira l'apport en sodium, mais les membres du groupe peuvent toujours manger des aliments à haute teneur en sodium.

2. De nombreux aliments, en particulier les aliments de restauration rapide achetés, ont une teneur élevée en sodium. Les hommes seront mieux en mesure de surveiller leur consommation de sodium s'ils connaissent la quantité réelle de sel dans les aliments. La lecture des étiquettes aidera également à les éduquer sur les aliments ayant une teneur élevée et faible en sodium.

**CLASSIFICATION**
Compétence :
**Fondements de la pratique**
Taxonomie :
**Pensée critique**

3. Cette option réduira la consommation de sel, mais n'aidera pas les hommes à éviter la teneur élevée en sodium dans de nombreux aliments préparés.
4. Cette option peut réduire l'apport en sel, mais une « teneur réduite en sodium » ne signifie pas nécessairement une faible teneur en sodium.

5.   1. Le saumon est un poisson faible en calories et en sodium avec des acides gras oméga-6 et oméga-3, une patate douce cuite au four contient des glucides et des vitamines, une salade verte est fait de légumes faibles en calories contenant des fibres et la vinaigrette est faible en calories et en sodium.

**CLASSIFICATION**
Compétence :
**Fondements de la pratique**
Taxonomie :
**Application**

2. 250 g, c'est une quantité beaucoup trop importante de pâtes. De plus, une vinaigrette hypocalorique peut ne pas être pauvre en sodium.
3. Le poisson pané peut être riche en calories. Les fèves au lard peuvent être riches en sodium et en calories.
4. Les œufs, le jambon et le fromage sont riches en calories. Les avocats, bien qu'il s'agit d'une bonne graisse, sont également riches en calories. Le bouillon de poulet est riche en sodium.

## CAS 2

6.   1. Toutes les options doivent être exécutées par l'infirmière auxiliaire; cependant, elle doit d'abord se laver les mains pour éviter la transmission de micro-organismes.

**CLASSIFICATION**
Compétence :
**Fondements de la pratique**
Taxonomie :
**Application**

2. Identique à la réponse 1.
3. Identique à la réponse 1.
4. Identique à la réponse 1.

7.   1. Cette action n'est pas nécessaire. Le pharmacien aurait préparé les médicaments selon l'ordonnance du médecin. Le champ d'exercice des pharmaciens leur permet de préparer et de distribuer des médicaments.
2. Les infirmières peuvent administrer des médicaments que les pharmaciens ont préparés à condition d'avoir exercé les droits de l'administration des médicaments. Les infirmières ne peuvent pas administrer de médicaments qu'une autre infirmière a préparés.

3. Les infirmières doivent exercer les droits de l'administration des médicaments (diversement documentés comme 5, 6, 7, 8 ou 10) avant d'administrer tout médicament.

**CLASSIFICATION**
Compétence :
**Pratique professionnelle**
Taxonomie :
**Application**

4. Cette étape est incluse dans les droits.

8. 　1. Les compresses froides n'apporteront pas de confort bien qu'elles puissent aider à réduire l'enflure. Si elles sont utilisées, elles doivent être fraîches plutôt que froides.

　　2. **La chaleur humide procure du confort, augmente la circulation dans la zone et nettoie les exsudats.**

　　3. Cette mesure n'aidera pas avec l'enflure et l'exsudat.
　　4. Le cache-œil peut apporter un certain confort, mais le cache-œil doit être retiré à intervalles réguliers pour nettoyer la zone et évaluer l'œil.

**CLASSIFICATION**
Compétence :
**Fondements de la pratique**
Taxonomie :
**Application**

9. 　1. Cette question peut recevoir une réponse par oui ou non, ce qui ne fournira pas à l'infirmière suffisamment d'informations pour évaluer comment il gère.
　　2. Identique à la réponse 1.
　　3. Identique à la réponse 1.

　　4. **Cette question est ouverte et sera plus susceptible d'obtenir des informations sur la façon dont M. Poulos gère ses activités quotidiennes et la préparation des repas.**

**CLASSIFICATION**
Compétence :
**Pratique professionnelle**
Taxonomie :
**Pensée critique**

10. 　1. **Les taux de vancomycine doivent être prescrits par un médecin. Il est de la responsabilité de l'infirmière auxiliaire d'assurer la sécurité du client et de défendre les intérêts du client, de sorte que l'infirmière auxiliaire doit s'assurer que le médecin prescrive les taux.**

　　2. L'infirmière auxiliaire ne peut pas prélever de sang pour les taux de vancomycine sans prescription à moins qu'une directive médicale ne soit en place.
　　3. M. Poulos a besoin d'une ordonnance signée par un médecin afin d'avoir son sang prélevé pour les taux.
　　4. L'infirmière auxiliaire a une responsabilité professionnelle et une responsabilisation envers le client, M. Poulos. Il n'est pas nécessaire de consulter une autre infirmière.

**CLASSIFICATION**
Compétence :
**Pratique collaborative**
Taxonomie :
**Application**

11. 　1. Cette action peut être nécessaire selon les observations après l'évaluation du site.
　　2. L'infirmière auxiliaire doit rechercher les références sur les médicaments après avoir évalué le site.
　　3. Cette action aurait dû se produire avant la perfusion des antibiotiques.

　　4. **Toutes les options peuvent être correctes et peuvent se produire, mais souvenez-vous du processus infirmier : la première action doit être une évaluation du site d'insertion pour rechercher des signes d'infiltration ou d'irritation des tissus.**

**CLASSIFICATION**
Compétence :
**Fondements de la pratique**
Taxonomie :
**Pensée critique**

12. 　1. Cette option n'est pas sûre car elle pourrait entraîner une blessure par piqûre d'aiguille par quiconque manipule les ordures.
　　2. Les médicaments ne doivent pas être jetés dans le réseau public d'approvisionnement en eau.

　　3. **La méthode d'élimination appropriée passe par la pharmacie. Les pharmacies encouragent le public à apporter des médicaments inutilisés pour une élimination sécuritaire.**

**CLASSIFICATION**
Compétence :
**Pratique professionnelle**
Taxonomie :
**Application**

　　4. Le médicament est la propriété de M. Poulos, et il est de sa responsabilité d'en disposer. Si le client demande à l'infirmière auxiliaire de prendre les médicaments parce qu'il n'est pas en mesure de s'en débarrasser, l'infirmière auxiliaire peut documenter cette demande et apporter les médicaments à la pharmacie.

## CAS 3

13. 1. Mme Patel ne serait pas en mesure de faire passer des selles dans un contenant d'échantillon.

2. Mme Patel peut avoir une mobilité limitée une journée après son intervention chirurgicale, et avec ce type de diarrhée, elle serait incapable de se rendre aux toilettes assez rapidement. S'il y a suffisamment de signes avant-coureurs, les selles peuvent être recueillies dans un bassin de lit. Sinon, les selles peuvent être grattées avec une serviette d'incontinence.

3. Il est peu probable qu'une infirmière soit en mesure de prélever un échantillon dans une toilette.
4. Cette action peut embarrasser Mme Patel et être irrespectueuse.

**CLASSIFICATION**
Compétence :
**Fondements de la pratique**
Taxonomie :
**Application**

14. 1. Toutes les options sont une préoccupation. Mme Patel perd du liquide et des électrolytes essentiels à cause de la diarrhée, et ces pertes doivent être surveillées de près et corrigées pour prévenir la déshydratation et l'effondrement circulatoire.

2. Cette situation est une possibilité, mais les fluides sont la première préoccupation.
3. Cette situation peut se produire, mais ce n'est pas la première préoccupation.
4. Cette situation peut se produire si Mme Patel se déshydrate.

**CLASSIFICATION**
Compétence :
**Fondements de la pratique**
Taxonomie :
**Pensée critique**

15. 1. L'infirmière auxiliaire respecte les préférences culturelles de Mme Patel en la consultant au sujet des pratiques appropriées en matière d'hygiène personnelle.

2. Mme Patel est en phase postopératoire et faible. Il se peut qu'elle ne soit pas en mesure de se laver adéquatement.
3. La main droite est considérée comme propre et deviendrait impure en touchant le bassin de lit. La main gauche doit être utilisée à la fois pour le bassin de lit et le lavage.
4. Cette action est attendue de toutes les infirmières et de tous les clients, peu importe les pratiques culturelles.

**CLASSIFICATION**
Compétence :
**Pratique professionnelle**
Taxonomie :
**Application**

## CAS 4

16. 1. Cette réponse est fausse : un allaitement réussi demande de la maîtrise, et certaines femmes ont des difficultés.
2. Cette réponse suppose que Mme Bunik a des problèmes avec l'allaitement et peut être interprétée négativement par Mme Bunik.

3. Cette réponse offre des informations exactes et qui rassureraient Mme Bunik.

4. La succion et la vidange des seins par le bébé, et non la quantité de graisse et de tissu glandulaire, déterminent la quantité de lait produite.

**CLASSIFICATION**
Compétence :
**Fondements de la pratique**
Taxonomie :
**Application**

17. 1. Il est important pour l'infirmière auxiliaire d'évaluer les facteurs culturels qui peuvent influencer les croyances de Mme Akan sur le meilleur moment pour commencer à allaiter.

**CLASSIFICATION**
Compétence :
**Fondements de la pratique**
Taxonomie :
**Application**

2. Le nourrisson peut avoir besoin d'une préparation pour nourrissons si Mme Akan n'allaite pas le nourrisson, mais l'infirmière auxiliaire doit d'abord l'évaluer.
3. Cela peut être nécessaire, mais l'infirmière auxiliaire doit d'abord évaluer Mme Akan.
4. Identique à la réponse 3.

---

18.  1. L'application de chaleur sur le bas-ventre peut être utile pour soulager l'inconfort.
     2. Se coucher sur le ventre, et non sur le dos, peut être utile pour soulager l'inconfort.
     3. Identique à la réponse 1.

     4. **C'est la bonne action de soins infirmiers. L'application de chaleur (p. ex., un coussin chauffant) ou la position couchée sur le ventre peut soulager l'inconfort associé aux contractions utérines (douleurs d'après-coups).**

CLASSIFICATION
Compétence :
**Fondements de la pratique**
Taxonomie :
**Application**

---

19.  1. **Les nouveau-nés doivent allaiter au moins huit fois au cours d'une période de 24 heures.**

     2. La plupart des femmes ont besoin de 450 à 500 calories supplémentaires par jour.
     3. L'alimentation au lait maternisé n'est pas nécessaire si le nourrisson allaite adéquatement.
     4. Des suppléments quotidiens de vitamine D sont recommandés pour tous les nourrissons allaités, car le lait maternel peut ne pas avoir assez de vitamine D pour répondre aux besoins d'un nourrisson.

CLASSIFICATION
Compétence :
**Fondements de la pratique**
Taxonomie :
**Application**

---

## CAS 5

20.  1. La rubéole n'est pas une maladie grave dans l'enfance.

     2. **La rubéole chez une femme enceinte peut provoquer des effets tératogènes chez le fœtus. Ainsi, les enfants sont vaccinés pour les empêcher de transmettre la maladie à une femme enceinte.**

     3. La loi canadienne n'exige pas que les enfants soient vaccinés contre la rubéole.
     4. La rubéole et la varicelle peuvent causer des séquelles graves, mais pas la rubéole en général.

CLASSIFICATION
Compétence :
**Fondements de la pratique**
Taxonomie :
**Application**

---

21.  1. **Le vaccin anti-Hib, *Haemophilus influenzae* de type B, a considérablement réduit l'incidence de la méningite infantile, une maladie à mortalité et morbidité élevées.**

     2. Le vaccin anti-Hib ne protège pas contre diverses souches de grippe. Il protège spécifiquement contre l'*H. influenzae* de type B, qui provoque la méningite.
     3. Le vaccin anti-Hib ne prévient pas l'hépatite. L'hépatite est prévenue par le vaccin contre l'hépatite B.
     4. Le vaccin anti-Hib n'augmente pas l'immunité générale.

CLASSIFICATION
Compétence :
**Fondements de la pratique**
Taxonomie :
**Connaissances et compréhension**

---

22.  1. Cette pression artérielle est normale pour un nouveau-né.

     2. **Cette pression artérielle est normale pour un enfant d'un an.**

     3. Cette pression artérielle est normale pour un jeune de 12 ans.
     4. Cette pression artérielle est normale pour un adulte.

CLASSIFICATION
Compétence :
**Fondements de la pratique**
Taxonomie :
**Connaissances et compréhension**

23. 1. Les fièvres chez les enfants disparaissent normalement en quelques jours. Il n'est pas nécessaire pour les parents d'emmener Ravi chez le médecin avec une température de 38 °C.
    2. Aucun liquide autre que l'eau à température ambiante ne doit être épongé sur un enfant.

    3. **Comme la fièvre n'est pas une maladie, les parents n'ont pas nécessairement à « combattre » la fièvre. Si l'enfant a plus de 3 mois et se sent mal à l'aise, les parents peuvent administrer de l'acétaminophène sous forme liquide. Il est important de suivre les instructions sur la boîte pour le dosage correct en fonction du poids de l'enfant.**

    4. Les parents devraient consulter un médecin si la fièvre dure plus de 3 jours.

CLASSIFICATION
Compétence :
**Fondements de la pratique**
Taxonomie :
**Application**

24. 1. Le lait est une mauvaise source de fer.
    2. L'agneau contient du fer en petites quantités et n'est pas aussi facile à digérer que les céréales.
    3. Le jus d'orange ne contient pas de fer.

    4. **Les céréales enrichies sont une riche source de fer qui est facilement digérée par les enfants.**

CLASSIFICATION
Compétence :
**Fondements de la pratique**
Taxonomie :
**Application**

## CAS 6

25. 1. Cette réponse écarte les préoccupations de la cliente.
    2. La cliente n'a pas mentionné qu'elle voulait parler à un membre du clergé.

    3. **Cette réponse répond aux inquiétudes de la cliente et fournit également une solution pratique.**

    4. Identique à la réponse 1.

CLASSIFICATION
Compétence :
**Pratique professionnelle**
Taxonomie :
**Application**

26. 1. La plupart des personnes atteintes de ce type de sclérose en plaques vivent environ 25 ans après le diagnostic.

    2. **Cette réponse offre de l'espoir sans faux réconfort.**

    3. Cette réponse n'est ni thérapeutique ni professionnelle.
    4. Cette réponse est désinvolte et ne répond pas aux inquiétudes de la cliente.

CLASSIFICATION
Compétence :
**Pratique professionnelle**
Taxonomie :
**Application**

27. 1. Cette réponse n'aborde pas la question de la restauration rapide en raison de la fatigue de Mme Blackhawk.

    2. **Cette réponse répond aux inquiétudes de la patiente et offre une aide pratique.**

    3. Cette réponse n'est pas utile et banalise l'importance d'une alimentation équilibrée.
    4. Il est vrai que les aliments de restauration rapide offrent peu de nutrition, mais cela ne signifie pas qu'ils ne peuvent pas être occasionnellement appréciés.

CLASSIFICATION
Compétence :
**Pratique professionnelle**
Taxonomie :
**Pensée critique**

Réponses pour l'examen 2

## CAS 7

28.  1. La croissance importante des lymphoblastes supprime la croissance normale des globules rouges, des globules blancs et des plaquettes. La neutropénie correspond à un faible taux de globules blancs, en particulier les neutrophiles, qui font partie du système immunitaire et qui sont nécessaires pour prévenir l'infection.

2. Le saignement interne serait le résultat de la thrombocytopénie.
3. L'anémie serait le résultat d'une diminution des globules rouges et d'hémoglobine.
4. Une anorexie peut survenir avec la leucémie et la neutropénie, mais n'est pas un risque spécifique.

**CLASSIFICATION**
Compétence :
**Fondements de la pratique**
Taxonomie :
**Application**

29.  1. Cette intervention peut irriter la muqueuse buccale; le rince-bouche doit toujours être dilué.

2. La mousse est douce et n'endommagera pas la muqueuse buccale.

3. Cette intervention va blesser la muqueuse buccale.
4. Cette intervention provoque un goût désagréable et va irriter la muqueuse.

**CLASSIFICATION**
Compétence :
**Fondements de la pratique**
Taxonomie :
**Application**

30.  1. Repositionnez-le toutes les 2 heures, pas toutes les 4 heures.
2. Un ulcère de pression au talon n'est pas une raison pour le maintenir au lit.
3. Les changements fréquents de pansements augmenteront le risque d'infection.

4. Un apport nutritionnel adéquat est essentiel pour la cicatrisation des plaies.

**CLASSIFICATION**
Compétence :
**Fondements de la pratique**
Taxonomie :
**Connaissances et compréhension**

31.  1. Cette réponse rejette la demande de M. Bricker.
2. Identique à la réponse 1.

3. Cette réponse indique l'acceptation et le respect et donne à M. Bricker l'occasion de poursuivre la conversation.

4. Identique à la réponse 1.

**CLASSIFICATION**
Compétence :
**Pratique éthique**
Taxonomie :
**Application**

## CAS 8

32.  1. Les clients craignent cette thérapie en raison de la douleur attendue. S'ils sont rassurés qu'ils dormiront et ne ressentiront aucune douleur, il y aura moins d'anxiété et plus de coopération.

2. Une perte de mémoire permanente ne devrait pas se produire.
3. Bien que la thérapie électroconvulsive (TEC) puisse effrayer M. Ahmed, cette affirmation coupe toute possibilité de communication future.
4. Aucun traitement nécessitant une anesthésie n'est totalement sûr.

**CLASSIFICATION**
Compétence :
**Pratique professionnelle**
Taxonomie :
**Application**

33.  1. Cette affirmation peut être une fausse assurance.

2. La présence du personnel fournira un soutien émotionnel continu et contribuera à soulager l'anxiété.

**CLASSIFICATION**
Compétence :
**Pratique professionnelle**
Taxonomie :
**Application**

3. Tous les clients ne sont pas amnésiques, et l'amnésie passe; mettre l'accent sur l'amnésie augmentera la peur.
4. L'infirmière auxiliaire ne devrait pas mettre l'accent sur la peur de M. Ahmed. C'est plus rassurant pour lui de savoir que quelqu'un sera avec lui.

---

34. 1. Cette intervention viendrait plus tard si le client demandait de la nourriture.

2. **Les clients sont confus quand ils se réveillent après une TEC. Ils peuvent éprouver une désorientation temporaire; il est donc important de les orienter en fonction du temps, du lieu et de la situation.**

3. Cette intervention ne serait pas appropriée pour un client qui vient de se réveiller après un traitement.
4. Cette intervention n'est pas nécessaire. Les signes vitaux postopératoires de routine sont adéquats.

CLASSIFICATION
Compétence :
**Fondements de la pratique**
Taxonomie :
**Application**

---

## CAS 9

35. 1. **Ces examens, qui incluent le volume courant, la résistance des voies respiratoires, le volume expiratoire maximal et autres, fourniraient les informations les plus utiles.**

2. Cet examen peut être indiqué, mais n'est pas concluant pour le diagnostic de la maladie pulmonaire obstructive chronique (MPOC).
3. Cet examen serait effectué, mais ne sert pas au diagnostic de la MPOC.
4. Cet examen serait prescrit, mais ne serait pas concluant.

CLASSIFICATION
Compétence :
**Fondements de la pratique**
Taxonomie :
**Pensée critique**

---

36. 1. Les saturations en oxygène sont plus faibles chez les personnes âgées. Mme Da Costa, cependant, n'a que 64 ans.

2. **L'hypoxémie est fréquemment observée chez les clients atteints de MPOC.**

3. L'oxygénothérapie peut être indiquée ou non pour les clients atteints de MPOC et est parfois contre-indiquée puisqu'elle peut inhiber le centre respiratoire.
4. La dyspnée ne s'accompagne pas toujours d'une faible saturation en oxygène.

CLASSIFICATION
Compétence :
**Fondements de la pratique**
Taxonomie :
**Pensée critique**

---

37. 1. Cette action doit être faite, mais peut ne pas être le moyen le plus efficace de diminuer l'anxiété.
2. Cette action est également recommandée, mais, encore une fois, ne réduirait pas l'anxiété.

3. **Cette action donnerait à l'infirmière l'occasion d'observer ainsi que de fixer un rythme approprié.**

4. Cette action ne serait généralement pas nécessaire à ce moment.

CLASSIFICATION
Compétence :
**Fondements de la pratique**
Taxonomie :
**Pensée critique**

---

## CAS 10

38. 1. La diarrhée sanglante, et non la constipation, est une manifestation clinique courante de la colite ulcéreuse.

2. **La diarrhée sanglante et les douleurs abdominales sont des manifestations cliniques courantes de la colite ulcéreuse.**

CLASSIFICATION
Compétence :
**Fondements de la pratique**
Taxonomie :
**Connaissances et compréhension**

3. La perte de poids peut se produire, mais est moins fréquente.
4. L'émèse semblable au marc de café ne serait pas une manifestation clinique courante.

---

39.    1. **Cette action est nécessaire, car les besoins de soins de Mme Jansen sont plus complexes et son état est devenu imprévisible.**

2. Une ligne IV secondaire peut être nécessaire pour la perfusion de médicaments et la réanimation liquidienne; cependant, l'action la plus importante pour l'infirmière auxiliaire est de consulter l'inf. aut.
3. Cette action sera prise à un moment donné, mais n'est pas une priorité.
4. Il est possible que Mme Jansen ait besoin d'aide pour maintenir une voie aérienne dégagée, mais cela n'est pas encore indiqué et ne constitue pas l'intervention à prendre initialement.

CLASSIFICATION
Compétence :
**Pratique collaborative**
Taxonomie :
**Pensée critique**

---

40.    1. Un œdème modéré est une constatation normale dans la première période postopératoire.
2. Un léger saignement est normal lorsque la stomie est touchée ou nettoyée en raison de sa vascularisation.
3. La consistance normale des selles d'une iléostomie est liquide à pâteuse.

4. **Une stomie de couleur violet foncé peut indiquer un apport sanguin insuffisant.**

CLASSIFICATION
Compétence :
**Fondements de la pratique**
Taxonomie :
**Pensée critique**

---

41.    1. Cela ne répond pas aux inquiétudes de Mme Jansen.

2. **Mme Jansen pourra recevoir des conseils pratiques du stomathérapeute et d'un groupe de soutien.**

3. La documentation et la communication des inquiétudes de Mme Jansen ne répondent pas à ses besoins.
4. Identique à la réponse 1.

CLASSIFICATION
Compétence :
**Fondements de la pratique**
Taxonomie :
**Pensée critique**

---

## CAS 11

42.    1. La responsabilité prioritaire de l'infirmière auxiliaire est envers le client. La police n'a pas le pouvoir dans ce cas d'empêcher l'infirmière auxiliaire d'obtenir un consentement éclairé et de rassurer M. Donny sur son état.

2. **La responsabilité prioritaire incombe au client. L'infirmière auxiliaire doit s'assurer que la relation thérapeutique est maintenue et doit s'assurer que M. Donny comprend son plan de traitement.**

3. Il n'y a aucune raison de consulter les politiques de l'agence, car l'obligation envers le client est claire.
4. Cette mesure est inappropriée, car M. Donny ne comprend pas le français.

CLASSIFICATION
Compétence :
**Pratique professionnelle**
Taxonomie :
**Pensée critique**

---

43.    1. Dans certaines situations, une infirmière peut être la porte-parole de l'agence auprès des médias.

2. **Cette considération porte sur la confidentialité. Une infirmière n'est pas autorisée à partager des informations sur le client avec d'autres personnes à moins que le consentement du client ne soit obtenu.**

CLASSIFICATION
Compétence :
**Pratique conforme aux lois**
Taxonomie :
**Pensée critique**

3. Avec la permission du client, les porte-paroles de l'agence peuvent confirmer que le client a été admis à l'établissement. Un rapport d'état peut également être publié avec l'autorisation du client.

4. Dans certaines situations, la police peut légalement restreindre ce qui est divulgué aux médias; cependant, la priorité de l'infirmière est de préserver la confidentialité du client.

---

44.  1. Il n'est peut-être pas sécuritaire d'enlever les deux menottes de M. Donny.

2. L'infirmière auxiliaire ne sera probablement pas en mesure de fournir des soins complets de la peau pendant que les menottes sont en place.

3. **Cette option assure la sécurité de l'infirmière auxiliaire et permet à celle-ci de prodiguer des soins pour la peau.**

4. M. Donny a droit à des soins appropriés. Des soins de la peau doivent être fournis pour prévenir d'autres blessures et infections.

CLASSIFICATION
Compétence :
**Pratique professionnelle**
Taxonomie :
**Application**

---

## CAS 12

45.  1. Les compagnons de chambre du même sexe à cet âge sont souhaitables pour la compagnie et pour maintenir les besoins d'intimité.

2. Un garçon de 8 ans serait trop jeune pour fournir de la compagnie à Neville.

3. Identique à la réponse 1.

4. **Un jeune de 10 ans est plus proche de Neville. Il préférera la compagnie d'une personne du même sexe et du même groupe d'âge.**

CLASSIFICATION
Compétence :
**Pratique professionnelle**
Taxonomie :
**Application**

---

46.  1. **Dans le cas du diabète de type 1, en particulier chez les jeunes enfants, la glycémie peut fluctuer. Neville est admis à l'hôpital parce que sa glycémie est instable. Au premier signe d'hypoglycémie, Neville a besoin d'avoir une source rapide et concentrée de glucose pour augmenter immédiatement sa glycémie.**

2. Cette action peut être recommandée pour certaines personnes atteintes de diabète, mais n'est généralement pas nécessaire.

3. Cette affirmation n'est pas tout à fait vraie et dire à Neville qu'il n'a pas le droit de manger des friandises peut le pousser à se rebeller contre sa maladie et son régime alimentaire.

4. Ces aliments doivent être consommés une fois que sa glycémie a été augmentée par du glucose à action rapide.

CLASSIFICATION
Compétence :
**Fondements de la pratique**
Taxonomie :
**Application**

---

47.  1. Avec une croissance accrue et l'apport alimentaire associé, le besoin d'insuline augmente.

2. Un processus infectieux, s'il est suffisamment grave, peut nécessiter une augmentation de l'insuline.

3. Un bouleversement émotionnel est un stress qui augmente le besoin d'insuline.

4. **L'exercice réduit le besoin d'insuline du corps. L'augmentation de l'activité musculaire accélère le transport du glucose dans les cellules musculaires, produisant ainsi un effet analogue à l'insuline.**

CLASSIFICATION
Compétence :
**Fondements de la pratique**
Taxonomie :
**Application**

48. 1. C'est une affirmation correcte.

    2. Cette affirmation est incorrecte. L'agitation peut entraîner la formation de bulles qui prennent de la place dans la cartouche et modifient ainsi la dose. Agiter de bas en haut et incliner NPH et insuline prémélangée.

    3. Cette affirmation est correcte. En règle générale, il est recommandé d'utiliser deux unités pour amorcer le stylo; cependant, reportez-vous à la feuille d'instructions du stylo du fabricant.

    4. Cette affirmation est correcte. Il est nécessaire de maintenir l'injection pendant 10 secondes pour assurer la livraison complète de la dose.

CLASSIFICATION
Compétence :
**Fondements de la pratique**
Taxonomie :
**Application**

## CAS 13

49. 1. Une illusion serait une mauvaise interprétation d'un stimulus sensoriel.

    2. Une délusion est une croyance personnelle fixe et fausse qui n'est pas fondée sur la réalité.

    3. La pensée autistique est une distorsion du processus de pensée associée aux troubles schizophréniques.

    4. Une hallucination est une expérience perçue qui se produit en l'absence d'un stimulus sensoriel réel.

CLASSIFICATION
Compétence :
**Fondements de la pratique**
Taxonomie :
**Connaissances et compréhension**

50. 1. Cette intervention serait une forme d'entrée dans les délires du client. Le client peut avoir l'impression que seule une partie particulière de la nourriture était exempte de poison.

    2. Cette suggestion peut renforcer l'illusion que la nourriture de l'hôpital est empoisonnée.

    3. Les clients ne peuvent pas être disputés à cause de leurs illusions, donc la meilleure approche est simplement de faire des affirmations ancrées dans la réalité.

    4. Les menaces sont toujours de mauvaises interventions infirmières, peu importe à quel point l'infirmière se sent exaspérée.

CLASSIFICATION
Compétence :
**Fondements de la pratique**
Taxonomie :
**Application**

51. 1. Cette question est close et n'encouragera peut-être pas M. Gordon à explorer ses craintes.

    2. Cette affirmation est la seule qui aide M. Gordon à se concentrer et à explorer ses sentiments.

    3. Bien que cette affirmation soit vraie, ce n'est pas quelque chose que M. Gordon est prêt à comprendre; c'est une affirmation fermée.

    4. Cette affirmation offre une fausse assurance et n'est pas réaliste; M. Gordon aura encore des inquiétudes quant à ce qui se passera lorsque l'infirmière n'est pas là.

CLASSIFICATION
Compétence :
**Pratique professionnelle**
Taxonomie :
**Application**

## CAS 14

52. 1. Toute l'histoire est potentiellement importante. Cependant, les clients atteints d'une maladie vasculaire périphérique sont à risque d'infection, d'ulcération du pied et de mauvaise cicatrisation des plaies. Ils peuvent avoir besoin d'une prescription du médecin pour couper les ongles.

CLASSIFICATION
Compétence :
**Fondements de la pratique**
Taxonomie :
**Pensée critique**

2. Ces informations peuvent avoir une signification, mais ne sont pas les informations les plus importantes.

3. Ces informations auront une pertinence pour la cicatrisation des plaies et le maintien de l'intégrité de la peau, mais ce ne sont pas les informations les plus importantes.

4. Ces informations ont une importance pour la capacité d'effectuer des soins pour les pieds et de répondre à un besoin de dispenser un enseignement sur la santé, mais ne sont pas les informations les plus importantes.

53. 1. Bien qu'il s'agisse d'une mesure de confort, ce n'est pas la raison la plus importante pour effectuer les trempages des pieds.

    2. **L'eau chaude amollit les ongles et les cellules épidermiques épaissies et permet de couper plus facilement les ongles et d'enlever des peaux mortes.**

    3. Le trempage augmentera la circulation vers la zone, ce qui est thérapeutique. Cependant, l'évaluation de la circulation dans les pieds est mieux faite avant le trempage des pieds.

    4. Bien que cela diminue les odeurs, ce n'est pas la raison la plus importante des trempages des pieds.

**CLASSIFICATION**
Compétence :
**Fondements de la pratique**
Taxonomie :
**Pensée critique**

54. 1. **Couper les ongles en ligne droite empêche le dédoublement des bords des ongles et la formation de pointes d'ongles tranchantes qui peuvent irriter les bords latéraux des ongles.**

    2. Limer les ongles avec une lime-émeri n'est pas une méthode efficace pour les raccourcir; cependant, une lime-émeri peut être utilisée pour lisser les bords rugueux des ongles après la coupe.
    3. Les ongles doivent être coupés droit.
    4. Les coupe-ongles sont préférables, car ils sont conçus pour l'épaisseur des ongles des orteils. L'utilisation de ciseaux aiguisés présente plus de risques de blessures accidentelles aux orteils et peut ne pas être sûre.

**CLASSIFICATION**
Compétence :
**Fondements de la pratique**
Taxonomie :
**Connaissances et compréhension**

55. 1. Il s'agit d'une pratique exemplaire, mais cela ne répond pas adéquatement à la question de M. Marsh.
    2. Cette réponse ne répond pas à la question.
    3. Cette réponse est peut-être vraie, mais l'infirmière devrait changer de gants pour prévenir la transmission d'infections fongiques possibles, et non parce que cela la rend plus à l'aise de le faire.

    4. **Cette réponse répond correctement à la question de M. Marsh, en fournissant la raison du changement de gants entre les clients.**

**CLASSIFICATION**
Compétence :
**Pratique professionnelle**
Taxonomie :
**Application**

56. 1. **L'infirmière auxiliaire doit séparer complètement son travail salarié et privé. La seule mesure qui ne pourrait pas être perçue comme un conflit d'intérêts est d'obtenir la permission du directeur des soins.**

    2. Cette mesure constitue un conflit d'intérêts et ne constituerait pas un comportement professionnel.
    3. Identique à la réponse 2.
    4. Identique à la réponse 2.

**CLASSIFICATION**
Compétence :
**Pratique professionnelle**
Taxonomie :
**Application**

Réponses pour
l'examen 2

## CAS 15

57.   1.  Le diabète sucré est la principale cause de MRC au Canada.

2.  L'hypertrophie bénigne de la prostate est une cause fréquente de lésions rénales aiguës, non chroniques.
3.  L'allergie aux anti-inflammatoires non stéroïdiens est une cause fréquente d'insuffisance rénale aiguë et non chronique.
4.  Les maladies vasculaires rénales, et non les maladies cardiovasculaires, sont l'une des principales causes de MRC au Canada.

**CLASSIFICATION**
Compétence :
**Fondements de la pratique**
Taxonomie :
**Pensée critique**

58.   1.  La polyurie n'est pas une manifestation clinique de l'hyperkaliémie.

2.  Un pouls irrégulier est une manifestation clinique de l'hyperkaliémie que l'infirmière auxiliaire doit surveiller.

3.  Les convulsions ne sont pas une manifestation clinique de l'hyperkaliémie.
4.  L'œdème pulmonaire n'est pas une manifestation clinique de l'hyperkaliémie.

**CLASSIFICATION**
Compétence :
**Fondements de la pratique**
Taxonomie :
**Application**

59.   1.  Lorsque M. Morton enseigne ce qu'il a appris, décrit comment accéder à des informations supplémentaires et signale quand contacter les prestataires de soins de santé, il démontre qu'il a amélioré ses connaissances en santé.

2.  Cela ne fournit pas de preuves suffisantes que M. Morton a amélioré ses connaissances en matière de santé au sujet de sa pharmacothérapie.
3.  Cela répond à certains des critères, mais il n'y a pas suffisamment de preuves que M. Morton est en mesure de mettre en œuvre ce qu'il a appris.
4.  Dans ce cas, M. Morton aurait besoin d'un enseignement supplémentaire pour accroître ses connaissances en matière de santé.

**CLASSIFICATION**
Compétence :
**Pratique professionnelle**
Taxonomie :
**Application**

60.   1.  Parce que les changements de liquide sont graduels, les fluctuations de la pression artérielle ne sont pas graves.
2.  Les déséquilibres électrolytiques sont moins susceptibles de se produire parce que les changements de fluide sont graduels.

3.  Le risque de développer une péritonite est l'inconvénient majeur de la dialyse péritonéale.

4.  Le risque de développer une péritonite, et non une hépatite, est l'inconvénient majeur de la dialyse péritonéale.

**CLASSIFICATION**
Compétence :
**Fondements de la pratique**
Taxonomie :
**Application**

## CAS 16

61.   1.  Ces mots constituent une menace. Une menace est un type de voies de fait qui constitue un délit intentionnel.

2.  L'isolement est considéré comme une contrainte. Il peut être prescrit par un médecin lorsque le client est considéré comme un danger pour les autres. Ce n'est pas nécessaire pour le moment.
3.  On peut s'attendre au comportement de M. Stein, mais il faut s'y prendre directement. Le comportement ne doit jamais être ignoré.
4.  Cette généralisation tire une conclusion qui n'est peut-être pas vraie.

**CLASSIFICATION**
Compétence :
**Pratique conforme aux lois**
Taxonomie :
**Application**

**62.**   1.   Cette réponse ne démontre pas l'acceptation du client et n'aide pas M. Stein à contrôler son comportement.
2.   Il n'est pas approprié à ce stade d'impliquer les autres clients. L'infirmière auxiliaire doit assumer la responsabilité des mesures visant à réduire le comportement inapproprié de M. Stein.
3.   Cette réponse ne traite pas directement du problème et peut semer la confusion chez M. Stein parce qu'il ne sait peut-être pas pourquoi l'infirmière auxiliaire refuse de lui parler.

**CLASSIFICATION**
Compétence :
**Pratique professionnelle**
Taxonomie :
**Application**

4.   **Cette réponse fixe des limites appropriées pour M. Stein, qui ne peut pas se fixer de limites; elle refuse le comportement, mais accepte le client.**

**63.**   1.   Il serait irréaliste, non thérapeutique et non indiqué de garder M. Stein sous sédation en tout temps.
2.   Cette précaution n'est pas nécessaire à moins que le client ne commette des actes de violence répétés, auquel cas un médecin peut ordonner que le client soit placé dans des moyens de contention à quatre points.
3.   Il n'y avait pas eu d'antécédents de violence qui justifieraient le placement dans une unité sécurisée et séparée.

**CLASSIFICATION**
Compétence :
**Pratique professionnelle**
Taxonomie :
**Pensée critique**

4.   **Le personnel infirmier, sachant que le client était perturbateur et instable, a fait preuve de négligence en n'assurant pas une surveillance étroite. M. Stein aurait dû être observé de près pour le protéger contre les blessures qu'il s'est imposées ainsi que pour protéger les autres.**

**64.**   1.   Cette réponse est vraie, mais ne montre aucune considération de ce que M. Stein peut ressentir.
2.   Il est peut-être vrai que M. Stein doit demander au médecin une modification de son statut de non volontaire, mais cette réponse sous-entend que l'infirmière auxiliaire ne veut tout simplement pas donner suite à sa demande et le repousse.
3.   Cette réponse implique que M. Stein pourrait être en mesure d'aller faire ses courses plus tard lorsqu'il y aura un membre du personnel disponible, mais ce n'est peut-être pas le cas.

**CLASSIFICATION**
Compétence :
**Pratique professionnelle**
Taxonomie :
**Pensée critique**

4.   **Cette réponse indique clairement que M. Stein n'est pas autorisé à partir et peut diminuer son anxiété en prenant le temps de découvrir ce dont il pense avoir besoin.**

## CAS 17

**65.**   1.   La nausée se produit parfois avec l'ingestion de baryum. Il n'est pas nécessaire de le signaler.
2.   Ces informations sont exactes, mais ne posent aucun risque pour le client. Ce n'est pas aussi important que le besoin d'augmenter les fluides.
3.   Ces informations sont correctes, mais ne sont pas les plus importantes.

**CLASSIFICATION**
Compétence :
**Fondements de la pratique**
Taxonomie :
**Pensée critique**

4.   **Une augmentation de l'apport en liquides est nécessaire après la procédure pour éliminer le baryum du système et prévenir l'impaction.**

Réponses pour l'examen 2

66.   1. **Ces informations sont incorrectes.**

    2. L'AAS (aspirine) et les AINS ne doivent pas être pris à moins d'être approuvés par le prestataire de soins de santé.

    3. Ce n'est pas un traitement recommandé pour les ulcères peptiques.

    4. Le client doit éviter tous les médicaments en vente libre à moins d'être approuvés par le prestataire de soins de santé.

CLASSIFICATION

Compétence :
**Fondements de la pratique**

Taxonomie :
**Application**

67.   1. **Le sang dans les selles peut indiquer un saignement gastro-intestinal.**

    2. Les signes vitaux devraient être pris plus fréquemment.

    3. Des injections de cobalamine (vitamine $B_{12}$) sont souvent nécessaires après la gastrectomie.

    4. Cette action n'empêchera pas d'autres saignements.

CLASSIFICATION

Compétence :
**Fondements de la pratique**

Taxonomie :
**Pensée critique**

68.   1. **C'est la bonne action.**

    2. Les signes vitaux de M. Atkinson doivent être repris après les 15 premières minutes et il doit être observé toutes les demi-heures.

    3. L'administration de la transfusion ne devrait pas prendre plus de 4 heures.

    4. La transfusion devrait être interrompue si M. Atkinson développe un prurit.

CLASSIFICATION

Compétence :
**Fondements de la pratique**

Taxonomie :
**Connaissances et compréhension**

69.   1. Une lésion pulmonaire aiguë provoquerait des signes cliniques identiques, mais ne serait pas causée par une transfusion sanguine.

    2. Le client peut éprouver ces symptômes; cependant, des manifestations supplémentaires telles que de la fièvre et des douleurs lombaires ou abdominales se produiraient.

    3. Des bouffées de chaleur, des démangeaisons, du prurit et de l'urticaire se produiraient avec une légère réaction allergique.

    4. **Les symptômes de la surcharge circulatoire se produisent lorsque l'administration de liquide est plus rapide que la circulation peut accueillir.**

CLASSIFICATION

Compétence :
**Fondements de la pratique**

Taxonomie :
**Application**

70.   1. **M. Atkinson peut devenir plus confiant dans sa capacité à gérer les facteurs de stress en réfléchissant à ses mécanismes d'adaptation réussis antérieurs.**

    2. Les ressources communautaires peuvent être utiles, mais la meilleure réponse est d'aider M. Atkinson à identifier les stratégies qu'il peut utiliser.

    3. Cela peut ne pas être exact.

    4. D'autres stratégies doivent être mises en œuvre avant les médicaments anxiolytiques.

CLASSIFICATION

Compétence :
**Pratique professionnelle**

Taxonomie :
**Pensée critique**

## CAS 18

71.   1. **Ces signes, avec le malaise, sont les manifestations cliniques les plus courantes de l'hépatite A.**

    2. L'anorexie est plus probable avec ces signes, et la douleur au flanc est associée à des problèmes rénaux.

CLASSIFICATION

Compétence :
**Fondements de la pratique**

Taxonomie :
**Connaissances et compréhension**

3. L'hypertension est plus fréquente que l'hypotension en cas d'hépatite A, et la bradycardie n'est pas une manifestation.

4. La cliente est plus susceptible d'avoir de la fièvre que de l'hypothermie, et pas de confusion.

---

72.  1. L'hospitalisation n'est généralement pas nécessaire pour l'hépatite A, et l'isolement n'est réservé qu'aux clients souffrants d'incontinences fécales.

2. Il n'y a aucune raison de la mettre en quarantaine.

3. L'incontinence fécale n'est pas une indication pour une hospitalisation. Il est peu probable que Mme Connor soit incapable de prendre soin d'elle-même en raison de l'infection. Toutefois, si cela se produit, il existe d'autres options de soins que l'hospitalisation.

4. **Un contrôle approprié des infections et des précautions entériques sont suffisants.**

CLASSIFICATION
Compétence :
**Fondements de la pratique**
Taxonomie :
**Application**

---

73.  1. **Les dommages à long terme sont rares avec l'hépatite A.**

2. Cette affirmation est fausse.

3. La cliente ne devrait pas consommer d'alcool jusqu'à ce qu'il n'y ait plus de trace d'infection.

4. Aucun médicament ne protégera le foie.

CLASSIFICATION
Compétence :
**Fondements de la pratique**
Taxonomie :
**Application**

---

74.  1. Un régime riche en glucides peut ne pas être appétissant, et les protéines seront nécessaires pour la guérison.

2. Il n'y a pas d'exigence de supplémentation.

3. **L'approche la plus réussie consiste à recommander de manger des aliments appétissants en petites quantités.**

4. Mme Connor sera probablement plus nauséeuse le matin.

CLASSIFICATION
Compétence :
**Fondements de la pratique**
Taxonomie :
**Application**

---

75.  1. Cette mesure est nécessaire, mais pas la plus efficace.

2. Identique à la réponse 1.

3. **L'immunisation est la méthode la plus efficace puisqu'elle offre une protection complète.**

4. Identique à la réponse 1.

CLASSIFICATION
Compétence :
**Fondements de la pratique**
Taxonomie :
**Pensée critique**

---

## CAS 19

76.  1. Ce calcul est inexact. En outre, les pompes à perfusion ne sont pas régulées en gouttes.

2. Identique à la réponse 1.

3. **Ce calcul est correct : Quantité de liquide = 3 000 ml**

   $\div\, 12\,h$
   $= 250\,ml/h$

4. Identique à la réponse 1.

CLASSIFICATION
Compétence :
**Fondements de la pratique**
Taxonomie :
**Application**

77.  1. Kofi peut avoir l'impression d'être puni en devant faire le lit. De plus, il ressent probablement une douleur et c'est probable qu'il a une intraveineuse, ce qui rendrait difficile l'aide à faire le lit.
2. Cette action embarrasserait Kofi et le ferait se sentir plus mal encore.
3. Cette action serait humiliante pour Kofi car il verrait les pantalons d'incontinence comme des couches.

4. **Kofi aura reçu une grande quantité de fluides pour fournir une hémodilution. Avec l'excès de liquides et la régression attendue qui se produit avec l'hospitalisation des enfants, l'incontinence urinaire se produit fréquemment. L'infirmière auxiliaire peut mieux aider Kofi à gérer cet embarras en l'aidant à mettre des vêtements secs et à se remettre dans un lit sec.**

CLASSIFICATION
Compétence :
**Pratique professionnelle**
Taxonomie :
**Application**

78.  1. **Cette réponse valide les sentiments de détresse des parents.**

2. L'anémie falciforme est transmise génétiquement, de sorte que les parents peuvent légitimement penser que c'est de leur faute.
3. L'infirmière auxiliaire ne sait pas comment les parents se sentent.
4. Cette réponse change le sujet et n'apporte aucun soutien aux parents concernant leurs sentiments.

CLASSIFICATION
Compétence :
**Pratique professionnelle**
Taxonomie :
**Application**

79.  1. La sécurité physique immédiate prime sur une évaluation plus approfondie.

2. **La sécurité physique immédiate de l'enfant est prioritaire. L'enfant doit s'asseoir pour éviter de tomber.**

3. Le symptôme subjectif des étourdissements ne justifie pas à lui seul d'appeler à l'aide pour le moment.
4. La sécurité physique immédiate est prioritaire; marcher à ce moment-là serait dangereux.

CLASSIFICATION
Compétence :
**Fondements de la pratique**
Taxonomie :
**Pensée critique**

## CAS 20

80.  1. À ce stade, M. Wogan est probablement incapable de penser au-delà du présent, et encore moins d'élaborer des plans; cette question est trop générale.
2. Cette action est inappropriée et constitue une violation de la confidentialité.
3. La famille serait une ressource, mais il est préférable de s'adresser directement à M. Wogan.

4. **La franchise est la meilleure approche lors du premier entretien, car l'infirmière auxiliaire peut ainsi définir l'orientation et les inquiétudes et déterminer le sérieux de M. Wogan au sujet du suicide.**

CLASSIFICATION
Compétence :
**Fondements de la pratique**
Taxonomie :
**Application**

81.  1. Cette affirmation pourrait être vraie, mais il s'agit d'une motivation peu probable pour le comportement.
2. Identique à la réponse 1.
3. Cette affirmation peut être vraie, mais ce qui importe ici c'est que le client cherche de l'aide et de la protection.

4. **Les clients expriment souvent des sentiments suicidaires afin que le personnel ait la chance de les arrêter. Ils demandent vraiment : « Vous souciez-vous suffisamment de m'arrêter? »**

CLASSIFICATION
Compétence :
**Fondements de la pratique**
Taxonomie :
**Application**

82.  1.  Cette action serait une punition pour le client, et il peut encore trouver un moyen de procéder à une tentative de suicide dans la pièce.
     2.  Cette action serait prise régulièrement. En soi, elle n'est pas nécessairement thérapeutique.
     3.  Cette action n'est pas une précaution contre le suicide.

     4.  **Le soutien émotionnel et la surveillance étroite peuvent démontrer à M. Wogan que le personnel se soucie et tente de l'empêcher d'agir sur ses idées suicidaires.**

CLASSIFICATION

Compétence :
**Fondements de la santé**

Taxonomie :
**Pensée critique**

83.  1.  Cette réponse mettrait le client sur la défensive.
     2.  Cette réponse est inappropriée dans une situation assez évidente.

     3.  **Cette réponse aide le client à se rendre compte que les membres du personnel se soucient et croient que le client est digne de soins.**

     4.  Cette réponse est une tactique d'évitement par l'infirmière auxiliaire.

CLASSIFICATION

Compétence :
**Pratique professionnelle**

Taxonomie :
**Application**

## CAS 21

84.  1.  **Cette réponse est exacte. Ce type de glaucome a une forte composante familiale, mais avec un traitement approprié, M. Patterson ne devrait pas ressentir d'autre détérioration de sa vision.**

     2.  Il est vrai que la vision nocturne peut être affectée, mais cette réponse n'est pas thérapeutique.
     3.  Cette réponse est fausse. Avec les traitements appropriés, le pronostic peut être déterminé.
     4.  Cette réponse n'est pas thérapeutique et est également fausse.

CLASSIFICATION

Compétence :
**Fondements de la pratique**

Taxonomie :
**Application**

85.  1.  Cette action peut être nécessaire, mais si la pression intraoculaire est contrôlée, il ne devrait pas y avoir de détérioration de la vision de M. Patterson.
     2.  Ces connaissances pourraient être importantes; cependant, il n'y a souvent aucun symptôme d'augmentation de la pression.

     3.  **Le client doit comprendre que le strict respect de son traitement prescrit est essentiel. L'administration systématique de gouttes pour les yeux peut prévenir d'autres augmentations de la pression intraoculaire et prévenir la perte de vision.**

     4.  Ces informations sont importantes, mais pas aussi nécessaires que les informations sur l'importance de l'observance.

CLASSIFICATION

Compétence :
**Fondements de la pratique**

Taxonomie :
**Pensée critique**

86.  1.  Des rendez-vous de suivi seront fixés et l'aideront à se sentir soutenu. Ils aideront probablement à l'observance. Cependant, ils ne sont probablement pas l'intervention la plus efficace pour aider M. Patterson à accepter le glaucome.

     2.  **Encourager M. Patterson à discuter de son état et à exprimer ses inquiétudes aidera à réduire son anxiété et à faire face au diagnostic d'une maladie chronique.**

CLASSIFICATION

Compétence :
**Pratique professionnelle**

Taxonomie :
**Pensée critique**

Réponses pour l'examen 2

3. Cette intervention fournira à M. Patterson des informations supplémentaires pour l'aider à gérer son glaucome, mais il est peu probable qu'elle soit aussi efficace que de discuter de ses sentiments et ses inquiétudes.

4. La famille peut avoir besoin d'être impliquée dans le régime de traitement et fournira un soutien, mais cela ne l'aidera pas autant à accepter son état qu'à être capable de verbaliser ses sentiments.

## CAS 22

87.    1. **Dans la phase initiale du processus de groupe, la responsabilité du leader est de créer une atmosphère de respect et de confiance. Il peut faire preuve de respect par des manières communes de se présenter et présenter son rôle.**

2. Cette affirmation peut être la deuxième plus importante, car elle énonce l'objectif du groupe (c.-à-d. les objectifs que le groupe vise à atteindre).

3. Bien qu'il soit important de fournir un calendrier pour le groupe, cette affirmation initiale peut ne pas être perçue comme accueillante.

4. Bien qu'une tâche de groupe soit d'apprendre à se connaître, il est préférable de laisser cela après les activités initiales de « ménage ».

CLASSIFICATION
Compétence :
**Pratique professionnelle**
Taxonomie :
**Pensée critique**

88.    1. M. Pao peut considérer cette approche comme une affirmation autoritaire qui ne fait pas preuve de respect.

2. Cette affirmation constitue une violation de la confidentialité.

3. **Il est souvent utile avec un nouveau groupe d'entamer le dialogue avec une personne spécifique, car beaucoup ne voudront pas être les premiers à parler. Cette question invite Mme Halsey à décrire ses expériences plutôt que de l'étiqueter avec un diagnostic.**

4. Cette affirmation n'est pas susceptible d'obtenir des volontaires pour commencer la conversation.

CLASSIFICATION
Compétence :
**Pratique professionnelle**
Taxonomie :
**Pensée critique**

89.    1. **Cette affirmation applique les principes d'un processus de groupe efficace en impliquant tous les membres dans l'établissement des normes du groupe.**

2. Bien que cette affirmation puisse être vraie, le fait que l'infirmière auxiliaire dise que le groupe ne travaille pas peut rendre les clients anxieux et peut être perçu comme punitif.

3. Bien que cette affirmation puisse être vraie, le problème n'est pas seulement que les membres du groupe s'interrompent. Cette affirmation ne cherche pas de solution.

4. Bien que l'infirmière auxiliaire puisse être déçue et puisse partager ce sentiment avec le groupe, elle ne cherche pas de solution au dysfonctionnement.

CLASSIFICATION
Compétence :
**Pratique professionnelle**
Taxonomie :
**Pensée critique**

90.    1. Cette réponse ne respecte pas le choix de la cliente d'utiliser des thérapies alternatives.

2. Bien que l'infirmière auxiliaire doive appuyer le choix de la cliente, l'infirmière doit d'abord savoir si la cliente a fait un choix éclairé.

3. Bien que cette réponse appuie le choix de la cliente, il y a eu une controverse au sujet de l'efficacité du millepertuis. De plus, l'infirmière auxiliaire doit savoir si la cliente a fait un choix éclairé.

4. **Cette question ouverte permet à l'infirmière auxiliaire de savoir si la cliente a fait un choix éclairé concernant le millepertuis.**

CLASSIFICATION
Compétence :
**Pratique professionnelle**
Taxonomie :
**Pensée critique**

## CAS 23

**91.**  1. Cette réponse peut ne susciter qu'un « oui » ou un « non » de la part de M. Desjardins, et elle peut le mettre sur la défensive.

2. **L'infirmière auxiliaire devrait démontrer à M. Desjardins qu'elle reconnaît sa préoccupation verbalisée et qu'elle est prête à l'écouter.**

3. Le fait d'éviter la question indique que l'infirmière auxiliaire n'est pas disposée à écouter.

4. Cette réponse pourrait augmenter l'anxiété plutôt que de réduire l'inquiétude; de plus, il coupe la communication et nie les sentiments de M. Desjardins.

CLASSIFICATION
Compétence :
**Pratique professionnelle**
Taxonomie :
**Application**

**92.**  1. L'hémorragie postopératoire est un danger avec une maladie du foie et l'utilisation d'anticoagulants, pas avec l'âge.

2. La fluctuation de la glycémie est une préoccupation pour les personnes atteintes de diabète, pas pour les personnes d'âge avancé.

3. L'insuffisance rénale est associée à la déshydratation et à un déséquilibre électrolytique, pas à l'âge.

4. **Les personnes âgées présentent un risque accru de retard de cicatrisation et de diminution de la tolérance à l'anesthésie.**

CLASSIFICATION
Compétence :
**Fondements de la pratique**
Taxonomie :
**Application**

**93.**  1. L'âge et le sexe n'affectent la perception de la douleur qu'indirectement.

2. La condition physique globale peut affecter la capacité d'une personne à faire face au stress, mais elle n'affecterait pas beaucoup la perception de la douleur.

3. L'intelligence est un facteur de compréhension de la douleur, mais elle n'affecte pas la perception de l'intensité de la douleur; le statut économique n'a aucun effet sur la perception de la douleur.

4. **L'interprétation des sensations de douleur est très individuelle et est basée sur des expériences passées, qui incluent des valeurs culturelles.**

CLASSIFICATION
Compétence :
**Fondements de la pratique**
Taxonomie :
**Pensée critique**

**94.**  1. Les douleurs abdominales ne seront pas évitées en s'asseyant sur le bord du lit.

2. Il ne devrait pas y avoir de problèmes de circulation avec ses jambes et ses pieds le matin après la chirurgie.

3. Il peut éprouver une respiration superficielle en raison de l'incision abdominale, mais ce n'est pas une détresse respiratoire et n'est pas empêché en s'asseyant sur le côté du lit.

4. **Suite à l'administration de narcotiques, les réflexes neurocirculatoires du client peuvent avoir de la difficulté à s'adapter à la force de gravité lorsqu'une position verticale est adoptée. L'hypotension posturale ou orthostatique se produit, et l'approvisionnement en sang au cerveau est temporairement diminué.**

CLASSIFICATION
Compétence :
**Fondements de la pratique**
Taxonomie :
**Pensée critique**

**95.**  1. **La douleur au mollet peut être un signe de thrombophlébite, une complication postopératoire possible. Si le thrombus se déplace, cela peut conduire à une embolie pulmonaire. Tout client avec ce type de plainte doit être immédiatement alité.**

2. Le médecin doit être avisé, mais ce n'est pas la première action à entreprendre.

CLASSIFICATION
Compétence :
**Fondements de la pratique**
Taxonomie :
**Application**

Réponses pour l'examen 2

3. L'application de chaleur peut être contre-indiquée si un thrombus s'est développé.
4. La jambe ne doit pas être élevée au-dessus du niveau du cœur sans la prescription d'un médecin; la gravité peut faire déplacer le thrombus et provoquer une embolie.

## CAS 24

96. 1. **L'arthrose dégénérative affecte les articulations qui supportent un poids, comme les genoux, les hanches et la colonne vertébrale, et n'est généralement pas symétrique.**

    2. Cette conclusion est vraie de la polyarthrite rhumatoïde.
    3. Identique à la réponse 2.
    4. Identique à la réponse 2.

CLASSIFICATION
Compétence :
**Fondements de la pratique**
Taxonomie :
**Connaissances et compréhension**

97. 1. **Cette position soutient le site opératoire; la jambe impliquée doit être maintenue dans l'alignement, évitant l'adduction.**

    2. L'oreiller n'affectera pas le retour veineux, qui est lié à la formation de thrombus.
    3. L'adduction, et non les contractures en flexion, est la plus préoccupante après l'intervention chirurgicale.
    4. Bien que la friction soit diminuée lorsque le contact peau à peau est éliminé, ce n'est pas la raison pour séparer les cuisses et les membres inférieurs.

CLASSIFICATION
Compétence :
**Fondements de la pratique**
Taxonomie :
**Application**

98. 1. La cliente doit être tournée au moins toutes les 2 heures pour aider à prévenir les complications de l'immobilité. Trois heures, c'est trop long pour garder un client dans une position.

    2. **Le mouvement de la cheville, en particulier la dorsiflexion du pied, permet la contraction musculaire, ce qui comprime les veines, réduisant la stase veineuse et le risque de formation de thrombus.**

    3. Il est trop tôt pour cette action.
    4. Il est trop tôt pour cette action et s'asseoir sur une chaise basse est contre-indiqué car la flexion de la hanche peut provoquer un déplacement de la prothèse.

CLASSIFICATION
Compétence :
**Fondements de la pratique**
Taxonomie :
**Application**

99. 1. Cette affirmation est correcte.

    2. **Le croisement des jambes au niveau du genou et de la cheville augmente le risque de luxation de la prothèse.**

    3. Cette affirmation est correcte.
    4. Cette affirmation est correcte.

CLASSIFICATION
Compétence :
**Fondements de la pratique**
Taxonomie :
**Application**

100. 1. Mme Kovacs aura besoin d'une physiothérapie intensive initiale qui ne pourrait pas être dispensée à domicile avec un soutien communautaire toutes les deux semaines. Ses conditions de logement, vivant seule dans une maison à deux étages, ne sont pas appropriées pour les soins de réadaptation.
     2. Mme Kovacs n'a pas besoin de ce type de soins.
     3. Ce plan n'est pas la meilleure utilisation des installations de soins actifs limitées.

     4. **Mme Kovacs aura besoin d'une physiothérapie intensive pour lui permettre de retrouver sa mobilité. La meilleure façon d'y parvenir est de le faire dans un centre de réadaptation.**

CLASSIFICATION
Compétence :
**Fondements de la pratique**
Taxonomie :
**Pensée critique**

# RÉPONSES ET JUSTIFICATIONS POUR LES QUESTIONS INDÉPENDANTES

**101.**   1. L'équipe de nuit n'a peut-être pas non plus le temps de faire les pansements. Laisser les soins au quart de nuit démontre un manque de responsabilité et entraînera également un retard dans la prise en charge de M. Megadichan.
2. Cette délégation est inappropriée. Les lésions de pression sont nouvelles et nécessitent des compétences et des connaissances qui vont au-delà de celles d'un prestataire de soins non réglementé.
3. Documenter ne résout pas le problème des plaies nécessitant des soins par l'infirmière auxiliaire.

4. **Cette option est la seule qui implique une solution possible à la nécessité de terminer les changements de pansement et de prodiguer des soins sécuritaires à M. Megadichan.**

CLASSIFICATION
Compétence :
**Pratique collaborative**
Taxonomie :
**Pensée critique**

---

**102.**   1. Cette conséquence se produira si le brassard est trop large.

2. **Cette conséquence résultera d'un brassard enveloppé de manière lâche ou inégale.**

3. Cette conséquence se produira si plusieurs soignants utilisent des interprétations différentes des sons de Korotkoff.
4. Cette conséquence résultera d'un dégonflement trop rapide du brassard.

CLASSIFICATION
Compétence :
**Fondements de la pratique**
Taxonomie :
**Application**

---

**103.**   1. Il incombe au médecin d'obtenir le consentement uniquement pour les interventions qu'il effectue.
2. Une infirmière auxiliaire peut signer un consentement écrit en tant que témoin pour la signature d'un client; cependant, le témoin n'a pas besoin d'être une infirmière auxiliaire.

3. **Si une infirmière auxiliaire effectue une intervention, c'est elle qui doit obtenir le consentement.**

4. Le consentement peut être écrit, verbal ou implicite.

CLASSIFICATION
Compétence :
**Pratique conforme aux lois**
Taxonomie :
**Connaissances et compréhension**

---

**104.**   1. **La rétinopathie diabétique est une complication courante d'un diabète mal contrôlé. Les personnes atteintes de diabète doivent subir un examen systématique des yeux par un ophtalmologiste ou un optométriste.**

2. Il est important de faire une analyse sanguine, mais cela devrait être fait au moins trois fois par jour plutôt qu'une fois par semaine.
3. Cette action n'est nécessaire que si la glycémie est très élevée.
4. Il n'est pas nécessaire de réduire le nombre d'heures travaillées à moins que le mode de vie de Mme Karmally interfère avec sa gestion du diabète.

CLASSIFICATION
Compétence :
**Fondements de la pratique**
Taxonomie :
**Application**

---

**105.**   1. Cette mesure n'est pas appropriée. Il n'y a aucune raison de faire un rapport.
2. Il n'y a aucune preuve de comportement inapproprié.

Réponses pour l'examen 2

3. Il serait inapproprié d'approcher Mme Walters, cela la bouleverserait probablement et pourrait entraîner des sanctions juridiques et professionnelles contre l'infirmière auxiliaire.

4. Rien n'indique que l'action de la collègue était autre chose qu'un toucher thérapeutique. Il est préjudiciable de présumer d'un comportement sexuel simplement parce que la collègue est lesbienne.

CLASSIFICATION
Compétence :
**Pratique professionnelle**
Taxonomie :
**Application**

---

106.  1. L'inconduite professionnelle est un comportement qui serait considéré comme un manquement fondamental à l'éthique infirmière, un comportement qui discrédite la profession. Prétendre faussement des prestations de maladie constitue une inconduite professionnelle.

2. L'incompétence est liée à un manque de connaissances, de compétences ou de jugement nécessaires pour fournir des soins complets en toute sécurité.
3. Une faute professionnelle est une négligence commise dans la pratique professionnelle, un manque déraisonnable de compétence ou une conduite illégale ou immorale qui cause un préjudice à un client.
4. La responsabilisation consiste à être responsable de ses actions et des conséquences de ces actions. Rien n'indique que l'infirmière auxiliaire accepte ou n'accepte pas la responsabilité de ses actes.

CLASSIFICATION
Compétence :
**Pratique professionnelle**
Taxonomie :
**Application**

---

107.  1. Dans toutes les provinces et tous les territoires sauf le Québec, la maturité de l'individu est le marqueur pour donner son consentement. Au Québec, l'âge du consentement est de 14 ans.

2. Un adolescent peut être capable de prendre des décisions mûres et éclairées.
3. La capacité de Cassandra à donner son consentement ne dépend pas de la disponibilité de ses parents.
4. Les adolescents ont la capacité de choisir entre des alternatives.

CLASSIFICATION
Compétence :
**Pratique conforme aux lois**
Taxonomie :
**Application**

---

108.  1. Le muguet, également appelé moniliase et candidose, affecte généralement les muqueuses de la cavité buccale, provoquant des plaques blanches douloureuses. Les personnes présentant des déficiences immunologiques, celles qui reçoivent une antibiothérapie prolongée et les nourrissons sont particulièrement sensibles à cet organisme.

2. La dysenterie est généralement causée par une amibe ou une bactérie; il n'est pas fréquent chez les nourrissons.
3. L'impétigo est une infection bactérienne de la peau causée par des streptocoques ou des staphylocoques.
4. Cette condition infectieuse de la peau est le résultat d'une infestation par les acariens.

CLASSIFICATION
Compétence :
**Fondements de la pratique**
Taxonomie :
**Connaissances et compréhension**

---

109.  1. Les infirmières auxiliaires ne peuvent pas faire de discrimination fondée sur des raisons culturelles, socioéconomiques ou d'état de santé.

2. Cette action permet à l'infirmière auxiliaire de choisir les clients en fonction de ses préjugés, et non de son éthique professionnelle.

CLASSIFICATION
Compétence :
**Pratique éthique**
Taxonomie :
**Application**

3. Cette mesure n'est pas permise sur le plan éthique au Canada.
4. Cette solution possible au problème ne change rien à cette situation particulière. De plus, il est peu probable que l'infirmière auxiliaire trouve un domaine de pratique qui répond aux critères de son éthique personnelle.

---

110.  1. La sélection n'a pas d'influence majeure sur les habitudes alimentaires.
      2. L'odeur et l'apparence des aliments ont certainement une certaine influence, mais pas majeure, sur les habitudes alimentaires à cet âge.

      3. **L'enfant d'âge scolaire précoce est devenu un membre coopératif de la famille et imitera facilement les attitudes et les habitudes alimentaires des parents.**

      4. Le groupe de pairs ne devient très influent qu'à la fin de l'âge scolaire et de l'adolescence.

CLASSIFICATION
Compétence :
**Fondements de la pratique**
Taxonomie :
**Connaissances et compréhension**

---

111.  1. L'alimentation peut avoir lieu immédiatement après l'ouverture de la sonde.

      2. **Le positionnement du nourrisson sur le côté droit après l'alimentation facilite la digestion car le sphincter pylorique est de ce côté et la gravité aide à vider l'estomac.**

      3. La procédure standard consiste à rincer la sonde avec de l'eau, et non avec une solution saline normale, après l'allaitement pour s'assurer que toute la préparation pénètre dans l'estomac; il n'est pas nécessaire avant l'alimentation.
      4. Placez la préparation dans un bain d'eau tiède pour amener à la température ambiante; n'utilisez jamais de micro-ondes.

CLASSIFICATION
Compétence :
**Fondements de la pratique**
Taxonomie :
**Application**

---

112.  1. Ce poids se situe dans la plage normale. Le poids moyen à la naissance est d'environ 3 200 g.

      2. **Un score d'Apgar de 3 indique une détresse néonatale et devrait indiquer à l'infirmière auxiliaire que le nourrisson a besoin d'une surveillance et d'un soutien étroits.**

      3. Un réflexe de Babinski positif est normal jusqu'à l'âge de 2 ans.
      4. Il est normal de détecter une légère pulsation dans la fontanelle d'un nourrisson.

CLASSIFICATION
Compétence :
**Fondements de la pratique**
Taxonomie :
**Application**

---

113.  1. L'infirmière auxiliaire ne peut pas administrer de médicaments sans l'autorisation d'un prescripteur agréé.
      2. L'infirmière auxiliaire doit obtenir la prescription d'un médecin pour le médicament et ne peut accepter seule l'information du parent.
      3. L'infirmière auxiliaire ne sait pas si Samantha devrait avoir le médicament et doit consulter le médecin.

      4. **Une infirmière auxiliaire ne devrait pas administrer ces médicaments sans prescription médicale. L'infirmière auxiliaire doit également s'assurer que le médecin est au courant des allergies de Samantha avant l'intervention chirurgicale.**

CLASSIFICATION
Compétence :
**Pratique professionnelle**
Taxonomie :
**Connaissances et compréhension**

---

114.  1. Ce calcul est inexact.
      2. Identique à la réponse 1.

3. Calcul correct :

$$x \, \text{ml} = \frac{1 \, \text{ml}}{0,4 \, \cancel{\text{mg}}} \times \frac{0,3 \, \cancel{\text{mg}}}{1}$$

$$x \, \text{ml} = \frac{3}{4} \, \text{ml} = 0,75 \, \text{ml}$$

4. Identique à la réponse 1.

---

115.
1. Cette action resserrait les vaisseaux sanguins et nuirait à l'absorption.
2. Une pénétration profonde est nécessaire; seuls les muscles fessiers ventraux doivent être utilisés en raison de leur taille et de la visibilité réduite de la coloration.
3. Cette action doit être évitée. Cela pourrait provoquer une infiltration du médicament dans le muscle, entraînant une irritation et une coloration des tissus.
4. **Les médicaments résiduels sur l'aiguille peuvent colorer et irriter les tissus pendant la pénétration.**

CLASSIFICATION

Compétence :

**Pratique professionnelle**

Taxonomie :

**Application**

---

116.
1. **Les humains sont sexuels de la naissance à la mort. Les personnes âgées consentantes qui ont des rapports sexuels ne sont pas différentes des adultes plus jeunes et doivent bénéficier du même respect. Les chambres de résident dans un établissement de soins de longue durée sont considérées comme les maisons des clients. L'infirmière auxiliaire n'aurait pas dû entrer dans la pièce sans frapper et demander la permission d'entrer.**
2. Cette mesure n'est pas appropriée. L'infirmière auxiliaire a été témoin d'une relation privée et n'a pas besoin de partager ce qu'elle a vu avec l'équipe infirmière.
3. Poser la question serait une interruption. Le couple devrait déjà avoir de l'intimité dans sa chambre. À un autre moment, l'infirmière auxiliaire pourrait discuter avec le résident de la possibilité de changer de chambre pour une chambre offrant plus d'intimité.
4. Cette action n'est ni appropriée ni, de toute évidence, nécessaire.

CLASSIFICATION

Compétence :

**Pratique professionnelle**

Taxonomie :

**Pensée critique**

---

117.
1. Bien que les barrières latérales soient considérées comme une contrainte, lorsqu'elle fait un lit occupé, l'infirmière auxiliaire peut soulever une barrière à la fois pour des raisons de sécurité, mais pas les deux.
2. **Cette action minimise la pression sur le dos. Il est plus facile d'enlever et de placer le drap uniformément lorsque le lit est dans une position à plat, et une hauteur confortable permet un accès facile au lit et aux draps.**
3. L'équipement est assemblé avant de commencer la procédure, mais il doit être placé sur une chaise ou une table de lit propre. Le placer dans le fond du lit le met sur le drap souillé et interfère avec la préparation du lit.
4. Le client est recouvert de la serviette de bain, puis le drap supérieur souillé est enlevé. Cela procure au client de la chaleur et du confort.

CLASSIFICATION

Compétence :

**Pratique professionnelle**

Taxonomie :

**Connaissances et compréhension**

---

118.
1. Cette affirmation suppose qu'une autre grossesse s'ensuivra, il coupe également la communication ultérieure.
2. **Cette affirmation permet aux deux partenaires de se réconforter mutuellement et leur permet de savoir que l'infirmière auxiliaire est disponible; elle leur permet également de reconnaître et d'accepter leurs sentiments de perte.**

CLASSIFICATION

Compétence :

**Pratique professionnelle**

Taxonomie :

**Application**

3. Dire aux clients de ne pas être contrariés coupe la communication et implique à tort que la tristesse prolonge le rétablissement.
4. Le deuil de l'enfant à naître se produira et devrait se produire pendant n'importe quelle période de la grossesse.

119.
1. Cette réponse clôt la discussion et n'est pas nécessairement vraie.
2. Cette réponse n'est pas nécessairement vraie, et il existe certains risques établis liés à la prise d'un traitement hormonal substitutif.
3. L'infirmière auxiliaire doit éviter les recommandations fondées sur des croyances personnelles. C'est à la cliente de décider.
4. **Il est préférable que la femme discute des options de traitement avec son médecin pour obtenir des informations complètes. Le médecin doit être au courant de tous les suppléments à base de plantes que prend la femme. Après la discussion, si la femme le souhaite, elle peut essayer en toute sécurité des thérapies alternatives pour soulager les symptômes.**

CLASSIFICATION
Compétence :
**Pratique professionnelle**
Taxonomie :
**Application**

120.
1. **Une oxygénation inadéquate du cerveau peut produire de l'agitation ou des changements de comportement. Le pouls et les taux de respiration augmentent comme mécanisme compensatoire pour l'hypoxie.**
2. Les pupilles se dilatent avec l'hypoxie cérébrale.
3. Le pouls et les taux de respiration augmentent avec l'hypoxie.
4. Il y aura une cyanose à un stade ultérieur. La dyspnée peut ou non être présente.

CLASSIFICATION
Compétence :
**Fondements de la pratique**
Taxonomie :
**Application**

121.
1. Cette vitamine est liposoluble et stockée dans le corps.
2. **La vitamine C est soluble dans l'eau et n'est pas stockée dans le corps.**
3. Identique à la réponse 1.
4. Identique à la réponse 1.

CLASSIFICATION
Compétence :
**Fondements de la pratique**
Taxonomie :
**Connaissances et compréhension**

122.
1. Cette action doit être prise, mais ce n'est pas la priorité.
2. L'infirmière auxiliaire doit immédiatement alerter les autres membres du personnel, mais pas en criant « Au feu », ce qui peut faire paniquer les résidents.
3. Cette action devrait être prise dès que possible, mais le retrait de Mme Cummings est la priorité.
4. **La sécurité des clients est la priorité de l'infirmière auxiliaire. Mme Cummings doit être écartée du danger.**

CLASSIFICATION
Compétence :
**Pratique professionnelle**
Taxonomie :
**Pensée critique**

123.
1. Cette action n'est pas nécessaire. Les convulsions fébriles ne sont généralement pas une urgence médicale.
2. **Les convulsions fébriles sont effrayantes mais généralement inoffensives et s'arrêtent généralement d'elles-mêmes. L'enfant doit être vu par un médecin immédiatement pour vérifier son état, surveiller pour d'autres crises et donner des conseils sur le contrôle de la température.**
3. Les crises fébriles ne sont pas liées à l'épilepsie.
4. L'enfant devrait être examiné par un médecin.

CLASSIFICATION
Compétence :
**Fondements de la pratique**
Taxonomie :
**Application**

**124.**
1. Cette action serait une action initiale sage s'il y avait un endroit sûr pour emmener les résidents. Cependant, le tapis a été installé dans tout l'établissement.
2. Cette mesure est bénéfique, mais la préoccupation la plus immédiate est d'informer la direction des dangers possibles de l'exposition aux produits chimiques.

3. **La direction doit être informée de la situation afin que des mesures correctives puissent être prises et que le personnel et les clients soient protégés.**

4. Cette action devra être faite, mais ce n'est pas l'action initiale.

CLASSIFICATION

Compétence :
**Pratique professionnelle**

Taxonomie :
**Pensée critique**

---

**125.**
1. **Le trouble du spectre autistique présente une large gamme de sévérité des signes cliniques et des résultats cognitifs et comportementaux. Le dépistage et les interventions précoces aident à gérer le trouble. Il n'est pas possible au moment du diagnostic de prédire le fonctionnement éventuel.**

2. Il n'est pas possible de prévoir ce résultat quand l'enfant a 2 ans.
3. Identique à la réponse 2.
4. Le TSA n'est pas une maladie dégénérative.

CLASSIFICATION

Compétence :
**Fondements de la pratique**

Taxonomie :
**Connaissances et compréhension**

---

**126.**
1. Ce n'est pas au client de déterminer les prescriptions du médecin.

2. **L'infirmière auxiliaire est légalement responsable de s'assurer qu'elle exécute correctement les prescriptions du médecin. La seule façon de le faire est de parler directement avec le médecin.**

3. Le médecin, et non une autre infirmière, doit clarifier les prescriptions du médecin.
4. Il incombe au médecin responsable de clarifier ses prescriptions.

CLASSIFICATION

Compétence :
**Pratique collaborative**

Taxonomie :
**Application**

---

**127.**
1. Identique à la réponse 3
2. Identique à la réponse 3.

3. **Les mots de passe ne doivent jamais être partagés. Les mots de passe protègent la confidentialité des clients. L'étudiante en médecine devrait avoir son propre mot de passe si elle est autorisée à accéder au dossier.**

4. Identique à la réponse 3.

CLASSIFICATION

Compétence :
**Pratique conforme aux lois**

Taxonomie :
**Application**

---

**128.**
1. Être médecin peut jouer un rôle important dans l'estime de soi de ce client et cette remarque menace cette estime de soi.

2. **Cette réponse énonce simplement des faits sans s'impliquer dans un conflit de rôle.**

3. Des limites fermes et uniformes doivent être établies afin que le rôle de l'infirmière et du client soit établi.
4. Cette réponse pourrait être considérée comme une menace et concerne davantage le besoin de l'infirmière auxiliaire que le comportement du client.

CLASSIFICATION

Compétence :
**Pratique professionnelle**

Taxonomie :
**Application**

---

**129.**
1. **La méthode de thérapie la plus efficace est pour l'enfant de jouer ses sentiments. Lorsque l'on laisse les sentiments faire surface, l'enfant peut alors apprendre à y faire face en les contrôlant, en les acceptant ou en les abandonnant. Grâce à ce processus, l'enfant peut connaître la croissance.**

CLASSIFICATION

Compétence :
**Fondements de la pratique**

Taxonomie :
**Application**

2. Cette thérapie n'est pas spécifique à l'enfant et, généralement, est plus adaptée aux adolescents, aux jeunes adultes et aux adultes.
3. Identique à la réponse 2.
4. Identique à la réponse 2.

---

**130.**   1. L'excrétion d'urate est augmentée par des doses élevées d'aspirine.
2. L'aspirine est facilement décomposée dans le tractus gastro-intestinal et le foie.

3. **L'aspirine interfère avec l'agrégation plaquettaire, allongeant ainsi le temps de saignement.**

4. L'aspirine inhibe l'agrégation plaquettaire; elle ne détruit pas les érythrocytes.

CLASSIFICATION
Compétence :
**Fondements de la pratique**
Taxonomie :
**Application**

---

**131.**   1. Cette réponse ne présente pas de solution thérapeutique à la situation. L'infirmière auxiliaire aide la cliente.
2. Cette réponse place la responsabilité sur la cliente, mais il se peut qu'elle ne se conforme pas aux conseils de l'infirmière auxiliaire.

3. **Cette réponse soutient la cliente et garantit également que le médecin sera informé de la consommation d'alcool de la cliente.**

4. Cette réponse implique que l'infirmière auxiliaire fonctionne selon des règles et non selon des normes infirmières.

CLASSIFICATION
Compétence :
**Pratique professionnelle**
Taxonomie :
**Pensée critique**

---

**132.**   1. Cette réponse est trop technique et ne serait pas comprise par un jeune de 11 ans.

2. **Cette réponse fournit des informations précises d'une manière facile à comprendre.**

3. Cette réponse est en partie vraie, mais n'est pas une réponse complète et est trop simpliste pour un jeune de 11 ans.
4. Identique à la réponse 3.

CLASSIFICATION
Compétence :
**Fondements de la pratique**
Taxonomie :
**Pensée critique**

---

**133.**   1. **Avec le vieillissement, les papilles gustatives deviennent moins sensibles.**

2. Cette réponse est peut-être vraie, mais n'est pas l'explication la plus précise.
3. Identique à la réponse 2.
4. Identique à la réponse 2.

CLASSIFICATION
Compétence :
**Fondements de la pratique**
Taxonomie :
**Pensée critique**

---

**134.**   1. La grossesse supprime temporairement la fonction ovarienne. Le tissu endométrial anormal est toujours présent.
2. L'endométriose peut conduire à la stérilité; elle ne cause pas la ménopause.
3. La thérapie médicale conservatrice sera utilisée en premier. L'hystérectomie est un dernier recours.

4. **La lactation peut retarder la fonction ovarienne après l'accouchement. Elle peut donc également retarder les symptômes de l'endométriose.**

CLASSIFICATION
Compétence :
**Fondements de la pratique**
Taxonomie :
**Application**

---

**135.**   1. Les morceaux de glace ne doivent pas être donnés jusqu'à ce que le réflexe nauséeux revienne.
2. La toux ne doit pas être encouragée; elle pourrait provoquer le saignement à l'emplacement de la biopsie.

3. Après l'administration d'un anesthésique local au cours d'une bronchoscopie, les liquides et les aliments doivent être suspendus jusqu'au retour du réflexe nauséeux.

4. Pour permettre le drainage et minimiser la possibilité d'aspiration, la cliente doit être maintenue dans une position semi-assise (« semi-Fowler »).

**CLASSIFICATION**
Compétence :
**Fondements de la pratique**
Taxonomie :
**Application**

---

136.   1. Le CBD (cannabidiol) n'est pas responsable de l'effet de l'euphorie associé à la consommation de cannabis. Le CBD contrecarre certains des effets négatifs du THC.

2. Le THC (delta-9-tétrahydrocannabinol) est la principale substance responsable de l'effet de l'euphorie associé à la consommation de cannabis.

3. Le PCP (phéncyclidine) n'est pas une substance présente dans le cannabis.
4. La MDA (méthylènedioxyamphétamine) n'est pas une substance présente dans le cannabis.

**CLASSIFICATION**
Compétence :
**Fondements de la pratique**
Taxonomie :
**Connaissances et compréhension**

---

137.   1. Le traumatisme de l'intervention chirurgicale entraînera des saignements de la prostate, qui se poursuivront jusqu'à ce que la coagulation se produise; les caillots qui se forment doivent être éliminés de la vessie. Cette plage de temps est trop courte.
2. Identique à la réponse 1.

3. Le traumatisme de la chirurgie entraîne normalement la formation de caillots sanguins dans la vessie pendant les 24 à 36 premières heures après la chirurgie de la prostate. L'irrigation de la vessie est généralement effectuée pour enlever le sang coagulé de la vessie.

4. Il est anormal que des caillots sanguins se produisent encore 36 à 48 heures après l'intervention chirurgicale; le médecin doit être avisé.

**CLASSIFICATION**
Compétence :
**Fondements de la pratique**
Taxonomie :
**Application**

---

138.   1. Il n'y a aucune corrélation entre l'hypoglycémie et les ulcères gastroduodénaux.

2. Le tabagisme augmente l'acidité des sécrétions gastro-intestinales, ce qui endommage la barrière muqueuse.

3. Le poids n'est pas lié à l'ulcère gastroduodénal.
4. L'hypertension artérielle n'est pas directement liée à l'ulcère gastroduodénal.

**CLASSIFICATION**
Compétence :
**Fondements de la pratique**
Taxonomie :
**Connaissances et compréhension**

---

139.   1. Ce signe clinique survient lorsque l'accumulation de sang dans les vaisseaux périphériques provoque une hypotension; il se produit rarement avec l'hypervolémie.
2. La rhinite ne serait pas une manifestation d'insuffisance cardiaque.
3. Une augmentation du volume de liquide dans le compartiment intravasculaire (surhydratation) entraînera une sensation de pouls plein et bondissant.

4. Une augmentation du volume de liquide extracellulaire peut provoquer une diminution relative de l'hémoglobine et de l'hématocrite par dilution du sang.

**CLASSIFICATION**
Compétence :
**Fondements de la pratique**
Taxonomie :
**Application**

---

140.   1. Bien que cet aspect de l'hygiène des mains soit important, sans frottement, il a une valeur minimale.
2. Bien que le savon réduise la tension superficielle, sans frottement, il a une valeur minimale.

3. Bien que l'eau chasse certains micro-organismes de la peau, sans frottement, elle a une valeur minimale.

4. **Le frottement est nécessaire pour l'élimination des micro-organismes.**

CLASSIFICATION
Compétence :
**Fondements de la pratique**
Taxonomie :
**Pensée critique**

141.
1. Mme Tang n'a pas donné son consentement pour que la photo soit prise. Pour des raisons de confidentialité, la photo ne doit pas être enregistrée.
2. Mme Tang ne souhaite peut-être pas que sa famille voie la photo. Rien n'indique que Mme Tang a donné son consentement pour que la photo soit montrée.
3. Identique à la réponse 1.

4. **Prendre la photo en soi est une violation de la confidentialité. La photo doit être immédiatement supprimée.**

CLASSIFICATION
Compétence :
**Pratique conforme aux lois**
Taxonomie :
**Application**

142.
1. Pour le niveau de soins dont elle a besoin, Mme Eigo n'a pas besoin d'une infirmière autorisée.
2. Pour le niveau de soins requis, Mme Eigo n'a pas besoin d'une infirmière auxiliaire autorisée ou immatriculée.
3. Mme Eigo n'a pas besoin des services d'un thérapeute en activation gériatrique.

4. **Un préposé aux services de soutien personnel (PSSP) ou un prestataire de soins non réglementé (PSNR) convient le mieux à Mme Eigo. Le PSSP ou PSNR a l'éducation et les compétences pour aider un client dans les activités de la vie quotidienne.**

CLASSIFICATION
Compétence :
**Pratique collaborative**
Taxonomie :
**Pensée critique**

143.
1. *Coxiella burnetii*, l'agent causal de la fièvre Q à *rickettsies*, ne fait pas partie de la flore normale; il se transmet par contact avec des animaux infectés, par la consommation de lait contaminé ou par la piqûre d'une tique vectrice.

2. **La candidose (une infection à *Candida*) survient chez certaines personnes lorsque la résistance locale est diminuée par une antibiothérapie prolongée ou par certaines maladies (p. ex., diabète) et affections débilitantes (p. ex., toxicomanie).**

CLASSIFICATION
Compétence :
**Fondements de la pratique**
Taxonomie :
**Connaissances et compréhension**

3. Les streptocoques réagiraient à l'antibiothérapie et ne sont pas considérés comme faisant partie de la flore normale.
4. Le virus varicelle-zona ne fait pas partie de la flore normale.

144.
1. Cette réponse est évasive; la cliente est laissé sans direction.
2. On s'inquiète de la prise d'une hormonothérapie substitutive (HTS), mais cette réponse alarmerait Mme Mengal.
3. Les suppléments à base de plantes ne sont pas toujours la meilleure option pour traiter les symptômes de la ménopause chirurgicale.

4. **L'utilisation des hormones est controversée et doit être discutée avec un médecin.**

CLASSIFICATION
Compétence :
**Fondements de la pratique**
Taxonomie :
**Application**

145.
1. Aucune incision chirurgicale externe n'est faite.
2. La plupart des types d'intervention chirurgicale prostatique entraînent un certain degré d'éjaculation rétrograde et il n'est pas nocif.

3. **Les spasmes de la vessie sont une complication pénible après une intervention chirurgicale de résection transurétrale de la prostate (RTUP).**

4. Une cystocèle n'est pas une complication suivant une intervention chirurgicale de RTUP.

CLASSIFICATION
Compétence :
**Fondements de la pratique**
Taxonomie :
**Application**

---

146.    1. Une densité précise ne peut pas être obtenue lorsque des solutions d'irrigation sont instillées dans la vessie.
2. Les débits horaires ne sont indiqués que s'il existe un risque d'insuffisance rénale ou d'oligurie.

3. **La quantité totale de solution d'irrigation instillée dans la vessie est éliminée avec l'urine et, par conséquent, doit être soustraite de la production totale pour déterminer le volume d'urine excrété.**

4. Des analyses d'urine de 24 heures ne seraient pas exactes si le client recevait une irrigation continue.

CLASSIFICATION
Compétence :
**Fondements de la pratique**
Taxonomie :
**Application**

---

147.    1. Le pansement à la gaze ne renforcerait pas la ligne de suture.

2. **De la gaze supplémentaire à la base assurerait que le drainage résultant de la gravité serait absorbé.**

3. La gravité pendant la marche provoquerait un drainage vers le bas.
4. Un pansement compressif n'est pas nécessaire.

CLASSIFICATION
Compétence :
**Fondements de la pratique**
Taxonomie :
**Application**

---

148.    1. Les médecins et les infirmières ont mutuellement accepté la pratique.
2. Les hôpitaux apprécient la réduction des coûts, mais la pratique fondée sur des données probantes n'était pas une initiative hospitalière.

3. **Cette affirmation reflète fidèlement l'origine du concept.**

4. Bien que beaucoup d'informations sont partagées sur Internet, cette affirmation ne décrit pas l'origine du concept.

CLASSIFICATION
Compétence :
**Pratique professionnelle**
Taxonomie :
**Application**

---

149.    1. **Cette action est la procédure correcte. La direction du nettoyage se déplace de la zone de moindre contamination à la zone de la plupart des contaminations, empêchant les micro-organismes de pénétrer dans l'urètre.**

2. Le bout autour du méat est nettoyé en premier.
3. Le prépuce devra être rétracté, mais le méat est d'abord nettoyé.
4. Le nettoyage en traits ascendants déplacerait les micro-organismes vers l'urètre.

CLASSIFICATION
Compétence :
**Fondements de la pratique**
Taxonomie :
**Application**

---

150.    1. Il pourrait ne pas choisir un casque sûr.
2. Il se peut qu'un enfant d'âge préscolaire ne soit pas en mesure de comprendre les répercussions sur la sécurité.
3. Les récompenses peuvent fonctionner, mais ne seront pas efficaces si l'enfant fait du vélo lorsque le parent n'est pas là pour fournir la récompense.

4. **Les enfants apprennent mieux des modèles efficaces.**

CLASSIFICATION
Compétence :
**Fondements de la pratique**
Taxonomie :
**Application**

**151.**   1. L'infirmière auxiliaire n'est pas autorisée à modifier une dose de médicament prescrit à moins qu'il n'y ait déjà eu une directive médicale.

2. C'est le choix le plus professionnel et le plus juridiquement acceptable. Il permet à l'infirmière auxiliaire de fournir des médicaments contre la douleur au client en temps opportun.

3. Cette action n'est pas professionnelle.
4. Il est peu probable que ces thérapies fournissent le niveau requis de soulagement de la douleur.

CLASSIFICATION
Compétence :
**Pratique collaborative**
Taxonomie :
**Application**

**152.**   1. Le vaccin contre la diphtérie, la coqueluche et le tétanos (DCaT) est administré aux âges de 2 mois, 4 mois, 6 mois et 18 mois.

2. Le vaccin contre la rougeole, la rubéole et les oreillons (RRO) est administré à 12 mois.

3. Le vaccin antirotavirus est le plus souvent administré aux âges de 2 mois, 4 mois et 6 mois.
4. Ava a besoin de son RRO.

CLASSIFICATION
Compétence :
**Fondements de la pratique**
Taxonomie :
**Connaissances et compréhension**

**153.**   1. Cette réponse est factuelle.

2. La fontanelle n'est généralement pas plus grande chez les enfants atteints du syndrome de Down.
3. Tous les nourrissons ont une fermeture incomplète des os de leur crâne à la naissance.
4. Les enfants atteints du syndrome de Down n'ont généralement pas de fermeture prématurée de la fontanelle.

CLASSIFICATION
Compétence :
**Fondements de la pratique**
Taxonomie :
**Application**

**154.**   1. Cette inférence est un stéréotype.
2. Identique à la réponse 1.
3. Identique à la réponse 1.

4. Cette inférence reconnaît qu'au-delà de toute pratique de santé culturelle, les clients sont des individus.

CLASSIFICATION
Compétence :
**Pratique professionnelle**
Taxonomie :
**Application**

**155.**   1. Deux jours, c'est trop tard. On supposera que l'ampicilline n'a pas été administrée.
2. Cette mesure n'est pas nécessaire à moins qu'elle ne soit prise dans le cadre d'une politique de l'agence.

3. Puisqu'il n'y a pas de politique, l'infirmière auxiliaire doit consulter un superviseur pour déterminer les actions appropriées.

4. Cette mesure peut être appropriée si elle est déterminée ainsi après consultation avec le superviseur des soins infirmiers.

CLASSIFICATION
Compétence :
**Pratique professionnelle**
Taxonomie :
**Application**

**156.**   1. L'infirmière auxiliaire est chargée de fournir à la cliente des connaissances sur toutes les options de traitement. Dans un premier temps, l'infirmière auxiliaire doit évaluer et discuter de l'efficacité de la préparation à base de plantes.

2. L'infirmière auxiliaire ne décide pas pour les clients des choix qu'ils doivent faire au sujet du traitement.

CLASSIFICATION
Compétence :
**Fondements de la pratique**
Taxonomie :
**Application**

Réponses pour l'examen 2

3. Cette action peut être effectuée, mais la cliente a déjà indiqué une préférence pour la préparation à base de plantes. Cette réponse de l'infirmière auxiliaire indique un biais pour ses propres préférences de traitement.

4. L'infirmière auxiliaire devrait appuyer la décision de Mme Holly, mais seulement après que la cliente ait reçu tous les informations sur la préparation à base de plantes et l'antihypertenseur.

---

157.   1. Cette conclusion est normale et est liée au syndrome prémenstruel.

2. Ces résultats sont normaux dans le troisième trimestre de la grossesse. Le liquide jaunâtre est le colostrum.

3. **Bien que les hommes n'aient pas la même incidence de cancer du sein que les femmes, la découverte d'une masse dans la région du sein est préoccupante car elle peut être cancéreuse.**

4. Ces résultats se produisent occasionnellement chez les nouveau-nés de sexe masculin en raison des hormones de la mère et disparaissent en quelques jours.

CLASSIFICATION
Compétence :
**Fondements de la pratique**
Taxonomie :
**Pensée critique**

---

158.   1. Cette considération est importante, mais n'est pas la priorité.

2. Identique à la réponse 1.

3. Identique à la réponse 1.

4. **Les clients souffrant du trouble de stress post-traumatique peuvent éprouver des accès d'agressivité, recourir à la violence pour résoudre des problèmes et avoir des pensées suicidaires. La sécurité du client et des autres est une priorité.**

CLASSIFICATION
Compétence :
**Fondements de la pratique**
Taxonomie :
**Pensée critique**

---

159.   1. La religion formelle n'est pas nécessairement liée à la spiritualité. Cette question peut être posée plus tard au cours de l'entretien.

2. Cette question devrait être posée, mais ne fait pas nécessairement partie d'une évaluation spirituelle ni d'une question initiale.

3. **La spiritualité est unique à chaque adulte. Toutes les personnes sont considérées comme spirituelles, qu'elles aient ou non une appartenance religieuse. Cette question serait appropriée comme question initiale pouvant conduire à la collecte d'informations plus spécifiques sur le système de croyances du client.**

4. Cette question est importante à poser, mais n'est pas la meilleure question pour explorer la spiritualité avec un client.

CLASSIFICATION
Compétence :
**Pratique professionnelle**
Taxonomie :
**Pensée critique**

---

160.   1. Cette action serait la décision de Candace. Elle devrait consentir à cette intervention avant que l'infirmière auxiliaire n'entre en contact avec la police.

2. Cette recommandation peut être appropriée à un moment donné de sa garde, mais ce n'est pas la première action.

3. **Cette action est la priorité de l'infirmière auxiliaire. L'infirmière auxiliaire a besoin de plus d'informations pour évaluer la sécurité immédiate et être en mesure de déterminer la prochaine action.**

4. Cette action ne serait pas appropriée.

CLASSIFICATION
Compétence :
**Fondements de la pratique**
Taxonomie :
**Pensée critique**

**161.**
1. Cette affirmation n'est pas nécessairement vraie et ne permet pas à la cliente d'exprimer ses inquiétudes.

2. **Cette réponse est ouverte et permet à la cliente d'exprimer ses inquiétudes.**

3. Cette réponse suppose que les inquiétudes de la femme sont liées aux étapes du travail et ferme la discussion.
4. Cette réponse fait une hypothèse qui peut ne pas être correcte.

CLASSIFICATION
Compétence :
**Pratique professionnelle**
Taxonomie :
**Application**

**162.**
1. Cette action aidera le nourrisson à ne pas perdre la chaleur de la tête, mais n'est pas l'action la plus efficace pour réduire la perte de chaleur et réchauffer le bébé.
2. Cette action aidera à réchauffer le nourrisson par la chaleur corporelle, mais n'est pas la méthode la plus efficace.

3. **Cette action est la plus efficace pour prévenir d'autres pertes de chaleur et pour réchauffer le nourrisson. L'hypothermie est un danger pour les prématurés et les expose à d'autres complications.**

4. Cette action n'est pas la plus efficace pour augmenter la température corporelle d'un prématuré et peut provoquer un refroidissement supplémentaire en raison de la perte de chaleur de l'évaporation de l'eau sur la peau.

CLASSIFICATION
Compétence :
**Fondements de la pratique**
Taxonomie :
**Pensée critique**

**163.**
1. La situation de ce parent est un facteur de stress, mais ne le prédispose pas nécessairement à la violence faite aux enfants.

2. **Un facteur de risque de mauvais traitements infligés à un enfant est d'avoir déjà été victime de violence.**

3. Identique à la réponse 1.
4. Identique à la réponse 1.

CLASSIFICATION
Compétence :
**Fondements de la pratique**
Taxonomie :
**Pensée critique**

**164.**
1. De tels dispositifs peuvent probablement être nécessaires et sont importants à recommander à M. et Mme Cooke, mais ce n'est pas l'évaluation la plus importante.
2. Cette évaluation est importante pour s'assurer que M. Cooke utilise des hydratants doux qui n'assèchent pas les peaux sensibles.
3. Le besoin d'appareils fonctionnels devrait être déterminé une fois que les fonctions cognitives et musculosquelettiques de Mme Cooke ont été déterminées, mais ce n'est pas l'évaluation la plus importante.

4. **Parce que Mme Cooke en est aux premiers stades de la maladie d'Alzheimer, elle est probablement capable de gérer bon nombre de ses propres besoins en matière d'hygiène. La principale responsabilité de l'infirmière auxiliaire est de déterminer si Mme Cooke a la capacité cognitive et la coordination pour se baigner.**

CLASSIFICATION
Compétence :
**Fondements de la pratique**
Taxonomie :
**Pensée critique**

**165.**
1. Le vaccin contre la varicelle n'offre pas de protection contre les oreillons.

2. **Le vaccin contre la varicelle offre une protection contre la varicelle.**

3. Le vaccin contre la varicelle n'offre pas de protection contre la coqueluche.
4. Le vaccin contre la varicelle n'offre pas de protection contre la rubéole.

CLASSIFICATION
Compétence :
**Fondements de la pratique**
Taxonomie :
**Application**

**166.**
1. Cette action favorisera la régurgitation.
2. Cette action aura probablement peu d'effet sur le reflux.

3. Cette action favorisera les vomissements, car il s'agit d'une trop grande quantité de préparation pour nourrissons d'une semaine.

4. **Un léger reflux est fréquent chez les nouveau-nés. Le reflux résulte d'un sphincter cardiaque incompétent, qui permet un reflux du contenu gastrique dans l'œsophage et une éventuelle régurgitation. Bien que certaines recherches révèlent que le positionnement du nourrisson n'a aucun effet sur la régurgitation, la pratique générale consiste à placer le nourrisson en position verticale, la gravité aidant à maintenir le contenu gastrique dans l'estomac et limite également la pression contre le sphincter cardiaque.**

CLASSIFICATION
Compétence :
**Fondements de la pratique**
Taxonomie :
**Application**

---

167.  1. Au cours des années 1970, des niveaux élevés d'œstrogène et de progestérone liés à la grossesse ont été considérés comme protecteurs contre la dépression. Cette hypothèse est maintenant connue pour être fausse.
      2. Les signes et symptômes de la dépression pendant la grossesse ne diffèrent pas de la dépression à tout autre moment de la vie.
      3. La dépression prénatale survient le plus souvent au cours des deux derniers trimestres.

      4. **Les femmes qui ont la dépression prénatale ont un risque accru de dépression post-partum.**

CLASSIFICATION
Compétence :
**Fondements de la pratique**
Taxonomie :
**Connaissances et compréhension**

---

168.  1. Cette option n'est probablement pas réaliste.

      2. **Un instructeur devrait aider à établir un plan d'apprentissage, et l'infirmière auxiliaire devrait se sentir à l'aise de demander des ressources d'apprentissage et des commentaires sur le rendement. L'instructeur doit évaluer les progrès de l'infirmière auxiliaire et ne pas l'intimider.**

CLASSIFICATION
Compétence :
**Pratique professionnelle**
Taxonomie :
**Application**

      3. Cette action n'aide pas à établir une relation de soutien, et ce n'est pas vrai.
      4. Bien que l'on s'attende à ce que l'infirmière auxiliaire s'engage dans l'apprentissage continu, il serait irréaliste de supposer que l'infirmière auxiliaire pourrait tout apprendre sur tous les médicaments. L'instructeur, cependant, serait en mesure de suggérer un plan d'apprentissage.

---

169.  1. C'est un risque une fois que les dents ont fait leur éruption.

      2. **Le miel doit être évité dans les 12 premiers mois en raison du risque de botulisme infantile.**

CLASSIFICATION
Compétence :
**Fondements de la pratique**
Taxonomie :
**Application**

      3. Le syndrome de mort subite du nourrisson n'est pas un risque.
      4. Le syndrome de choc toxique n'est pas un risque.

---

170.  1. Ce calcul est incorrect; la dose est trop faible.

      2. Calcul correct :

CLASSIFICATION
Compétence :
**Fondements de la pratique**
Taxonomie :
**Application**

$$x \, \text{ml} = \frac{1 \, \text{ml}}{5 \, \text{mg}} \times \frac{2 \, \text{mg}}{1}$$

$$x \, \text{ml} = \frac{2}{5} \, \text{ml} = 0,4 \, \text{ml}$$

3. Ce calcul est incorrect; la dose est trop élevée.

4. Identique à la réponse 3.

---

171.  1. Ce n'est pas la ligne de conduite appropriée.

2. Identique à la réponse 1.

3. Identique à la réponse 1.

4. **L'infirmière auxiliaire est consciente qu'elle n'a pas la capacité émotionnelle d'exercer son travail de façon sécuritaire et compétente et devrait se retirer de la prestation des soins après avoir consulté son superviseur.**

CLASSIFICATION

Compétence :

**Pratique professionnelle**

Taxonomie :

**Application**

---

172.  1. Cette recommandation ne résoudra pas le problème; d'ailleurs, il ne peut pas faire de siestes au travail.

2. Cette recommandation ne résout pas le problème du client.

3. **Ces signes suggèrent l'apnée du sommeil, qui doit être étudiée par un médecin.**

4. Le client n'a pas déclaré qu'il avait un problème d'insomnie.

CLASSIFICATION

Compétence :

**Fondements de la pratique**

Taxonomie :

**Application**

---

173.  1. Ces aliments ne sont pas de riches sources de fer.

2. **Les abats, les légumes verts et les légumineuses sont de riches sources de fer.**

3. Le porc est une riche source de fer, mais ces légumes ne le sont pas.

4. La viande et les pommes de terre sont de riches sources de fer, mais le lait ne l'est pas.

CLASSIFICATION

Compétence :

**Fondements de la pratique**

Taxonomie :

**Application**

---

174.  1. Cette réponse n'est pas vraie. L'acupuncture aide certains clients souffrant de douleur chronique.

2. L'acupuncture est approuvée dans certaines provinces.

3. **L'infirmière auxiliaire agit à titre de porte-parole du client en l'aidant à donner suite à sa décision.**

4. Cette réponse ne tient pas compte de ce que le client a demandé et suppose qu'il ne prend pas ses analgésiques correctement.

CLASSIFICATION

Compétence :

**Pratique professionnelle**

Taxonomie :

**Application**

---

175.  1. **Cette action est la plus professionnelle et la plus sûre pour déterminer le bon client.**

2. L'infirmière auxiliaire ne connaît pas les clients. M. Masters peut être confus ou ne pas connaître son nom.

3. Il n'est pas de la responsabilité d'un client de fournir une pièce d'identité pour un autre client.

4. L'infirmière auxiliaire est responsable de s'assurer qu'elle a le bon client. Il faudrait demander conseil à d'autres infirmières s'il n'y a pas d'autres moyens d'identification.

CLASSIFICATION

Compétence :

**Pratique professionnelle**

Taxonomie :

**Application**

---

176.  1. Un enfant de cet âge a besoin de connaître la gravité de la maladie et que la guérison peut ne pas être possible.

2. Les enfants de cet âge interprètent la mort comme une séparation et une punition. Cette réponse indique que le fils ne se souciera pas de ce qui arrive à sa sœur.

Réponses pour l'examen 2

3. Cette réponse ne fait qu'éviter la question.

4. Les enfants d'âge scolaire précoce ne sont pas encore capables de comprendre l'universalité et l'inévitabilité de la mort, mais ils la craignent, personnifiant souvent la mort comme un monstre ou un ange sombre. Ils ont besoin d'une occasion pour se préparer à cette situation.

CLASSIFICATION
Compétence :
**Pratique professionnelle**
Taxonomie :
**Pensée critique**

---

177.
1. Il est irréaliste pour le couple de s'abstenir de rapports sexuels pendant toute la grossesse.
2. Les spermicides ont une efficacité limitée en présence du virus de l'herpès.

3. Il existe des preuves que le virus de l'herpès est excrété même lorsqu'il n'y a pas de symptômes. Dans le cas où la cliente n'a pas déjà contracté le virus de son mari, le couple doit utiliser un préservatif.

4. Le lavage ne suffit pas à prévenir de contracter ce virus; le contact a déjà été fait.

CLASSIFICATION
Compétence :
**Fondements de la pratique**
Taxonomie :
**Application**

---

178.
1. La priorité immédiate est d'éviter de nuire à la cliente. L'appel à l'aide peut ou non être indiqué plus tard.

2. Cette action apportera de la stabilité lorsque l'infirmière auxiliaire abaisse la cliente au sol.

3. Cette action met une pression inutile sur l'infirmière auxiliaire et peut lui causer des blessures.

4. Cette action peut ne pas être réalisable et peut être une contrainte pour l'infirmière auxiliaire, lui causant des blessures.

CLASSIFICATION
Compétence :
**Pratique professionnelle**
Taxonomie :
**Application**

---

179.
1. Cette approche est menaçante et non professionnelle.

2. Cette approche est professionnelle. Il se peut que la PSNR ne sache pas qu'elle ne soit pas autorisée à utiliser le titre « infirmier » ou « infirmière ».

3. Cette action n'est pas professionnelle parce qu'elle n'est pas favorable au rôle de la PSNR et peut semer la confusion chez le client.

4. La situation ne concerne qu'une seule PSNR, et il est probable que d'autres soignants sachent que « infirmière » est un titre protégé.

CLASSIFICATION
Compétence :
**Pratique collaborative**
Taxonomie :
**Application**

---

180.
1. Il est souvent plus difficile de détecter la toxicomanie chez les personnes âgées, car elle peut être masquée par une maladie chronique.

2. Cette affirmation n'est pas vraie; l'abus implique également l'alcool et les médicaments d'ordonnance.
3. L'abus d'alcool est constaté dans environ 20 % de la population générale, pas seulement les personnes âgées.
4. Les personnes âgées sont généralement réticentes à discuter du problème.

CLASSIFICATION
Compétence :
**Fondements de la pratique**
Taxonomie :
**Application**

---

181.
1. Il existe un lien familial fort avec la formation de chéloïdes.
2. Cette affirmation offre une fausse assurance et rejette la préoccupation de Mme Marie.

3. Cette affirmation appuie les préoccupations de Mme Marie et lui offre la possibilité de discuter de son inquiétude au sujet d'une cicatrice avec le médecin.

4. Ce résultat ne peut être garanti.

CLASSIFICATION
Compétence :
**Fondements de la pratique**
Taxonomie :
**Application**

---

182.   1. Ces préservatifs ne doivent jamais être réutilisés, car ils peuvent retenir des traces de sperme ou de micro-organismes et peuvent subir de petites déchirures.

2. **Seuls les lubrifiants solubles dans l'eau doivent être utilisés pour les orifices du corps.**

3. Les préservatifs masculins et féminins ne doivent pas être utilisés ensemble. Cela peut favoriser les déchirures et ils ne fonctionnent pas correctement pendant les rapports sexuels.
4. Il peut être utilisé à cette fin avec l'anneau intérieur non placé à l'intérieur.

CLASSIFICATION
Compétence :
**Fondements de la pratique**
Taxonomie :
**Application**

---

183.   1. **Cette réponse est la meilleure, car elle est véridique et rassure sur la communication postopératoire.**

2. Cette option n'est pas possible.
3. Il n'y aura pas de production vocale avec un tube de trachéotomie avec un brassard gonflé en place.
4. La présente réponse écarte les inquiétudes de Mme Grant.

CLASSIFICATION
Compétence :
**Fondements de la pratique**
Taxonomie :
**Application**

---

184.   1. Cette réponse est fausse. Environ 1 800 cas actifs sont signalés chaque année.

2. **Cette réponse est la meilleure. Il répond à la préoccupation de Sally et suggère un plan d'action pour déterminer si elle a la tuberculose.**

3. Cette réponse est vraie, mais ne répond pas à la préoccupation de Sally.
4. Cette réponse n'est pas thérapeutique, et le système immunitaire ne peut pas être évalué visuellement.

CLASSIFICATION
Compétence :
**Pratique professionnelle**
Taxonomie :
**Application**

---

185.   1. Cette approche n'est pas utile et énonce l'évidence.

2. **Il peut y avoir d'autres médicaments qui produisent moins d'effets indésirables que Mme Pargeter pourrait prendre. La situation doit être évaluée et discutée avec son médecin.**

3. Cette approche est une menace d'abandon des soins.
4. Mme Pargeter n'a pas parlé de stress, mais simplement qu'elle était fatiguée.

CLASSIFICATION
Compétence :
**Pratique professionnelle**
Taxonomie :
**Pensée critique**

---

186.   1. Les entrées de dossier ne doivent jamais être enlevées ou supprimées.

2. **Cette action est la correction légalement acceptée.**

3. Identique à la réponse 1.
4. Cette action n'est pas nécessaire. Les rapports d'incident sont généralement exigés par les organismes lorsque la sécurité d'un client est menacée.

CLASSIFICATION
Compétence :
**Pratique conforme aux lois**
Taxonomie :
**Connaissances et compréhension**

187.
1. Ces signes indiquent un accident vasculaire cérébral (AVC) et nécessitent un traitement d'urgence. Le transport immédiat vers l'hôpital le plus proche est vital. Si l'activateur tissulaire du plasminogène (t-PA) est évalué comme étant le traitement approprié, il doit être administré dans les 3 à 4,5 heures suivant l'AVC pour prévenir les lésions cérébrales permanentes.

2. M. Leonard a besoin d'un transport rapide vers des services que seul un hôpital peut fournir.
3. Cette directive n'est pas sage tant qu'il n'est pas établi si l'AVC est hémolytique ou thrombotique.
4. Identique à la réponse 2.

**CLASSIFICATION**
Compétence :
**Fondements de la pratique**
Taxonomie :
**Pensée critique**

188.
1. Cette action devra être faite, mais pas avant que le traitement n'ait été commencé.

2. Cette action est le traitement d'urgence correct. Avec les réponses anaphylactiques, la mort peut survenir très rapidement, même en quelques minutes. L'épinéphrine doit être administrée en même temps que l'appel au 9-1-1.

3. Cette action est importante, mais l'épinéphrine sauve des vies.
4. Le chlorhydrate de diphenhydramine est un antihistaminique utilisé pour traiter les allergies moins critiques. Ce n'est pas approprié pour ce cas.

**CLASSIFICATION**
Compétence :
**Fondements de la pratique**
Taxonomie :
**Pensée critique**

189.
1. La consommation régulière de jus de canneberge est censée empêcher les bactéries d'adhérer à la muqueuse des voies urinaires. Les capsules ou les comprimés de canneberges sont également utiles.

2. Ces produits peuvent en fait augmenter l'incidence des infections urinaires.
3. Cette suggestion est à l'opposé de ce qui est recommandé. L'augmentation des liquides aide à rincer la vessie des bactéries.
4. Ce traitement n'est prescrit que dans le cas d'infections urinaires chroniques et graves (p. ex., chez les clients atteints de vessies neurogènes). L'antiseptique doit être prescrit par un médecin, pas une infirmière.

**CLASSIFICATION**
Compétence :
**Fondements de la pratique**
Taxonomie :
**Application**

190.
1. Cette option pourrait ne pas être possible si Mme Gingras est anorexique.
2. Cette option est possible; cependant, avec l'anorexie, parfois même les aliments préférés ne sont pas attrayants ou tolérés.
3. Cette option est possible, mais ne répond pas au besoin de plus de protéines.

4. Cette stratégie est le moyen le plus simple et le plus cohérent d'atteindre un apport riche en calories et en protéines. Les suppléments nutritionnels sont offerts dans une variété de saveurs et les servir sur de la glace peut aider à améliorer l'acceptation.

**CLASSIFICATION**
Compétence :
**Fondements de la pratique**
Taxonomie :
**Pensée critique**

191.
1. Il n'est pas approprié de préparer le corps devant la famille. Seulement 15 minutes se sont écoulées; la famille a besoin de plus de temps avec son être cher.
2. Cette action n'est pas respectueuse des besoins de la famille.
3. La famille devrait être autorisée à rester aussi longtemps qu'elle en a besoin; toutefois, il n'est pas approprié d'utiliser les ressources financières des soins infirmiers pour faire des heures supplémentaires avant de consulter le personnel de nuit.

4. Cette action permet à la famille de prendre le temps nécessaire avec son proche et utilise les ressources infirmières de manière appropriée.

**CLASSIFICATION**
Compétence :
**Pratique professionnelle**
Taxonomie :
**Pensée critique**

192.
1. L'alopécie ne résulte pas d'une thérapie aux stéroïdes.
2. Une augmentation de l'appétit, pas l'anorexie, résulte de la thérapie aux stéroïdes.
3. Un gain de poids, pas une perte de poids, résulte de la thérapie aux stéroïdes.

4. **L'euphorie et les sautes d'humeur peuvent résulter de la thérapie aux stéroïdes.**

CLASSIFICATION
Compétence :
**Fondements de la pratique**
Taxonomie :
**Application**

---

193.
1. **Cette action est la priorité, car l'infirmière auxiliaire doit s'assurer qu'elle dispose de l'équipement et des fournitures nécessaires pour traiter les clients, qui peuvent arriver à tout moment.**

2. Bien que l'infirmière auxiliaire devrait avoir une idée des types de clients qui ont été traités lors du quart de travail précédent, ce n'est pas une priorité.
3. À moins qu'un client n'ait besoin de soins urgents, les évaluations de la tête aux pieds peuvent ne pas être nécessaires dans ce contexte. S'il en faut une, l'infirmière auxiliaire devra prendre le temps d'effectuer une évaluation appropriée.
4. Cette action est nécessaire; toutefois, il est peu probable que les directives médicales aient changé depuis le quart de travail précédent de l'infirmière.

CLASSIFICATION
Compétence :
**Pratique professionnelle**
Taxonomie :
**Pensée critique**

---

194.
1. **Les zones touchées des intestins ont besoin d'être réparées. Les protéines sont nécessaires dans la construction et la réparation des tissus.**

2. L'augmentation des protéines n'affectera pas de manière significative le péristaltisme.
3. L'anémie peut résulter de saignements chroniques; cependant, il est habituellement corrigé avec un apport accru en fer et un apport normal en protéines.
4. Les protéines sont administrées pour favoriser la guérison; une fois que les tissus sont réparés, le tonus musculaire peut s'améliorer.

CLASSIFICATION
Compétence :
**Fondements de la pratique**
Taxonomie :
**Application**

---

195.
1. **Le déni est un mécanisme de défense souvent mis en évidence à l'étape de l'autodéfense de l'adaptation à la maladie. Les pensées et les sentiments sont si douloureux et provoquent une telle anxiété que le client rejette l'existence de la paraplégie.**

2. D'après les informations disponibles, on ne peut présumer que le client fantasme. En fait, un fantasme est la transformation d'expériences indésirables en événements imaginés pour satisfaire un souhait ou un besoin inconscient.
3. Le déni est une méthode d'adaptation psychologique.
4. La motivation implique l'établissement d'objectifs réalistes; ce client est dans le déni.

CLASSIFICATION
Compétence :
**Fondements de la pratique**
Taxonomie :
**Connaissances et compréhension**

---

196.
1. Des nausées peuvent survenir, mais ce n'est pas un effet indésirable critique.
2. Le gain de poids peut se produire, mais n'est pas un effet indésirable critique.

3. **La thrombophlébite (douleur au mollet) a été associée à l'hormonothérapie.**

4. La sensibilité des seins n'est pas un effet indésirable critique.

CLASSIFICATION
Compétence :
**Fondements de la pratique**
Taxonomie :
**Pensée critique**

---

197.
1. Avec un thrombus du côté gauche, on s'attendrait à une faiblesse du côté droit.
2. Une diminution de la réponse de tendon serait la manifestation normale.

3. On s'attendrait à une incontinence urinaire.

4. **L'anxiété et la difficulté à communiquer sont des signes physiques courants puisque le centre principal de la parole est situé dans l'hémisphère gauche.**

**CLASSIFICATION**
Compétence :
**Fondements de la pratique**
Taxonomie :
**Application**

---

198.   1. Cette action peut être justifiée si un tabassage récent avait eu lieu, mais le voisin a déclaré qu'il s'agit d'une situation chronique qui se produit depuis de nombreux mois. Cette action n'est pas la plus importante à moins que le voisin n'indique à l'infirmière auxiliaire que les enfants ont été grièvement blessés.
2. Cette action pourrait être prise par l'infirmière auxiliaire, mais ce n'est pas l'action la plus importante.
3. Cette action est une réponse utile et thérapeutique, mais pas l'action la plus importante.

4. **En vertu de la loi, toutes les infirmières doivent signaler tout cas réel ou soupçonné de maltraitance des enfants.**

**CLASSIFICATION**
Compétence :
**Pratique professionnelle**
Taxonomie :
**Pensée critique**

---

199.   1. L'insertion dans une veine serait un traitement intraveineux.

2. **Les cathéters d'hypodermoclyse sont insérés dans l'abdomen ou le haut de la cuisse pour permettre une absorption lente dans le tissu.**

3. Identique à la réponse 1.
4. L'insertion d'un cathéter dans la circulation du pied peut être nocive et constitue un traitement intraveineux.

**CLASSIFICATION**
Compétence :
**Fondements de la pratique**
Taxonomie :
**Application**

---

200.   1. Il n'y a pas de différence liée au sexe.

2. **La nicotine est un puissant vasoconstricteur, ce qui peut entraîner une maladie artérielle périphérique.**

3. Cette quantité d'alcool est une allocation recommandée pour les femmes.
4. Un régime riche en graisses peut causer des problèmes coronaires plutôt que des problèmes artériels périphériques.

**CLASSIFICATION**
Compétence :
**Fondements de la pratique**
Taxonomie :
**Application**

FIN DES RÉPONSES ET JUSTIFICATIONS POUR L'EXAMEN DE PRATIQUE 2

# 8

# Examen de pratique 3

# INSTRUCTIONS POUR L'EXAMEN DE PRATIQUE 3

Vous aurez 4 heures pour terminer l'examen. Les questions sont présentées sous forme de cas cliniques représentatifs de la pratique infirmière ou de questions indépendantes. Lisez attentivement chaque question, puis choisissez la réponse qui vous semble la meilleure des quatre options présentées. Si vous ne pouvez pas décider d'une réponse à une question, passez à la question suivante et revenez à cette question plus tard si vous en avez le temps. Essayez de répondre à toutes les questions. Il n'y a pas de points soustraits pour les mauvaises réponses. Si vous n'êtes pas sûr d'une réponse, il sera à votre avantage de deviner.

Les réponses à l'examen de pratique 3 apparaissent à la page 190.

## QUESTIONS FONDÉES SUR DES CAS

### CAS 1

*M. Tolea, âgé de 65 ans, est en phase terminale d'une insuffisance hépatique secondaire à l'hépatite C. Il est au chômage depuis de nombreuses années et vit sous le seuil de la pauvreté dans une maison de chambres à faible revenu ne disposant pas d'installations sanitaires ou de cuisine adéquates. Il est séparé de son ex-femme et ne voit pas ses deux enfants.*

LES QUESTIONS 1 à 4 portent sur ce cas.

1. M. Tolea consulte une infirmière auxiliaire dans une clinique régionale spécialisée pour le traitement de l'hépatite C. L'infirmière auxiliaire est consciente que la plupart des nouveaux cas d'hépatite C sont le résultat de quelles situations suivantes?

   1. D'une activité sexuelle non protégée
   2. De transfusions sanguines
   3. D'une co-infection avec le virus de l'immunodéficience humaine (VIH)
   4. De la consommation de drogues par voie intraveineuse

2. L'infirmière auxiliaire sait que M. Tolea n'a pas reçu le soutien nutritionnel dont il a besoin pour gérer sa maladie. Comment l'infirmière auxiliaire peux-t-elle mieux faciliter une amélioration de son apport nutritionnel?

   1. En l'encourageant à acheter des suppléments nutritionnels liquides
   2. En lui suggérant d'ajouter des fruits et des légumes frais à son alimentation
   3. En consultant un travailleur social de la clinique afin de lui trouver un service caritatif de repas peu coûteux
   4. En communiquant avec sa famille pour les persuader de lui fournir des aliments nutritifs

3. L'état de M. Tolea se détériore et il décide de demander son admission dans une unité de soins palliatifs. Quel est l'aspect le plus important des soins que l'infirmière auxiliaire doit fournir à M. Tolea?

   1. S'assurer qu'il reçoit une sédation adéquate.
   2. Lui donner la possibilité de faire des choix concernant ses soins.
   3. Prise en charge des symptômes liés au prurit
   4. Prévention des lésions de pression

4. L'infirmière auxiliaire élabore le plan de soins infirmiers de M. Tolea. Quelle déclaration de l'infirmière auxiliaire serait la plus appropriée dans l'établissement de ses objectifs de soins?

   1. « Ne vous inquiétez pas, nous avons un plan de soins pour vous aider à traverser cette période difficile de votre vie. »
   2. « Dites-moi ce que vous désirez le plus accomplir en ce moment. »
   3. « Nous communiquerons avec votre famille pour qu'elle vienne vous voir. »
   4. « Nous nous assurerons de vous donner régulièrement des médicaments contre la douleur pour que vous soyez confortable. »

FIN DU CAS 1

### CAS 2

*Une infirmière auxiliaire travaille dans une clinique d'obésité pédiatrique. Rickhelm, âgé de 11 ans, est un nouveau client à la clinique.*

LES QUESTIONS 5 à 11 portent sur ce cas.

5. Quelle est la cause de l'obésité?

   1. L'ingestion d'aliments à forte teneur en calories
   2. Le manque d'exercice physique
   3. Un apport calorique qui excède les besoins en calories
   4. Un mode de vie sédentaire

6. Lequel des facteurs suivants serait le facteur prédictif le plus probable de l'obésité de Rickhelm?

   1. Un poids de 5,5 kg à la naissance
   2. L'obésité chez les parents
   3. Un milieu culturel qui considère les gros enfants comme des enfants en bonne santé
   4. Un style parental qui utilise la nourriture comme récompense pour un bon comportement

7. Rickhelm passe des analyses de dépistage liées à son obésité. Lequel des résultats suivants serait le plus préoccupant pour l'infirmière auxiliaire?

   1. Cholestérol total : 4,4 mmol/L
   2. Glycémie à jeun : 7,8 mmol/L
   3. Tension artérielle : 105/63 mm Hg
   4. Spirométrie : 85 % des valeurs prévues

8. L'infirmière auxiliaire pèse Rickhelm. Sa mère demande combien il pèse en livres. La formule pour convertir les kilogrammes en livres est le poids en kilogrammes multiplié par 2,2. Rickhelm pèse 57,5 kg. Quel est le poids de Rickhelm en livres?

   1. 116
   2. 114,5
   3. 126,5
   4. 115

9. L'infirmière auxiliaire élabore un plan thérapeutique pour la gestion de l'obésité de Rickhelm et l'atteinte de l'objectif d'une perte de poids. Quelle approche aurait probablement les résultats les plus positifs?

   1. Une modification du comportement
   2. Un régime hypocalorique
   3. L'utilisation de médicaments coupe-faim
   4. Un pontage gastrique

10. Rickhelm demande à l'infirmière auxiliaire s'il peut toujours aller dans les établissements de restauration rapide après l'école avec ses amis. Que devrait recommander l'infirmière auxiliaire?

    1. « Oui, je vais vous donner une liste d'options à faible teneur en calories à commander dans les établissements de restauration rapide. »
    2. « Oui, vous pouvez y aller, mais limitez ce que vous mangez à un seul hamburger et une petite portion de frites. »
    3. « Ce n'est probablement pas sage pour vous d'y aller parce que vous serez tenté de manger des aliments gras. »
    4. « Les établissements de restauration rapide servent des aliments riches en matières grasses et en calories; vous devrez donc jamais y manger. »

11. Sachant que les enfants obèses sont souvent taquinés par d'autres enfants et peuvent souffrir d'une faible estime de soi, l'infirmière auxiliaire effectue une évaluation psychosociale de Rickhelm. Quelle question posée à Rickhelm aborderait le mieux ce sujet?

    1. « Qui sont tes amis? »
    2. « Trouves-tu que tu es taquiné parce que tu es en surpoids? »

    3. « Te sens-tu mal dans votre peau parce que tu es en surpoids? »
    4. « Dis-moi ce que tu ressens à l'idée d'être en surpoids. »

FIN DU CAS 2

## CAS 3

*M. Jason, âgé de 79 ans, est admis à l'unité de médecine pour une pneumonie. Il porte une trachéotomie mise en place après l'exérèse d'une tumeur au cou il y a 3 ans. Il doit recevoir des antibiotiques par voie intraveineuse pour sa pneumonie. Le traitement lui a été expliqué en détail par le médecin, mais il reste très anxieux.*

LES QUESTIONS 12 à 16 portent sur ce cas.

12. Laquelle des approches suivantes aiderait à réduire l'anxiété de M. Jason si elle était adoptée par l'infirmière auxiliaire?

    1. Lui parler pour connaître la raison précise de ses préoccupations.
    2. Lui expliquer, en langage familier, ce que le médecin lui a déjà dit.
    3. Lui faire une démonstration du fonctionnement de l'équipement IV.
    4. Élaborer, en faire participer M. Jason, un plan pour des soins à domicile supplémentaires après le congé.

13. Dans quelle position l'infirmière auxiliaire devrait-elle placer le client pour ses soins de trachéostomie?

    1. Latérale
    2. Trendelenburg
    3. La position de Sims
    4. La position semi-Fowler

14. Laquelle des mesures infirmières suivantes l'infirmière auxiliaire devrait-elle prendre lorsqu'elle effectue une aspiration trachéale pour M. Jason?

    1. Une préoxygénation avant l'aspiration
    2. L'application d'une pression négative pendant l'insertion du cathéter
    3. S'assurer que le cathéter pénètre bien au-delà de la base du tube.
    4. Instiller de l'acétylcystéine (Mucomyst) dans le tube de trachéotomie avant l'aspiration afin de liquéfier les sécrétions.

15. Quelle est la durée maximale pendant laquelle l'infirmière auxiliaire devrait aspirer le tube de trachéotomie?

    1. 10 secondes
    2. 30 secondes
    3. 1 minute
    4. 20 secondes

16. M. Jason indique à l'infirmière auxiliaire que ses attaches de trachéostomie sont trop serrées et l'étouffent. Laquelle des mesures initiales suivantes serait la plus appropriée de la part de l'infirmière auxiliaire?

    1. Évaluer le cou de M. Jason pour détecter tout signe de constriction.
    2. Observer le pansement de trachéostomie pour détecter un écoulement.
    3. Expliquer à M. Jason que les attaches de trachéostomie doivent être serrées.
    4. Retirer les attaches de trachéostomie pour soulager la pression.

FIN DU CAS 3

## CAS 4

*Une infirmière auxiliaire autochtone commence à travailler pour une clinique de santé communautaire dans la réserve du Nord où elle a grandi.*

LES QUESTIONS 17 à 20 portent sur ce cas.

17. L'infirmière auxiliaire comprend que l'objectif des soins de santé autochtones est d'apporter un équilibre entre le corps, la pensée, les émotions et l'esprit. Lequel des termes suivants utilise-t-on pour décrire ce type de soins de santé?

    1. Soins de santé holistiques
    2. Soins de santé primaires
    3. Soins de santé spirituelle
    4. Soins de santé socio-environnementaux

18. Peu de temps après que l'infirmière auxiliaire ait commencé à travailler dans la réserve, une éclosion d'infections causées par le virus respiratoire syncytial (VRS) se produit. Pourquoi y a-t-il une incidence élevée d'infections causées par le VRS dans les collectivités autochtones du Nord?

    1. Il y a un manque de logements adéquats, et le surpeuplement qui en résulte contribue à la propagation de la maladie.
    2. Les nourrissons autochtones sont particulièrement sensibles au virus.
    3. Le climat froid du Nord est propice à la propagation du virus.
    4. Le système immunitaire des membres de la population est déprimé à cause d'une alimentation déficiente.

19. L'infirmière auxiliaire est préoccupée par l'alimentation déficiente de plusieurs membres de la communauté, car ils consomment de nombreux aliments à faible valeur nutritive. Laquelle des raisons suivantes est la cause sous-jacente de la mauvaise alimentation?

    1. Les peuples autochtones n'aiment pas la saveur des fruits et légumes.
    2. La constitution génétique des peuples autochtones leur fait rechercher les aliments à forte teneur en sucre.
    3. Dans le Nord du Canada, les aliments et les boissons gazeuses à forte teneur en sucre sont moins coûteux que les aliments à valeur nutritive plus élevée.
    4. On a mal éduqué ces populations sur les dangers d'une mauvaise alimentation.

20. Dans la réserve, plusieurs des habitants sont apparentés. Une des nièces de l'infirmière auxiliaire, âgée de 14 ans, se présente à la clinique communautaire afin d'obtenir des conseils sur la contraception parce qu'elle est sexuellement active. L'autre infirmière de la clinique ne travaillera pas avant une semaine. Des questions de confidentialité préoccupent l'infirmière auxiliaire lorsqu'il s'agit du traitement d'une parente. Que devrait-elle faire?

    1. Conseiller à sa nièce de revenir à la clinique lorsque l'autre infirmière recommencera à travailler.
    2. Dire à sa nièce qu'en tant que parente, elle n'est pas autorisée à lui prodiguer des soins.
    3. Tenter d'organiser une consultation auprès d'un médecin dans une communauté voisine par le biais d'un lien de télésanté.
    4. Donner l'enseignement sanitaire nécessaire à sa nièce tout en assurant la confidentialité et les limites professionnelles.

FIN DU CAS 4

## CAS 5

*Mlle Bennett, résidente d'un foyer de groupe pour jeunes adultes, présente des antécédents de trouble bipolaire 1. Un jour, elle dit à l'infirmière auxiliaire qu'elle a rendez-vous avec un conseiller qui travaille au foyer de groupe. Mlle Bennett dit qu'elle a acheté une bague en or au conseiller et qu'ils mangeront dans un restaurant coûteux parce qu'elle est « très riche » et qu'elle apprécie l'aide que le conseiller lui a apportée.*

LES QUESTIONS 21 à 22 portent sur ce cas.

21. À la suite de la conversation avec Mlle Bennett, quelle serait la réponse initiale la plus appropriée de l'infirmière auxiliaire?

    1. Établir des limites à Mlle Bennett en lui indiquant qu'il est inapproprié d'entreprendre des activités sociales avec son conseiller.
    2. Indiquer à Mlle Bennett que le conseiller n'est autorisé à accepter aucun type de cadeau d'un client.
    3. Rapporter le comportement du conseiller à son supérieur immédiat et à son organisme de réglementation.
    4. Documenter la conversation et clarifier les perceptions de Mlle Bennett directement avec le conseiller.

22. Lequel des énoncés suivants refléterait les préoccupations immédiates de l'infirmière auxiliaire au sujet de sa conversation avec Mlle Bennett?

    1. Une relation inappropriée s'est établie entre Mlle Bennett et le conseiller.
    2. Mlle Bennett vit un épisode maniaque de son trouble de santé mentale.
    3. Mlle Bennett placera le conseiller dans une position délicate et non professionnelle.
    4. L'infirmière auxiliaire n'aura aucune préoccupation immédiate puisqu'elle comprendra qu'il n'y a pas de vérité dans l'affirmation de Mlle Bennet.

FIN DU CAS 5

## CAS 6

*M. Braun, âgé de 47 ans, est transporté à l'hôpital en ambulance après avoir été trouvé inconscient par sa femme. Après une tomodensitométrie, on diagnostique une rupture d'anévrisme chez M. Braun. Il n'y a aucun espoir de rétablissement pour lui. Il a été admis dans une unité de médecine.*

LES QUESTIONS 23 à 27 portent sur ce cas.

23. L'infirmière auxiliaire de M. Braun n'a jamais vécu le décès d'un client. Quelle est la première mesure à prendre pour améliorer sa compétence à prendre soin de M. Braun et de sa famille?

    1. Réfléchir à ses propres convictions et sentiments au sujet de la mort.
    2. Rechercher de récentes publications sur la mort et le processus de la mort.
    3. Discuter avec ses collègues des soins à prodiguer à un client en fin de vie.
    4. Demander de l'aide pour prendre soin de M. Braun.

24. Rien n'est écrit dans le dossier médical de M. Braun au sujet de la réanimation. L'infirmière auxiliaire ne sait pas quoi faire si M. Braun « code ». Quelle devrait être la première étape pour déterminer les mesures à prendre par le personnel infirmier dans cette situation?

    1. Demander au médecin de rédiger une ordonnance de ne pas réanimer (DNR).
    2. Veiller à ce que tous les membres du personnel soient prêts à réanimer M. Braun.
    3. Parler à la famille au sujet des souhaits ou des directives déjà mentionnées de M. Braun concernant les soins de fin de vie.
    4. Rechercher des directives du *Code de déontologie des infirmières et infirmiers auxiliaires autorisés du Canada* du Conseil canadien de réglementation des soins infirmiers auxiliaires concernant la prise de décision en fin de vie.

25. Le médecin a discuté avec Mme Braun du fait que son mari mourra très probablement dans les 48 heures. L'infirmière auxiliaire entend Mme Braun dire à ses jeunes enfants adultes dans la salle d'attente familiale : « Les médecins et les infirmières font tout ce qu'ils peuvent. Je sais qu'il ira bien, alors ne vous inquiétez pas. » Lorsque l'infirmière auxiliaire parle à Mme Braun, quelle serait une question appropriée à poser?

    1. « Pourquoi avez-vous dit à votre famille que votre mari allait aller mieux? »
    2. « Parlez-moi de votre discussion avec le médecin. »
    3. « Voulez-vous que je vous explique ce que le médecin vous a dit au sujet de votre mari? »
    4. « Avez-vous dit à vos enfants que leur père allait mourir? »

26. M. Braun meurt peu de temps après avoir été admis à l'unité de médecine et son décès est prononcé. Que doit documenter l'infirmière auxiliaire dans le dossier médical après son décès?

    1. Si une autopsie sera effectuée
    2. L'heure du décès et le nom de la personne qui a prononcé le décès
    3. Tous les soins d'hygiène spécifiques dispensés au corps
    4. L'heure à laquelle la famille a quitté le chevet du client

27. L'infirmière auxiliaire a de la difficulté à gérer le chagrin qu'elle ressent à la mort de M. Braun, et elle subit de persistants sentiments d'insuffisance quant à son soutien à la famille. Quelle devrait être l'action initiale de l'infirmière auxiliaire pour résoudre son chagrin?

    1. S'inscrire à un cours en soins palliatifs.
    2. Discuter de ses sentiments avec ses collègues.
    3. Identifier ses sentiments d'insuffisance comme un processus de deuil normal.
    4. Demander au gestionnaire d'unité comment elle aurait pu mieux faire pour soutenir la famille Braun.

FIN DU CAS 6

## CAS 7

*Mme Hudson amène son bébé de 2 semaines, Jeremy, à la clinique des bébés en santé. Elle demande à l'infirmière auxiliaire de l'aider à mieux allaiter.*

LES QUESTIONS 28 à 34 portent sur ce cas.

28. Mme Hudson pense qu'elle ne fournit pas suffisamment de lait à Jeremy parce que seins sont petits. L'infirmière auxiliaire lui explique que très peu de raisons peuvent empêcher une femme d'allaiter avec succès. Laquelle des

affections maternelles suivantes est une contre-indication à l'allaitement maternel?

1. L'abus de substances
2. L'inversion des mamelons
3. Une mammite
4. Un diagnostic de cancer

29. Mme Hudson s'inquiète au sujet de Jeremy parce que le bébé de son amie, qui est nourri au biberon, prend beaucoup plus de poids que lui. Quelle explication l'infirmière auxiliaire devrait-elle fournir à Mme Hudson?

1. Les bébés qui sont nourris avec du lait maternisé sont généralement suralimentés, et c'est pourquoi ils prennent plus de poids.
2. Bien que le lait maternel soit meilleur pour le système immunitaire du bébé, il ne contient pas suffisamment de matières grasses pour soutenir une croissance adéquate au cours des 6 premiers mois.
3. Les nourrissons allaités au sein ont tendance à être plus minces et à avoir moins de graisse corporelle, mais ce n'est pas une indication d'un état nutritionnel inadéquat.
4. Les préparations pour nourrissons ont plus de calories par millilitre, de sorte que les nourrissons qui sont nourris au biberon prennent plus de poids.

30. Quelle suggestion l'infirmière auxiliaire devrait-elle faire à Mme Hudson pour augmenter sa production de lait?

1. « Faites-le boire plus souvent. »
2. « Buvez au moins 15 verres d'eau par jour. »
3. « Massez vos seins avant l'allaitement. »
4. « Utilisez le vaporisateur nasal d'ocytocine pour induire la production de lait. »

31. De quelle façon Mme Hudson pourra-t-elle mieux évaluer si Jeremy reçoit suffisamment de lait maternel et de liquides?

1. Il aura six à huit couches mouillées par jour.
2. Sa peau sera bien gonflée.
3. Elle le pèsera avant et après l'avoir allaité pour déterminer combien il boit à chaque tétée.
4. Jeremy aura au moins une selle par jour.

32. Mme Hudson indique que Jeremy se réveille parfois en pleurant et ne peut se concentrer sur sa tétée parce qu'il est très irritable. Que devrait recommander l'infirmière auxiliaire dans cette situation?

1. « Changez sa couche avant de le nourrir. »
2. « Appliquez un chiffon frais sur son visage. »
3. « Augmentez l'éclairage pour concentrer son attention sur vous. »
4. « Tenez-le peau à peau et faites-lui sucer votre doigt. »

33. Mme Hudson se demande s'il est n'est pas inutile de continuer à allaiter parce qu'elle désire recommencer à

travailler dans quelques mois. Quelle est l'action la plus appropriée que l'infirmière auxiliaire puisse suggérer?

1. « Après 2 mois, vous devriez réduire progressivement l'allaitement afin que votre production de lait se soit tarie à votre retour au travail. »
2. « Discutez avec votre partenaire de la possibilité de ne pas recommencer à travailler. »
3. « Donnez du lait maternisé à Jeremy pendant la journée et allaitez-le la nuit afin que ce mode d'alimentation soit établi à votre retour au travail. »
4. « J'organiserai une réunion avec la consultante en allaitement afin de d'élaborer des stratégies qui vous permettront de continuer à allaiter lorsque vous recommencerez à travailler. »

34. Parmi les organisations suivantes, laquelle a pour principale fonction de fournir du soutien et de la formation aux femmes qui allaitent?

1. La Leche League Internationale
2. Lamaze International
3. L'Agence de la santé publique du Canada
4. Les Infirmières de l'Ordre de Victoria (VON)

FIN DU CAS 7

## CAS 8

*Mme Loates, âgée de 67 ans, a subi une gastrectomie partielle pour un cancer de l'estomac. Après la chirurgie, elle retourne à l'unité médicale de soins aigus avec une perfusion intraveineuse et une sonde nasogastrique réglé à faible aspiration intermittente (une pompe Gomco).*

LES QUESTIONS 35 à 37 portent sur ce cas.

35. Deux heures après la gastrectomie partielle, l'infirmière auxiliaire observe une petite quantité de drainage rouge vif de la sonde nasogastrique de Mme Loates. Que devrait faire l'infirmière auxiliaire?

1. Aviser le médecin immédiatement.
2. Fermer la sonde nasogastrique pendant 1 heure.
3. Identifier cette constatation comme étant prévisible.
4. Irriguer la sonde nasogastrique au moyen d'une solution saline glacée.

36. L'infirmière auxiliaire note qu'il n'y a pas eu de drainage nasogastrique depuis 30 minutes et détermine qu'une irrigation est nécessaire. Un médecin a prescrit d'irriguer la sonde nasogastrique au besoin. Comment l'infirmière auxiliaire doit-elle irriguer la sonde nasogastrique?

1. En instillant 30 ml de solution saline normale et les retirant lentement
2. En instillant 20 ml d'air et en interrompant l'aspiration pendant 1 heure

3. En instillant 50 ml de solution saline et en augmentant la pression de l'aspiration

4. En instillant 15 ml d'eau distillée et en débranchant l'aspiration pendant 30 minutes

37. Après un gastrectomie partielle, certaines complications pulmonaires peuvent se produire. Au cours des 24 premières heures suivant l'opération, comment l'infirmière auxiliaire aiderait-elle à prévenir les complications pulmonaires chez Mme Loates?

1. En aspirant fréquemment les sécrétions buccales.
2. En maintenant un débit d'oxygène constant.
3. En mobilisant Mme Loates pour augmenter ses échanges respiratoires.
4. En incitant Mme Loates à fréquemment se tourner, bouger et à respirer profondément.

FIN DU CAS 8

## CAS 9

*Juanita est une jeune femme de 17 ans qui a reçu le diagnostic d'un rare type de cancer à l'âge de 4 ans. Bien qu'elle ait connu plusieurs épisodes de rémission, la douleur et les hospitalisations répétées l'ont accompagnées pendant la majeure partie de sa vie. Elle a subi une rechute et se trouve en phase terminale. Pendant son séjour à l'hôpital, elle décide qu'elle ne désire plus recevoir de traitements.*

LES QUESTIONS 38 à 42 portent sur ce cas.

38. L'infirmière auxiliaire doit s'assurer que Juanita prend une décision éclairée au sujet de son refus de traitement. Que devrait dire l'infirmière auxiliaire afin de confirmer définitivement que Juanita prend une décision éclairée?

1. « Savez-vous ce qui se passera si vous refusez un traitement? »
2. « Expliquez-moi comment vous percevez ce qui se passera si le traitement est arrêté. »
3. « C'est une décision très difficile à prendre pour vous, n'est-ce pas? »
4. « Je prendrai des dispositions afin que vous parliez à un défenseur des droits des clients pour que vous soyez au courant des informations dont vous avez besoin avant de prendre cette décision. »

39. Les parents de Juanita sont en désaccord avec sa décision. L'infirmière auxiliaire, dont sa fille est près du même âge de Juanita, est également en désaccord. Selon le *Code de déontologie des infirmières et infirmiers auxiliaires autorisés du Canada* du Conseil canadien de réglementation des soins infirmiers auxiliaires, quel est le rôle principal de l'infirmière auxiliaire dans cette situation?

1. Prendre la défense de Juanita après qu'elle aura pris une décision éclairée.

2. Fournir des conseils aux parents de Juanita pour les aider à persuader Juanita de changer sa décision.
3. S'abstenir d'être l'infirmière principale de Juanita parce qu'elle est moralement en désaccord avec elle.
4. Convoquer une réunion de l'équipe de soins de santé, y compris Juanita et ses parents, pour discuter de sa décision.

40. La famille de Juanita est nombreuse et comprend, en plus de ses parents, cinq frères et sœurs. Tous visitent l'unité où Juanita est hospitalisée et appellent au poste des infirmières pour demander des renseignements concernant Juanita. Parfois, les membres de la famille deviennent contrariés par les actions des infirmières et se plaignent de recevoir des informations discordantes au sujet de Juanita. Comment l'infirmière auxiliaire devrait-elle gérer cette situation pour en arriver à la meilleure solution possible?

1. Dire à la famille que seuls les parents recevront des informations concernant Juanita.
2. Demander à Juanita et à sa famille de choisir une personne désignée qui sera mandatée pour communiquer avec le personnel des soins de santé.
3. Demander à Juanita d'être la personne qui fournira les informations pertinentes à toute sa famille.
4. Demander à la famille de choisir une infirmière principale à qui parler pour obtenir tous les informations sur Juanita.

41. À la demande de Juanita, on la transfère au service de soins palliatifs. À l'unité de soins palliatifs, sa famille indique sans ménagement à l'infirmière auxiliaire qu'on prodigue à Juanita des soins inadéquats. Quelle serait la réponse la plus appropriée de l'infirmière auxiliaire?

1. « Je comprends ce que vous ressentez. C'est difficile quand un être cher souffre. »
2. « Je suis désolée. Nous manquons de personnel et n'avons pas été en mesure de prodiguer les meilleurs soins. »
3. « Je vais discuter de votre préoccupation avec les autres infirmières, et nous allons changer son plan de soins. »
4. « Dites-moi ce qui vous dérange au sujet des soins prodigués à votre fille. »

42. Juanita a choisi un statut DNR, qui est inscrit sur son dossier médical. Une nuit, alors que la famille veille Juanita, elle cesse de respirer. Sa mère crie à l'infirmière auxiliaire : « Elle a cessé de respirer! Faites quelque chose ou je vais poursuivre! » Que devrait faire l'infirmière auxiliaire?

1. Secouer Juanita, selon la séquence de RCP, pour la stimuler à respirer.
2. Appeler un code.
3. Prendre le pouls de Juanita.
4. Réconforter sa mère en lui rappelant qu'il s'agissait des souhaits déclarés et de la décision éclairée de Juanita.

FIN DU CAS 9

## CAS 10

*M. Partilucci, âgé de 58 ans, est atteint de diabète de type 2. Il y a plusieurs semaines, un caillou s'est logé dans sa chaussure pendant que lui et sa femme faisaient de la randonnée. Il a développé une grande zone gangreneuse sur le pied gauche et a été admis à l'hôpital.*

LES QUESTIONS 43 à 45 portent sur ce cas.

43. Mme Partilucci dit qu'elle ne peut comprendre comment cela s'est produit si rapidement. Elle demande à l'infirmière auxiliaire ce qu'il adviendra du pied de son mari. Laquelle des réponses suivantes lui fournirait les renseignements les plus exacts?

    1. « Le noircissement du pied indique que le tissu dans ces régions est mort. Le médecin enlèvera probablement ces portions pour garder le reste du pied en bonne santé. »
    2. « Votre mari subira probablement une amputation sous le genou pour s'assurer que la maladie ne progresse pas davantage. »
    3. « Le médecin devra expliquer ce qu'il fera pour votre mari. Je ne peux dire ce qu'il va décider. »
    4. « Ça a l'air assez sérieux. Vous auriez probablement dû consulter un médecin plus tôt. »

44. Mme Partilucci aimerait en savoir davantage sur le diabète et désire participer aux soins de son mari. Comment l'infirmière auxiliaire peux-t-elle mieux l'aider à s'informer en ce moment?

    1. En lui fournissant des dépliants et l'adresse de l'association du diabète locale
    2. En organisant une rencontre entre Mme Partilucci et l'infirmière éducatrice en diabète
    3. En encourageant Mme Partilucci à aider son mari dans tous les aspects de sa gestion du diabète à l'hôpital
    4. En disant à Mme Partilucci que son mari pourra gérer sa maladie lui-même après son congé et qu'elle n'a donc pas à s'inquiéter

45. Le fils de M. Partilucci demande s'il va devenir diabétique comme son père. Laquelle des réponses suivantes de l'infirmière auxiliaire serait la meilleure?

    1. « Vous ne contracterez pas de diabète. La présence du diabète chez votre père ne se traduit pas par une augmentation de votre risque. »
    2. « Oui, mais probablement pas avant d'avoir plus de 40 ans. Le degré de gravité varie d'une personne à l'autre. »
    3. « Le diabète a tendance à avoir un lien familial. Je vais vous donner de l'information sur certains des facteurs de risque et sur les stratégies de prévention. »

    4. « Le diabète est fréquent au sein d'une même famille. Votre mère n'est pas diabétique, votre risque de contracter cette maladie est donc réduit de 50 %. »

FIN DU CAS 10

## CAS 11

*M. O'Morrissey travaille pour une entreprise hydroélectrique et passe la plupart de son temps à l'extérieur. Il prend rendez-vous pour voir l'infirmière auxiliaire au bureau de santé de l'entreprise parce qu'il est préoccupé par un grain de beauté sur son cou qui a récemment changé de forme et de couleur. L'infirmière auxiliaire examine la lésion et constate qu'elle a une bordure irrégulière et qu'elle semble très foncée. Elle le réfère au médecin de l'entreprise.*

LES QUESTIONS 46 à 48 portent sur ce cas.

46. Le médecin dit à M. O'Morrissey qu'à son avis, la lésion pourrait être un mélanome malin. M. O'Morrissey demande à l'infirmière auxiliaire ce que cela signifie. Laquelle des réponses suivantes de l'infirmière auxiliaire serait la plus exacte?

    1. « C'est une tumeur cancéreuse qui prend naissance dans les cellules qui produisent le pigment. »
    2. « C'est un rare type de cancer superficiel de la peau. »
    3. « Elle est causée par le rayonnement du soleil. »
    4. « C'est une tumeur qui se développe à partir d'une tache de rousseur. »

47. M. O'Morrissey est référé à un cancérologue, qui effectuera une excision chirurgicale du mélanome. Avant la chirurgie, M. O'Morrissey revient à la clinique de santé de l'entreprise pour parler à l'infirmière auxiliaire. Il lui demande si elle pense que la chirurgie le guérira du cancer. Laquelle des réponses suivantes de l'infirmière auxiliaire serait la plus exacte?

    1. « Le mélanome malin peut généralement être guéri par chirurgie avec peu de risque de rechute. »
    2. « L'ablation chirurgicale ne prendra en charge que cette lésion. D'autres sont susceptibles de se développer. »
    3. « Il est possible de guérir le mélanome malin par chirurgie. Cependant, on sait que ce type de cancer se propage rapidement. »
    4. « La chirurgie sera suivie par de la chimiothérapie ou de la radiothérapie. »

48. La chirurgie de M. O'Morrissey est réussie et il reçoit des soins de suivi à la clinique de santé de l'entreprise. L'infirmière auxiliaire lui enseigne comment prévenir la récidive d'autres mélanomes. Lequel des éléments suivants l'infirmière auxiliaire devrait-elle enseigner de façon prioritaire à M. O'Morrissey?

1. Éviter la lumière directe du soleil.
2. Porter un couvre-chef de protection à l'extérieur.
3. Examiner régulièrement sa peau et les grains de beauté pour détecter tout changement.
4. Porter un écran solaire comportant un facteur de protection solaire (FPS) d'au moins 20.

FIN DU CAS 11

## CAS 12

*M. Nigel, âgé de 26 ans, présente de l'asthme modéré à sévère depuis son enfance. Il consulte à la clinique de santé communautaire en présentant des oppressions thoraciques, de la dyspnée et de l'anxiété et dit qu'il a l'impression d'étouffer.*

LES QUESTIONS 49 à 55 portent sur ce cas.

49. Quelle est la définition de l'asthme?

   1. Un désordre génétique qui produit de l'obstruction des voies respiratoires en raison des changements des sécrétions glandulaires
   2. Une affection caractérisée par des changements destructeurs qui entraînent une perte d'élasticité pulmonaire
   3. Une inflammation chronique des muqueuses bronchiques qui provoque une sécrétion excessive de mucus
   4. Une affection pulmonaire chronique caractérisée par une obstruction variable du flux d'air en raison de la présence de sensibilité exagérée et d'inflammation dans les voies aériennes

50. L'infirmière auxiliaire effectue une évaluation thoracique de M. Nigel. Laquelle des manifestations suivantes devrait préoccuper davantage l'infirmière auxiliaire?

   1. La présence de sifflements respiratoires à l'expiration
   2. Des sifflements respiratoires à l'inspiration et à l'expiration
   3. L'utilisation des muscles accessoires de la respiration
   4. La diminution ou l'absence des sons respiratoires

51. L'infirmière auxiliaire prend les signes vitaux de M. Nigel et détermine que M. Nigel est dans un état de mal asthmatique. Laquelle des mesures initiales suivantes serait la plus appropriée de la part de l'infirmière auxiliaire?

   1. Administrer le bronchodilatateur prescrit.
   2. Poser plus de questions au client afin d'identifier les facteurs causatifs.
   3. Aviser le médecin d'une situation d'urgence.
   4. Fournir un bolus de liquide IV, conformément au protocole.

52. M. Nigel est transféré à l'hôpital et des lectures de gaz sanguins sont effectuées. Évaluez les gaz sanguins artériels suivants : pression partielle en oxygène ($PaO_2$) 72 mm Hg; pression partielle de dioxyde de carbone ($PaCO_2$) 50 mm Hg; pH 7,28.

   1. Hypoxie, hypercapnie et acidose
   2. Hypoxie, hypocapnie et alcalose
   3. Hyperoxie, hypercapnie et acidose
   4. Oxygène normal, hypocapnie et alcalose

53. M. Nigel est admis dans une unité médicale de l'hôpital, où il reçoit de la formation médicale avant de recevoir son congé. Laquelle des stratégies suivantes correspond le mieux à un apprentissage axé sur le client?

   1. Fournir immédiatement au client toutes les informations nécessaires sur l'asthme.
   2. Demander au client d'expliquer l'utilisation de l'inhalateur après lui avoir enseigné.
   3. Lui dispenser un enseignement médical sur le mode d'utilisation de ses médicaments au poste des infirmières.
   4. Lui poser des questions fermées pour s'assurer qu'il comprend le contenu.

54. Selon les lignes directrices sur les bonnes pratiques pour le traitement de l'asthme, laquelle des interventions suivantes est l'élément le plus important de la prise en charge de l'asthme par M. Nigel?

   1. Éliminer ou éviter les déclencheurs.
   2. L'éducation et l'utilisation d'un plan d'action
   3. Une pharmacothérapie appropriée
   4. Un suivi régulier par un pneumologue

55. L'infirmière auxiliaire fait une démonstration à M. Nigel de la façon appropriée d'inhaler ses deux médicaments : son bronchodilatateur et son médicament stéroïdien. Laquelle des procédures suivantes décrit correctement le mode d'utilisation des inhalateurs-doseurs?

   1. Secouez vigoureusement l'inhalateur deux fois; puis aspirez rapidement deux bouffées de l'inhalateur.
   2. Mettez les lèvres autour de l'inhalateur et expirez tout en appuyant sur le nébuliseur.
   3. Utilisez un dispositif d'espacement, tel qu'un AeroChamber, si vous ne pouvez coordonner les mouvements de la main et de la respiration.
   4. Inspirez aussi profondément que possible, puis appuyez sur le nébuliseur.

FIN DU CAS 12

## CAS 13

*Mme Wilmox, âgée de 46 ans et mère de deux adolescents, a été admise dans un service de psychiatrie hospitalier. Elle est accompagnée de sa sœur, qui affirme que Mme Wilmox a consommé du crack, de l'alcool et possiblement de la marijuana. La sœur rapporte que Mme Wilmox a des antécédents de consommation intermittente de substances, mais qu'elle a été abstinente pendant près de 4 ans. L'infirmière auxiliaire effectue une évaluation à l'admission.*

LES QUESTIONS 56 à 59 portent sur ce cas.

56. Quelle serait la principale préoccupation de l'infirmière auxiliaire à l'égard de Mme Wilmox?

   1. Les antécédents d'automutilation
   2. Une consommation antérieure de crack
   3. La consommation actuelle de substances
   4. Le manque de réseaux de soutien

57. Au cours de l'évaluation, Mme Wilmox regarde l'infirmière auxiliaire attentivement et cligne des yeux de façon rythmée. Mme Wilmox affirme qu'elle répond à ses questions mentalement et qu'elle projette ses réponses directement dans son esprit. Laquelle des mesures suivantes serait la plus appropriée de la part de l'infirmière auxiliaire?

   1. Rappeler à Mme Wilmox que cela est impossible et qu'elle devrait répondre à ses questions verbalement.
   2. Aviser Mme Wilmox qu'elle souffre des effets de la consommation de drogues et qu'il lui serait préférable de répondre de façon appropriée aux questions.
   3. Mettre fin à l'évaluation de façon polie et demander des éclaircissements à la sœur de Mme Wilmox.
   4. Aviser Mme Wilmox qu'elle ne peux comprendre que les réponses orales.

58. La sœur semble connaître une quantité importante d'informations concernant les antécédents de consommation de drogues de Mme Wilmox. Laquelle des mesures suivantes permettrait à l'infirmière auxiliaire d'obtenir les informations de la sœur de Mme Wilmox?

   1. S'assurer que Mme Wilmox est présente lorsqu'elle interroge sa sœur.
   2. Demander l'autorisation de Mme Wilmox pour obtenir des informations auprès de sa sœur.
   3. Parler à la sœur séparément sans informer Mme Wilmox de cette rencontre, pour éviter de la déranger.
   4. Insister pour que Mme Wilmox signe un document de « divulgation de renseignements confidentiels » avant de parler à la sœur.

59. Plus tard dans la soirée, Mme Wilmox présente de la violence verbale dirigée à l'égard de sa sœur et de l'infirmière auxiliaire. Laquelle des interventions suivantes est la plus appropriée?

   1. Placer Mme Wilmox dans un instrument de contention à quatre points pour sa sécurité et celle des autres.
   2. Aviser Mme Wilmox qu'un comportement abusif n'est pas approprié et qu'il ne sera pas toléré.

   3. Ne pas porter attention au comportement, car il s'agit très probablement d'une recherche d'attention.
   4. Donner la dose maximale de médicament anxiolytique prescrit à Mme Wilmox.

FIN DU CAS 13

## CAS 14

*Une infirmière auxiliaire travaille dans une grande entreprise manufacturière et organise des séances de formation hebdomadaires pour les employés traitant d'une grande variété de sujets portant sur la santé et au bien-être.*

LES QUESTIONS 60 à 64 portent sur ce cas.

60. L'infirmière auxiliaire discute de l'abandon du tabagisme avec un groupe d'employés fortement dépendants de la nicotine. Que devrait recommander l'infirmière auxiliaire comme méthode la plus efficace pour arrêter de fumer?

   1. Une thérapie de remplacement de la nicotine
   2. L'hypnose combinée à une thérapie d'aversion
   3. Des programmes de soutien de groupe et d'interventions comportementales
   4. Toutes les méthodes que les individus estiment être efficaces pour eux

61. M. Louis, un employé, demande à l'infirmière auxiliaire pourquoi il devrait se faire vacciner contre la grippe saisonnière cette année alors qu'il l'a déjà été l'année précédente. Que devrait répondre l'infirmière auxiliaire?

   1. « L'effet du vaccin ne dure que de 8 à 12 mois. »
   2. « Parce que, comme pour les vaccins de votre enfant, vous avez besoin d'un rappel pour le vaccin contre la grippe. »
   3. « Les virus de la grippe se transforment en nouvelles souches chaque année, et il existe un vaccin différent pour chaque souche spécifique. »
   4. « Chaque année, le processus de raffinement du vaccin s'améliore, ainsi vous obtiendrez une meilleure immunité grâce au vaccin de cette année. »

62. L'infirmière auxiliaire parle de l'importance du sommeil. M. Steele, qui travaille par quarts de 12 heures, se plaint d'insomnie chronique. Quelles stratégies l'infirmière auxiliaire devrait-elle recommander pour aider M. Steele à mieux dormir?

   1. L'adoption d'un rituel au coucher combiné à des techniques de relaxation
   2. La pratique d'exercice modéré 1 heure avant le coucher
   3. L'utilisation d'un sédatif léger en vente libre
   4. Manger un repas épicé 2 heures avant le coucher

63. L'infirmière auxiliaire offre une formation sur le SIMDUT à tous les employés. Qu'est-ce que le SIMDUT?

    1. Formation de sécurité servant à prévenir les accidents causés par les équipements manufacturiers
    2. Formation à la lutte contre les infections
    3. Instructions pour la sécurité au travail du ministère de la Santé
    4. Un système de contrôle des substances dangereuses sur le lieu de travail

64. Beaucoup d'hommes et de femmes de l'entreprise se plaignent du stress dans leur vie. L'infirmière auxiliaire discute de la façon dont le stress affecte la santé et le bien-être des individus. Laquelle des affirmations suivantes sur le stress est vraie?

    1. Les hommes sont plus susceptibles que les femmes d'éprouver du stress.
    2. Les techniques de gestion du stress devraient être adaptées aux facteurs de stress de chaque personne.
    3. Le stress est toujours nocif et provoque des maladies physiques et émotionnelles.
    4. Le stress est avant tout un mythe urbain et n'est pas aussi répandu que les média le laissent entendre.

FIN DU CAS 14

## CAS 15

*Mme Magnusson, âgée de 69 ans, a été admise dans une unité de médecine parce qu'elle présente des fibrillations auriculaires.*

LES QUESTIONS 65 à 66 portent sur ce cas.

65. Mme Magnusson doit passer un électrocardiogramme (ECG). Alors que l'infirmière auxiliaire explique la procédure, Mme Magnusson demande si ce test est vraiment nécessaire parce qu'elle ne veut pas que de l'électricité la traverse. Laquelle des réponses initiales suivantes de l'infirmière auxiliaire serait la plus appropriée?

    1. « Le médecin a prescrit ce test; vous devez donc le passer. »
    2. « L'ECG fournit de l'information nécessaire sur les schémas d'activité électrique de votre cœur. Il ne fait pas passer d'électricité à travers vous. »
    3. « Ne vous inquiétez pas; l'appareil ne projette qu'une petite quantité d'électricité. Le test est nécessaire pour obtenir un enregistrement de base de la fonction de votre cœur. »
    4. « Beaucoup de gens posent des questions sur la charge électrique, mais vous irez bien et ne ressentirez probablement rien. »

66. Mme Magnusson demande à l'infirmière auxiliaire si sa fibrillation auriculaire est une maladie rare que l'on peut empêcher de se reproduire. Laquelle des réponses suivantes de l'infirmière auxiliaire serait la plus appropriée?

    1. « Il s'agit de la perturbation du rythme cardiaque la plus courante au Canada. La réduction de votre consommation d'alcool et de caféine peut aider à prévenir les attaques. »
    2. « Cette affection n'est pas rare. Aucun changement de mode de vie peut aider à empêcher qu'elle se reproduise. »
    3. « Beaucoup de gens n'ont qu'un seul épisode dans leur vie. La cause de cette affection n'est pas vraiment connue. »
    4. « Il s'agit d'une maladie rare causée par de la cicatrisation dans le cœur; on ne peut donc dire avec certitude si cela se reproduira. »

FIN DU CAS 15

## CAS 16

*Le Comité de pratique infirmière de l'Hôpital Mount Summit examine les politiques et les pratiques d'administration des médicaments dans son établissement.*

LES QUESTIONS 67 à 69 portent sur ce cas.

67. À Mount Summit, les infirmières doivent remplir un rapport d'incident médicamenteux de l'agence lorsqu'elles constatent une erreur de médication. Quel est l'objectif le plus important des rapports d'incident médicamenteux?

    1. Le suivi des erreurs et des tendances servant à l'amélioration de la sécurité des clients
    2. L'identification des infirmières qui ont besoin de modifier leur façon d'administrer les médicaments
    3. La documentation des faits en cas de poursuite légale future
    4. L'établissement d'un registre des réactions du client et des effets indésirables causés par l'erreur

68. Le comité aimerait établir une politique concernant l'utilisation, par les clients, de leurs propres médicaments qu'ils ont apportés de la maison. Quel est le principe directeur le plus important lorsqu'il s'agit de décider si les clients peuvent s'administrer leurs propres médicaments?

    1. Si le médecin a prescrit le médicament
    2. Si le médicament interagit avec l'un des autres médicaments prescrits
    3. Si l'on considère que l'administration de ces médicaments est associée à un risque d'erreur élevé
    4. Si le client a les connaissances, les compétences et le jugement nécessaires pour s'auto-administrer le médicament

69. Le comité découvre que de nombreuses erreurs de médication sont le résultat de la fatigue des infirmières. D'après la recherche, laquelle des mesures suivantes est la stratégie la plus efficace pour réduire la fatigue chez les infirmières?

    1. Limiter la durée du quart de travail à 8 heures.
    2. Interdire les quarts de travail supplémentaires.
    3. Promouvoir une durée égale des quarts de jour et de nuit.
    4. Offrir le choix du type et de la longueur des quarts de travail.

FIN DU CAS 16

## CAS 17

*Mme Douglas, âgée de 83 ans, vit dans un établissement de soins de longue durée. Elle a des antécédents de démence, d'hypertension et d'arthrose du genou droit. Le prestataire de soins non réglementé (PSNR) dit à l'infirmière auxiliaire que Mme Douglas s'est plainte d'une raideur au genou droit lorsqu'il lui a prodigué des soins personnels. Le PSNR rapporte également que Mme Douglas a la peau sèche sur le bas des jambes et qu'elle semble de plus en plus agitée et nerveuse. Ses signes vitaux sont T 37,3, Pouls 84, RR 18 et T/A 130/84.*

LES QUESTIONS 70 à 74 portent sur ce cas.

70. Laquelle des constatations suivantes l'infirmière auxiliaire devrait-elle évaluer en premier?

    1. T/A 130/84
    2. Peau sèche sur le bas de ses jambes
    3. Raideur du genou droit
    4. Augmentation de l'agitation et de la nervosité

71. L'infirmière auxiliaire projette d'obtenir un échantillon d'urine pour évaluer la possibilité d'une infection des voies urinaires. Quel est l'agent pathogène qui cause le plus fréquemment les infections urinaires?

    1. *Escherichia coli (E. coli)*
    2. *Helicobacter pylori (H. pylori)*
    3. *Candida albicans*
    4. *Streptococcus pneumoniae*

72. Pour l'analyse initiale, l'infirmière auxiliaire effectue une analyse d'urine par bandelette réactive. Quelle réaction sur la bandelette réactive indiquerait que Mme Douglas pourrait avoir une infection urinaire?

    1. La présence de plaquettes
    2. La présence de leucocytes
    3. La présence de cétones
    4. Le taux de potassium

73. Quelles caractéristiques sont courantes dans l'urine lorsqu'une infection urinaire est présente?

    1. Transparence et absence d'odeur
    2. Couleur ambre et odeur douceâtre
    3. Couleur orange et absence d'odeur
    4. Apparence trouble et odeur nauséabonde

74. Le résultat de l'analyse de l'échantillon d'urine de Mme Douglas indique qu'elle a contracté une infection des voies urinaires et on commence à lui administrer des antibiotiques. Laquelle des interventions infirmières suivantes serait recommandée?

    1. Appliquer un sac de glace sur la partie inférieure de l'abdomen.
    2. Lui offrir fréquemment un verre d'eau ou du jus de canneberge.
    3. Laisser sa boisson préférée, une tasse de café, sur sa table de chevet pour qu'elle en prenne quelques gorgées.
    4. Arrêter l'antibiothérapie une fois les symptômes ont disparu.

FIN DU CAS 17

## CAS 18

*Charlie, âgé de 9 mois, est admis à l'unité pédiatrique car il présente de la diarrhée et de la déshydratation secondaires à une gastro-entérite. Il a été allaité, mais a perdu beaucoup de liquides en raison de nombreuses selles aqueuses. L'infirmière auxiliaire évalue Charlie.*

LES QUESTIONS 75 à 78 portent sur ce cas.

75. Lequel des micro-organismes suivants est l'agent pathogène le plus fréquent de la gastro-entérite infantile?

    1. *Escherichia coli (E. coli)*
    2. Shigella
    3. Rotavirus
    4. Salmonelle

76. L'infirmière auxiliaire évalue la déshydratation de Charlie. Laquelle des manifestations suivantes devrait préoccuper davantage l'infirmière auxiliaire?

    1. Une diminution de la turgescence cutanée
    2. L'enfoncement d'une fontanelle
    3. La sécheresse des muqueuses
    4. Un pouls rapide et filiforme

77. Charlie a besoin d'une réhydratation intraveineuse. Le médecin prescrit un bolus de solution de chlorure de sodium à 0,9 % puis des liquides IV et PO à raison de 20 ml/kg par heure. Charlie pèse 9 kg. Il boit 120 ml de solution d'électrolytes par voie orale et sera nourri à nouveau dans

3 heures. À quel débit horaire la perfusion IV devrait-elle être administrée pendant les 3 prochaines heures?

1. 60 ml
2. 120 ml
3. 140 ml
4. 220 ml

78. Charlie réagit bien au traitement IV, et ses signes vitaux se stabilisent. On lui donne son congé. Quelle type d'alimentation recommanderait-on pour que l'hydratation de Charlie soit maintenue?

1. Lait maternel et solutions de réhydratation orales
2. Lait maternisé à base de soja et eau sucrée
3. Régime BRAT et lait maternel
4. Lait maternisé sans lactose à demi-concentration et jus de pomme

FIN DU CAS 18

## CAS 19

*M. Clarkson, âgé de 40 ans, a été amené dans un établissement psychiatrique d'urgence par la police après avoir agressé son voisin. Il a présenté de nombreux épisodes de comportement violent dans le passé. On a diagnostiqué chez lui un trouble de la personnalité antisociale. Il est placé dans l'unité d'observation étroite.*

LES QUESTIONS 79 à 82 portent sur ce cas.

79. L'infirmière auxiliaire effectue une évaluation à l'admission pour M. Clarkson. M. Clarkson dit qu'il est préoccupé par la confidentialité de l'entretien et qu'il ne veut pas que quiconque écoute ce qu'il lui dira. Quel est le meilleur endroit pour l'entrevue entre l'infirmière auxiliaire et M. Clarkson?

1. Dans une salle d'entrevue privée, située près des autres clients, mais derrière une porte fermée
2. Dans une zone ouverte, où d'autres personnes peuvent assurer la sécurité
3. Dans une pièce près du poste de soins infirmiers, l'infirmière auxiliaire étant assise entre M. Clarkson et la porte
4. Dans une pièce où un policier se trouve à côté d'elle

80. Quelle caractéristique des troubles de la personnalité antisociale l'infirmière auxiliaire devrait-elle prendre en considération lorsqu'elle planifie les soins de M. Clarkson?

1. M. Clarkson peut présenter un degré d'anxiété important.
2. Il ne peut probablement pas remettre à plus tard ses besoins de satisfaction de ses désirs.
3. Il apprendra rapidement par l'expérience et les punitions.
4. Il ressentira un grand sens des responsabilités envers les autres.

81. Lequel des éléments suivants est caractéristique des personnes atteintes d'un trouble de la personnalité antisociale?

1. Ils ont des antécédents de dépression chronique.
2. Ils ne deviennent pas facilement frustrés.
3. Ils sont motivés à changer leur comportement.
4. Ils présentent des schémas de comportement inadapté tout au long de leur vie.

82. M. Clarkson demande le numéro de téléphone de l'infirmière auxiliaire afin qu'il puisse l'appeler pour un rendez-vous. Que devrait répondre l'infirmière auxiliaire?

1. « Nous ne sommes pas autorisés à sortir avec les clients. »
2. « Non, vous êtes le client, et je suis l'infirmière. »
3. « Merci, mais notre relation est professionnelle. »
4. « C'est contre mon éthique personnelle et professionnelle de sortir avec mes clients. »

FIN DU CAS 19

## CAS 20

*Une infirmière auxiliaire est préceptrice pour Mme Baldassarian, une récente diplômée en soins infirmiers auxiliaires. Elle enseigne à la nouvelle infirmière auxiliaire diplômée les soins à apporter à un cathéter central inséré par voie périphérique (CCIP).*

LES QUESTIONS 83 à 85 portent sur ce cas.

83. Avant de changer un pansement touchant le CCIP, laquelle des étapes préparatoires suivantes est importante pour la prévention de l'infection?

1. Enfiler un masque N95.
2. Préparer une zone propre au moyen des fournitures appropriées.
3. L'utilisation d'écouvillons antimicrobiens pour nettoyer le site de sortie et le cathéter
4. Le port de gants non stériles

84. La nouvelle diplômée consigne le changement de pansement dans le dossier médical du client. Lequel des exemples suivants représente la documentation la plus exacte?

1. 29/10/21 10 h 00 Le pansement du CCIP a été changé à la partie supérieure du bras droit. Peau intacte, aucun signe d'infection. Site nettoyé avec des tampons de gluconate de chlorhexidine. Nouveau dispositif de fixation et pansement appliqués. S. Baldassarian, IAA.
2. 29/10/21 10 h 00 Site de ligne du CCIP sain, ai enseigné les soins du pansements au client. S. Baldassarian, IAA.
3. 29/10/21 10 h 00 Le pansement de ligne du CCIP a été changé à la partie supérieure du bras droit. Nouveau pansement appliqué après nettoyage du site avec de la

chlorhexidine selon les prescriptions du Dr Ogden, le patient a bien toléré la procédure. S. Baldassarian, IAA.

4. 29/10/21 10 h 00 Ancien pansement semi-perméable transparent changé, cathéter en place. S. Baldassarian, IAA.

85. En tant qu'élève, laquelle des lignes directrices suivantes la nouvelle diplômée comprend-elle?

1. Elle doit faire connaître ses connaissances et ses limites à sa préceptrice.
2. Sa préceptrice est également responsable des soins qu'elle prodigue aux clients.
3. Sa préceptrice est responsable de déterminer le besoin de supervision dans les situations de soins aux clients.
4. Elle est seule responsable de toutes les erreurs, même si la préceptrice lui demande de fournir des soins excédant son niveau de compétence.

FIN DU CAS 20

## CAS 21

*Mme Baverstock, âgée de 94 ans, réside dans un établissement de soins de longue durée. Elle est au stade médian de la maladie d'Alzheimer et souffre de dysphagie. Son infirmière est la préceptrice d'une étudiante en soins infirmiers auxiliaires de deuxième année qui s'intéresse aux soins administrés aux personnes âgées.*

LES QUESTIONS 86 à 89 portent sur ce cas.

86. L'infirmière enseigne les principes de la dysphagie à l'étudiante en soins infirmiers auxiliaires. Lequel des énoncés suivants serait exact?

1. « Donnez toujours des liquides avec une paille afin que le client puisse les placer plus précisément dans sa bouche. »
2. « La meilleure façon de nourrir les clients dysphagiques est de le faire par sonde de gastrostomie. »
3. « On doit réduire les épices et les assaisonnements au minimum car ils peuvent stimuler le réflexe nauséeux. »
4. « L'évaluation de la personne dysphagique et l'enseignement qui lui est prodigué sont habituellement effectués par un orthophoniste qualifié. »

87. Mme Baverstock présente une plaie de pression à la cheville. Pendant le changement de pansement, l'étudiante en soins infirmiers auxiliaires demande à l'infirmière pourquoi elle utilise un pansement en hydrogel. Laquelle des explications suivantes fournirait la bonne information?

1. Il permet aux infirmières de voir la plaie sans avoir à changer le pansement.
2. Il maintient un environnement humide favorisant la guérison des plaies.

3. Il fournit une surface qui résistera à l'irritation des draps.
4. On l'utilise pour éliminer l'humidité de la plaie.

88. Le mari de Mme Baverstock est décédé il y a de nombreuses années. Elle dit à l'élève que lorsque son mari viendra la chercher pour la ramener à la maison, elle aimerait que l'étudiante vienne souper chez eux. Laquelle des approches suivantes de l'étudiante serait la plus thérapeutique?

1. Expliquer gentiment à Mme Baverstock que son mari est décédé et qu'elle vit maintenant dans une résidence.
2. Dire à Mme Baverstock qu'elle est très gentille, mais qu'il serait contraire à l'éthique d'organiser une visite à l'extérieur de l'établissement.
3. Demander à Mme Baverstock quels aliments elle aimerait manger au souper.
4. S'asseoir tranquillement avec Mme Baverstock et lui tenir la main.

89. Mme Baverstock erre souvent la nuit, dérangeant d'autres clients. Laquelle des actions infirmières suivantes serait l'approche la plus sûre pour prendre soin de Mme Baverstock lorsqu'elle erre?

1. Demander à un membre de sa famille de venir s'asseoir avec elle la nuit.
2. Répéter sa dose de sédation nocturne quand elle commence à se promener.
3. Appliquer des moyens de contention pour s'assurer qu'elle reste au lit.
4. L'encourager à rester près du poste de soins infirmiers plutôt que de se promener ailleurs.

FIN DU CAS 21

## CAS 22

*Une infirmière auxiliaire travaille dans un camp d'été pour enfants atteints de maladies chroniques.*

LES QUESTIONS 90 à 94 portent sur ce cas.

90. Plusieurs des enfants commencent à présenter de la fièvre et des écoulements nasaux. Quelles mesures l'infirmière auxiliaire devrait-elle initialement mettre en place?

1. Aviser les parents des enfants touchés.
2. Prendre des dispositions pour que les enfants touchés soient traités avec des antipyrétiques et des liquides.
3. Isoler les enfants touchés dans une cabine séparée.
4. Examiner le reste des enfants du camp pour détecter s'ils présentent des symptômes semblables.

91. Un conseiller amène Hunter, âgé de 9 ans, à la salle de premiers soins parce qu'une guêpe l'a piqué. À quoi

l'infirmière auxiliaire devrait-elle penser avant tout dans cette situation?

1. Déterminer si Hunter a déjà eu une réaction anaphylactique ou allergique à des piqûres d'insectes.
2. Donner un antihistaminique à Hunter, conformément à une directive médicale.
3. Soulager Hunter et le rassurer.
4. Tenter d'enlever le dard.

92. L'infirmière auxiliaire se rend compte à 8 h 30 qu'elle a administré le furosémide (Lasix) prescrit à 8 h 00 à Madison plutôt qu'à Meghan, pour qui le furosémide générique a été prescrit. Quelle action l'infirmière auxiliaire devrait-elle prendre en premier lieu?

1. Aviser le médecin prescripteur.
2. Documenter l'erreur sur les formulaires de santé de Madison et Meghan.
3. Évaluer et surveiller Madison pour détecter tout effet indésirable au furosémide générique.
4. Administrer la bonne dose de furosémide à Meghan.

93. La famille de Fatima donne à l'infirmière auxiliaire des certificats-cadeaux d'un café local pour s'être occupée de son enfant. Quelle est la réponse la plus appropriée de l'infirmière auxiliaire à la famille de Fatima?

1. « Je ne suis pas autorisée à accepter des cadeaux. »
2. « Vous êtes très gentils, et je prendrai bien soin de Fatima. »
3. « Pourquoi me faites-vous un cadeau? »
4. « Je partagerai ce don avec le reste du personnel des soins de santé. »

94. Après avoir travaillé au camp pendant 2 semaines, une infirmière auxiliaire découvre qu'elle a été exposée à la varicelle juste avant de quitter la maison pour venir au camp. Elle n'a jamais eu la varicelle. Laquelle des mesures suivantes serait la plus appropriée de la part de l'infirmière auxiliaire?

1. Ne plus prodiguer des soins aux enfants du camp.
2. Communiquer avec son médecin personnel pour obtenir des conseils.
3. Pratiquer des mesures appropriées de contrôle des infections, comme le port d'un masque N95.
4. Obtenir une immunisation contre la varicelle auprès du médecin du camp.

FIN DU CAS 22

## CAS 23

*Mme Anderson, une femme postménopausée, découvre une bosse dans son sein pendant le bain. Elle retarde sa visite chez le médecin pendant plusieurs semaines jusqu'à ce que son mari insiste pour qu'elle fasse examiner la bosse. Une aspiration à l'aiguille fine confirme que la masse est maligne.*

LES QUESTIONS 95 à 97 portent sur ce cas.

95. Le médecin suggère à Mme Anderson de subir une chirurgie de conservation du sein (une tumorectomie), suivie de radiothérapie. Mme Anderson demande à l'infirmière auxiliaire si elle devrait subir une mastectomie radicale modifiée au lieu de la tumorectomie afin de se prémunir contre une propagation du cancer à ses ganglions lymphatiques. Laquelle des réponses suivantes de l'infirmière auxiliaire fournirait les informations les plus exactes?

1. « Les deux approches chirurgicales enlèvent les ganglions lymphatiques. »
2. « La recherche indique que les deux types de chirurgie donnent des résultats similaires. »
3. « Je pense que vous avez besoin de plus d'informations de votre médecin pour mieux comprendre ces options. »
4. « C'est vraiment à vous de décider; j'ignore ce que je ferais. »

96. Mme Anderson affirme qu'elle ne connaît personne d'autre de sa famille qui a subi un cancer du sein. Elle dit à l'infirmière auxiliaire qu'elle a reçu une hormonothérapie substitutive (HTS) et lui demande si cela lui confère un risque plus élevé de développer un cancer du sein. Laquelle des réponses suivantes de l'infirmière auxiliaire serait la plus exacte?

1. « Des études indiquent que l'utilisation à long terme peut augmenter le risque chez une femme. »
2. « La plupart des femmes qui contractent un cancer du sein n'ont aucun facteur de risque identifiable. »
3. « L'œstrogène est naturellement présent dans votre organisme; je ne pense donc pas que ce serait une cause. »
4. « C'est probablement génétique, et vous n'auriez pas pu l'empêcher. »

97. Le mari de Mme Anderson demande s'il devrait tenter d'observer certaines choses particulières pendant que sa femme reçoit son traitement pour le cancer. Laquelle des réponses suivantes serait la plus appropriée de la part de l'infirmière auxiliaire?

1. « Assurez-vous qu'elle se présente à ses traitements prévus, et tout devrait aller bien. »
2. « Votre femme saura si elle éprouve de graves problèmes et elle consultera un médecin. »
3. « Il y a un certain nombre de faits que vous devriez connaître au sujet de la chirurgie et de la radiothérapie. Je vous en donnerai une liste complète avant qu'elle ne reçoive son congé. »
4. « C'est formidable que Mme Anderson puisse compter sur une personne qui s'inquiète pour elle. »

FIN DU CAS 23

## CAS 24

*M. Thompson, âgé de 60 ans, prend rendez-vous avec son médecin de famille parce que son dentiste lui a dit de faire examiner une plaie sur la surface inférieure de sa langue par un médecin. M. Thompson n'a pas reçu de soins dentaires réguliers depuis de nombreuses années.*

LES QUESTIONS 98 à 100 portent sur ce cas.

98.   Le médecin diagnostique un cancer de la cavité buccale, et M. Thompson est traité par une hémiglossectomie. Laquelle des évaluations suivantes serait une priorité lorsque M. Thompson reviendra à l'unité après son séjour à l'unité de soins postanesthésie?

1.   L'oxymétrie de pouls
2.   Le niveau de douleur
3.   Le dégagement des voies respiratoires
4.   Le niveau de conscience

99.   En période postopératoire, laquelle des positions suivantes conviendrait le mieux à M. Thompson?

1.   Couché sur le dos, la tête immobilisée
2.   La position semi-Fowler
3.   La position de Sims
4.   La position latérale gauche

100.   M. Thompson demande à l'infirmière auxiliaire ce qu'il peut faire à l'avenir pour réduire le risque de récidive du cancer. Lesquels des points suivants l'infirmière auxiliaire devrait-elle aborder dans son enseignement médical?

1.   Les soins dentaires préventifs
2.   La conformité au *Guide alimentaire canadien*
3.   L'ingestion de beaucoup de liquides pour rester bien hydraté
4.   Faire de l'exercice au moins trois fois par semaine.

FIN DU CAS 24

## QUESTIONS INDÉPENDANTES

LES QUESTIONS 101 à 200 ne portent pas sur des cas particuliers.

101.   On sait que certains athlètes de compétition abusent de stimulants du système nerveux central comme le chlorhydrate de méthylphénidate d'amphétamine (Ritalin). Lequel des effets suivants ces médicaments ont-ils sur la performance d'un athlète?

1.   L'amélioration de la force musculaire et la performance

2.   L'amélioration de la coordination de la motricité fine et globale
3.   L'augmentation de la capacité de gérer le stress des compétitions
4.   L'augmentation de la vigilance et l'obtention d'un soulagement de la fatigue

102.   Un nourrisson présente un torticolis. Laquelle des interventions thérapeutiques suivantes l'infirmière auxiliaire peut-elle recommander pour le traitement de cette affection?

1.   Des exercices d'étirement doux dans le cou
2.   Des exercices d'amplitude de mouvement pour les jambes
3.   L'adoption de la position couchée sur le dos lorsqu'il est endormi
4.   L'emploi de couches plus épaisses pour maintenir les hanches en adduction

103.   Carys, âgé de 8 ans, présente des manifestations de rhinite allergique lors de la consultation chez le pédiatre. Quelle question l'infirmière auxiliaire qui effectue l'évaluation de la santé devrait-elle poser initialement aux parents?

1.   « Avez-vous des animaux de compagnie à la maison? »
2.   « Est-ce que quelqu'un fume la cigarette chez vous? »
3.   « Y a-t-il des antécédents familiaux d'allergies? »
4.   « Pouvez-vous me décrire ses symptômes et leur historique? »

104.   Les parents d'un enfant de 10 ans viennent d'être informés que la maladie de leur fils a atteint la phase terminale. Ils devront acquérir certaines compétences associées à ses besoins en soins palliatifs. Que doit d'abord envisager l'infirmière auxiliaire lorsqu'elle se prépare à enseigner aux parents?

1.   Individualiser le plan d'enseignement.
2.   Évaluer leur état de préparation à l'apprentissage.
3.   La planification des critères d'évaluation
4.   La détermination de leurs connaissances de base

105.   Lequel des clients suivants serait le plus susceptible de présenter un délire lorsqu'il est admis dans un établissement de soins actifs?

1.   Un homme de 21 ans présentant une colique rénale et des antécédents de toxicomanie
2.   Un homme de 87 ans présentant une insuffisance cardiaque congestive
3.   Un homme de 42 ans se présentant avec une appendicite et de la dépression
4.   Une femme de 53 ans atteinte d'un cancer de l'ovaire

106. Pourquoi l'utilisation des corticostéroïdes augmente-t-elle le risque d'infection d'un client?

    1. Les corticostéroïdes augmentent la production de leucocytes.
    2. Les corticostéroïdes interfèrent avec la production d'anticorps dans les tissus lymphatiques.
    3. Les corticostéroïdes favorisent la croissance et la propagation des virus entériques.
    4. Les corticostéroïdes inhibent la réponse inflammatoire de l'organisme.

107. Mme Pitre, âgée de 35 ans, dit à l'infirmière auxiliaire qu'elle est très inquiète parce que son médecin a découvert un condylome lors de son examen gynécologique annuel. Elle attend les résultats de la biopsie pour savoir s'il est cancéreux. Laquelle des énoncés suivants serait le plus thérapeutique si prononcé par l'infirmière auxiliaire?

    1. « Les condylomes transmis sexuellement sont un facteur de risque du cancer du col de l'utérus. »
    2. « C'est très bouleversant de devoir attendre un rapport de biopsie. »
    3. « Vous n'avez probablement pas de cancer parce que les condylomes sont habituellement bénins. »
    4. « Même s'il s'agit d'un cancer du col de l'utérus, vous n'avez pas à vous inquiéter beaucoup, car que le taux de guérison est élevé. »

108. Lorsqu'elle ausculte les poumons de Mme Gash, l'infirmière auxiliaire entend un son sec et râpeux à l'inspiration. Elle demande à Mme Gash de tousser, mais le son persiste et est plus marqué sur la surface inférieure, latérale et antérieure. Laquelle des affections suivantes serait plus susceptible d'expliquer ce que l'infirmière auxiliaire entend?

    1. Un sifflement respiratoire causé par le rétrécissement d'une bronche
    2. Un frottement péricardique
    3. Un frottement pleural
    4. L'atélectasie d'un lobe pulmonaire

109. L'infirmière auxiliaire prévoit prendre la tension artérielle d'Emma, une enfant d'âge préscolaire, avant une intervention chirurgicale. Quelle approche de l'infirmière auxiliaire indique sa compréhension de la croissance et du développement de l'enfant?

    1. Donner des instructions verbales à Emma expliquant la tension artérielle.
    2. Montrer des photos à Emma illustrant comment on prend la tension artérielle.
    3. Permettre à Emma d'aider l'infirmière auxiliaire à prendre la tension artérielle d'un ours en peluche.
    4. Encourager Emma à poser des questions sur la procédure.

110. Lequel des notes suivantes est l'exemple le plus précis et le plus objectif de documentation de l'état du client?

    1. « M. Tang a des antécédents d'abus d'alcool. »
    2. « Mme Gileppo a une grande blessure de pression à la région sacrée. »
    3. « La densité urinaire de Mme Lok est de 1,030. »
    4. « M. Halsey fait preuve d'un niveau d'anxiété élevé. »

111. Une infirmière auxiliaire doit accorder la priorité aux soins de certains clients lorsqu'elle commence un quart de nuit à 19 h 45. Lequel des clients suivants devrait être vu en premier?

    1. Un client qui devait être tourné toutes les 2 heures, aux heures paires
    2. Un client qui reçoit une alimentation continue par sonde de gastrostomie au moyen d'une pompe à perfusion
    3. Un client qui a eu un épisode hypoglycémique à 19 h 00
    4. Un client qui a reçu un analgésique à 19 h 30 pour soulager sa douleur

112. Une infirmière auxiliaire travaille dans une clinique communautaire où la plupart des clients sont originaires d'autres pays que le Canada. En prenant soin de ces clients aux origines multiethniques, quel est le principe culturel le plus important auquel l'infirmière auxiliaire devrait se conformer?

    1. Le client est la principale source de données.
    2. Les membres de la famille devraient toujours être inclus dans les soins.
    3. Les croyances et les pratiques des clients en matière de santé peuvent être différentes de celles de l'infirmière auxiliaire.
    4. L'infirmière ne peut prodiguer des soins adaptés à la culture que si elle connaît cette culture.

113. Lequel des points suivants sur la consommation d'alcool devrait être inclus dans la formation médicale d'un client dont le diabète de type 2 est nouvellement diagnostiqué?

    1. Aucun alcool ne doit être consommé pendant la prise de médicaments pour le traitement du diabète.
    2. L'alcool augmente la capacité du pancréas à produire de l'insuline.
    3. Les diabétiques et les non diabétiques devraient observer les mêmes précautions au sujet de la consommation d'alcool en modération.
    4. L'alcool peut être consommé, mais le client doit surveiller les effets sur sa glycémie et intégrer les calories dans son plan de repas.

114. Mme Davis est atteinte d'une infection des voies urinaires. Lequel des points d'enseignement suivants l'infirmière auxiliaire devrait-elle réviser avec elle?

1. « Prenez une douche quotidienne, pas un bain. »
2. « Augmentez votre consommation de jus de pomme. »
3. « Urinez toutes les heures de la journée. »
4. « N'ayez pas de rapports sexuels tant que les cultures d'urine ne sont pas négatives. »

115. Le cancer de la prostate est le cancer le plus fréquent chez les hommes canadiens, à l'exclusion du cancer de la peau. Lequel des énoncés suivants est vrai au sujet du cancer de la prostate?

   1. Il est diagnostiqué de façon fiable par l'antigène prostatique spécifique (APS).
   2. L'exérèse chirurgicale est le traitement de choix.
   3. Le cancer doit être confirmé par une biopsie de la prostate.
   4. Le traitement provoque l'impuissance et l'incontinence.

116. M. Laszlo, âgé de 21 ans, est amené à la clinique médicale parce qu'il entend des voix. L'infirmière auxiliaire craint qu'il s'agisse d'un signe de schizophrénie. Lorsqu'elle examine les manifestations de M. Laszlo, lesquels des facteurs suivants l'infirmière auxiliaire devrait-elle prendre en considération?

   1. L'abus de substances peut simuler certains des symptômes de la schizophrénie.
   2. Il devrait immédiatement être évalué par un psychiatre.
   3. L'infirmière doit mettre en œuvre des mesures de sécurité parce que le client peut être violent.
   4. Il est trop jeune pour présenter un premier épisode de n'importe quel type de psychose.

117. Mme Dougherty, âgée de 76 ans, est atteinte d'aphasie. L'infirmière auxiliaire n'a pas obtenu de consentement écrit avant d'insérer un cathéter urinaire à demeure. Lequel des énoncés suivants reflète fidèlement cette situation?

   1. Le cathéter était nécessaire; le consentement écrit n'était donc pas nécessaire.
   2. Ce traitement nécessite un formulaire de consentement écrit spécifique.
   3. Cette situation est un exemple de traitement sans consentement, ce qui est contraire aux lois canadiennes.
   4. Le consentement peut être obtenu par communication non verbale.

118. M. Peter présente une apnée du sommeil obstructive. Il a été évalué dans une clinique du sommeil et on lui a dit qu'il doit utiliser un appareil de ventilation à pression positive continue (CPAP) la nuit. M. Peter demande à l'infirmière auxiliaire ce que cette machine fera pour lui. Laquelle des déclarations suivantes serait la meilleure réponse de l'infirmière auxiliaire?

   1. « C'est une machine qui vous empêchera de ronfler et de vous éveiller la nuit. »
   2. « La machine utilise la pression de l'air pour garder vos voies respiratoires ouvertes afin que vous puissiez respirer normalement et obtenir une meilleure nuit de sommeil. »
   3. « La machine augmente le flux d'air vers les poumons afin que votre saturation en oxygène ne baisse pas et que vous dormiez mieux. »
   4. « La machine vous fournit de l'oxygène toute la nuit, réduisant la pression sur vos poumons et votre cœur. »

119. Audrey, âgée de 7 ans, présente une pédiculose. Quel traitement l'infirmière auxiliaire recommanderait-elle aux parents d'Audrey?

   1. Un shampooing pédiculicide spécialement formulé
   2. Une crème antifongique
   3. Une crème antibiotique en vente libre (Polysporine)
   4. Une préparation d'acide salicylique

120. M. Prahdeep, un homme de 83 ans atteint de la maladie d'Alzheimer à un stade modéré et vivant dans un établissement de soins de longue durée, présente un état crépusculaire. Quelle est la meilleure approche de la part de l'infirmière auxiliaire lorsqu'elle s'occupe de ce client?

   1. Lui offrir une collation le soir composée de biscuits et de café ou de thé.
   2. S'assurer qu'il mange un repas important en soirée.
   3. Lui donner un bain chaque soir.
   4. Fermer les rideaux le soir et allumer les lumières.

121. Jaymee, âgé de 11 ans, souffre d'asthme déclenché par l'exercice. Laquelle des recommandations suivantes l'infirmière auxiliaire devrait-elle suggérer à Jaymee au sujet de l'exercice?

   1. Elle devrait pratiquer des sports comme la natation plutôt que le soccer.
   2. Elle devrait s'auto-administrer son agoniste bêta-2 peu de temps avant l'exercice.
   3. Elle peut faire du sport, mais pas par temps froid.
   4. Si ses spirométries de pointe sont dans des limites normales, elle peut faire de l'exercice jusqu'à tolérance.

122. Le médecin de Mme Gianopoulos lui a prescrit du repos au lit parce qu'elle souffre d'une complication de la grossesse. Elle se met à pleurer et déclare : « J'ai deux jeunes enfants à la maison. Qui va s'occuper d'eux? » Que devrait répondre l'infirmière auxiliaire?

   1. « Discutons de comment vous pouvez obtenir l'aide dont vous avez besoin. »
   2. « Vous inquiétez-vous de la façon dont vous pourrez vous débrouiller? »

3. « Vous pourrez préparer les repas, et les enfants pourront aller à la garderie. »

4. « Votre mari pourra s'occuper des enfants. »

123. Mme Jaffer se rend à l'urgence. Elle présente un rythme cardiaque rapide, des tremblements, de l'essoufflement et des étourdissements. On diagnostique un trouble panique chez elle. Laquelle des interventions thérapeutiques suivantes serait la plus efficace pendant le traitement initial de Mme Jaffer?

1. Une thérapie de rétroaction biologique
2. L'identification des déclencheurs d'anxiété
3. Un traitement médicamenteux par le lorazépam (Ativan)
4. Le début d'un traitement par des d'inhibiteurs sélectifs du recaptage de la sérotonine

124. On a émis un diagnostic de trouble de la personnalité limite chez M. Loek. Quelle approche thérapeutique l'infirmière auxiliaire devrait-elle prendre pendant la consultation de M. Loek?

1. La suggestion de solutions à ses problèmes de comportement
2. La modification des approches thérapeutiques en fonction de son humeur
3. Une discussion au sujet de ses sentiments ambivalents envers les membres du personnel
4. Le renforcement de ses comportements acceptables

125. L'infirmière auxiliaire se prépare à administrer une suspension d'insuline isophane (NPH) et d'insuline régulière à M. Blanche. Comment l'infirmière auxiliaire devrait-elle administrer ces deux préparations d'insuline?

1. « N'administrer les deux insulines dans la même seringue que si le rapport est de 1:1. »
2. « Mélanger les deux insulines aux doses prescrites dans la même seringue. »
3. « Administrer les deux insulines dans les différentes seringues et à des moments différents. »
4. « Administrer chaque insuline dans une seringue distincte, en utilisant différents sites d'injection. »

126. Les clients qui suivent un régime à faible teneur en sodium doivent savoir que le sodium est naturellement présent dans les aliments et qu'il est ajouté pendant la transformation. Lequel des aliments suivants serait le plus riche en sodium?

1. La soupe aux légumes en conserve
2. Le fromage naturel
3. Le poisson frais
4. Les pâtes de blé entier

127. Lequel des comportements suivants est un exemple de comportement passif-agressif?

1. Frapper un mur
2. Le retard chronique
3. Le sarcasme
4. Les regards perçants

128. Mme Willona en est à son premier jour après l'accouchement d'un nourrisson en bonne santé de 4 100 g. Quelles instructions l'infirmière auxiliaire devrait-elle lui fournir au sujet des exercices de Kegel?

1. « Lorsque vous urinez ou que vous allez à la selle, retenez votre souffle et forcez de la partie inférieure de votre abdomen. »
2. « Retardez la miction aussi longtemps que vous le pouvez pour renforcer les muscles du sphincter. »
3. « Serrez les muscles de votre anus avant d'aller à la selle. »
4. « Pour cibler les muscles, faites comme si vous désiriez arrêter l'écoulement de l'urine au milieu de la miction. »

129. Une infirmière auxiliaire effectue une irrigation stérile des plaies portant des lunettes, une blouse et des gants. Après avoir enlevé et jeté les pansements souillés, quelle action l'infirmière auxiliaire doit-elle effectuer prioritairement?

1. Jeter les gants.
2. Ouvrir le plateau de pansement.
3. Pratiquer l'hygiène des mains.
4. Fermer la porte de la chambre ou les rideaux de lit.

130. Mme Vernon est hospitalisée pour une tuberculose pulmonaire active. Lequel des résultats diagnostiques suivants serait le plus important pour déterminer si l'on peut interrompre l'isolement respiratoire et les précautions contre la transmission aérienne?

1. Le test cutané à la tuberculine de Mantoux en deux étapes est négatif.
2. La radiographie pulmonaire de Mme Vernon montre une amélioration de la consolidation.
3. Un échantillon d'expectorations ne contient pas de bactéries acido-résistantes.
4. La température de Mme Vernon est revenue à la normale depuis 24 heures.

131. Mme Diniz, âgée de 85 ans, est cliente dans un établissement de soins de longue durée. L'infirmière auxiliaire soupçonne que Mme Diniz présente un fécalome. Laquelle des déclarations suivantes de Mme Diniz pourrait indiquer la présence d'un fécalome?

1. « J'ai beaucoup de gaz et de douleurs. »
2. « Je n'ai pas beaucoup d'appétit. »
3. « J'ai l'impression que je dois aller à la selle, mais que ça m'est tout simplement impossible. »
4. « Je n'ai pas eu de selle depuis 2 jours. »

132. La toxoplasmose chez une femme enceinte peut causer des anomalies chez le fœtus. Pour prévenir la toxoplasmose, laquelle des mesures suivantes l'infirmière auxiliaire devrait-elle conseiller d'éviter aux clientes enceintes?

    1. Le contact avec les excréments de chat
    2. Le contact avec les personnes atteintes de maladies virales
    3. L'ingestion de poissons d'eau douce
    4. L'exposition aux enfants qui n'ont pas été vaccinés

133. Une infirmière auxiliaire est confrontée à un accident de la route sur le chemin du retour du travail. M. Cahuas est retrouvé sous les débris de sa voiture. Il est conscient et respire de manière satisfaisante. Il est allongé sur le dos et se plaint de douleurs au dos et d'une incapacité à bouger ses jambes. Quelle devrait être la première action de l'infirmière auxiliaire?

    1. Laisser M. Cahuas allongé sur le dos et l'enjoindre de ne pas bouger, puis demander de l'aide.
    2. Soulever doucement M. Cahuas jusqu'à la position assise pour savoir si la douleur diminue ou augmente en intensité.
    3. Rouler M. Cahuas sur son abdomen, placer un coussin sous sa tête et le couvrir avec tout tissu disponible.
    4. Soulever doucement M. Cahuas sur un morceau de bois plat et appeler le 9-1-1.

134. On diagnostique une aphasie expressive chez Mme Chu. Parmi les difficultés suivantes associées à l'aphasie, laquelle devrait être incluse par l'infirmière auxiliaire dans son plan de soins infirmiers?

    1. Ne pas pouvoir parler ou écrire
    2. Ne pas pouvoir suivre des instructions spécifiques
    3. Ne pas comprendre la parole
    4. Ne pas reconnaître les mots représentant les objets familiers

135. Une infirmière auxiliaire communautaire parle à un père inquiet de la présence d'un écoulement jaune formant une croûte autour du gland du pénis de son nouveau-né récemment circoncis. Comment l'infirmière auxiliaire doit-elle conseiller le père?

    1. « C'est un signe d'infection et votre fils aura besoin d'antibiotiques. »
    2. « S'il urine normalement, cela fait partie du processus de guérison et il a simplement besoin d'un nettoyage quotidien avec de l'eau. »
    3. « C'est un signe qu'il doit être mieux nettoyé dans cette région, trempez donc le pénis dans du peroxyde d'hydrogène à demi-concentration. »
    4. « De tels problèmes expliquent en partie pourquoi les prestataires de soins de santé ne recommandent pas la circoncision. »

136. M. Edwards est amputé à mi-cuisse à la suite d'un grave accident de planche à neige. Une semaine après l'amputation, comment l'infirmière auxiliaire pourrait-elle le mieux contrôler l'œdème dans le membre résiduel?

    1. Administrer le diurétique prescrit.
    2. Restreindre l'apport en liquides par voie orale de M. Edwards.
    3. Garder son membre résiduel surélevé sur un oreiller.
    4. Refaire le pansement élastique au besoin.

137. L'hôpital de North Beaver Creek est en état d'alerte pour se préparer à recevoir les victimes d'une explosion dans une usine manufacturière. L'équipe de soins de santé révise la procédure de triage. À laquelle des blessures suivantes assignerait-on la plus haute priorité de soins?

    1. Aux fractures fermées des os principaux
    2. Aux brûlures d'épaisseur partielle sur 10 % du corps
    3. Aux épistaxis
    4. Aux lacérations graves secondaires à des fractures ouvertes des os principaux

138. Mme Moss est une infirmière auxiliaire qui travaille dans une unité chirurgicale très occupée. Il s'agit de son quatrième quart de nuit consécutif de 12 heures. Bien qu'elle ait déjà eu sa pause à 4 h 00, elle se sent malade et est si fatiguée qu'elle a de la difficulté à rester éveillée. Tous ses clients sont stables et ne nécessitent aucun soin avant 5 h 00. Quelle serait l'action la plus appropriée de l'infirmière auxiliaire?

    1. Communiquer avec son superviseur immédiat des soins infirmiers.
    2. Déposer sa tête sur le bureau au poste de l'infirmière.
    3. Tenter de rester éveillée.
    4. Demander à une collègue qui est actuellement en pause de s'occuper de ses clients pendant qu'elle dort.

139. Jackson, âgé de 4 jours, est amené à la clinique médicale par sa mère. L'infirmière auxiliaire constate que le bébé présente un écoulement purulent des yeux. Quelle est la cause la plus probable de l'écoulement?

    1. Une infection à *Chlamydia trachomatis*
    2. La syphilis congénitale
    3. Une réaction allergique aux allergènes à la maison
    4. Une réaction à la pommade antibiotique ophtalmique instillée après la naissance

140. Une infirmière auxiliaire travaille dans un service ambulatoire très occupé où une équipe d'infirmières est responsable de tous les clients. L'infirmière auxiliaire constate qu'avec ce système, il y a très peu de continuité dans les soins, que certaines interventions sont omises ou répétées inutilement, et que les clients sont inquiets parce qu'ils n'ont pas d'infirmière à qui parler en particulier.

Laquelle des mesures suivantes est la plus appropriée de la part de l'infirmière auxiliaire?

1. Plaider en faveur d'un système qui assure une meilleure uniformité des soins.
2. Demander à être affectée à un nombre limité et précis de clients à chaque quart de travail.
3. Se plaindre au gestionnaire des soins infirmiers de l'efficacité suboptimale de ce système de soins.
4. Comprendre que la gestion efficace du nombre de clients rend nécessaire le système de soins actuel.

141. Mme Scales demande à l'infirmière auxiliaire ce qu'elle devrait faire pour guérir l'infection des voies respiratoires supérieures (rhume) dont elle est atteinte. Quel serait le meilleur conseil de l'infirmière auxiliaire?

1. Consultez le médecin afin d'obtenir une ordonnance pour un antibiotique.
2. Demandez au médecin une ordonnance pour un médicament antiviral.
3. Buvez des liquides chauds et essayez des thérapies alternatives telles que l'échinacée et les pastilles de zinc.
4. Ne rien faire, car il n'y a pas de remède curatif pour le rhume banal.

142. Une infirmière auxiliaire discute des menstruations avec une jeune adolescente. Laquelle des pratiques suivantes devrait-elle inclure dans la consultation au sujet des menstruations?

1. « Ne vous baignez pas pendant les menstruations. »
2. « Changez les tampons toutes les 2 à 4 heures. »
3. « N'utilisez que des serviettes hygiéniques parce que les tampons causent le syndrome du choc toxique. »
4. « Administrez-vous régulièrement des douches vaginales avec un produit commercial ou du vinaigre et de l'eau. »

143. Mme Kyros est traitée pour son infertilité secondaire à l'endométriose. Laquelle des manifestations suivantes est caractéristique de l'endométriose?

1. L'aménorrhée
2. L'anovulation
3. La dysménorrhée
4. L'inflammation pelvienne

144. Une infirmière auxiliaire voit une autre infirmière qui caresse les seins d'une cliente qui n'a pas la faculté de réagir. Laquelle des mesures initiales suivantes serait la plus appropriée de la part de l'infirmière auxiliaire?

1. Intervenir en demandant que sa collègue quitte la chambre du client.
2. Signaler immédiatement ce qu'elle a observé au gestionnaire de l'unité.

3. Signaler sa collègue à l'organisme de réglementation provincial.
4. Faire un rapport écrit de ce qu'elle a observé.

145. Laquelle des conditions pathologiques suivantes est une complication fréquente de l'ostéoporose?

1. Les fractures en spirale du radius
2. Les fractures par compression de la colonne vertébrale
3. Les fractures déplacées du tibia
4. Une fracture accompagnée d'une avulsion des phalanges

146. Les infirmières travaillant dans une unité de néphrologie utilisent de l'équipement automatique pour la surveillance des signes vitaux. Au début d'un quart de travail, l'infirmière auxiliaire obtient une lecture de tension artérielle de 195/120 mm Hg chez M. Fernandes. Ses lectures précédentes ont été dans les intervalles de 132/94 à 140/96 mm Hg. Il ne présente aucun autre symptôme d'hypertension. Laquelle des mesures initiales suivantes serait la plus appropriée de la part de l'infirmière auxiliaire?

1. Aviser le médecin.
2. Administrer le médicament antihypertenseur prescrit au besoin.
3. Passer le brassard à son autre bras.
4. Reprendre la tension artérielle à l'aide de l'équipement automatisé, puis la comparer à une mesure faite à l'aide d'un sphygmomanomètre manuel et d'un brassard.

147. M. Alberto est atteint de la maladie de Parkinson. L'infirmière auxiliaire entend sa femme lui dire : « Si tu prends tes médicaments, tu pourras mieux marcher et tu seras guéri. » Que devrait dire l'infirmière auxiliaire à l'épouse de M. Alberto?

1. « Je suis heureuse de vous entendre encourager votre mari à prendre ses médicaments. »
2. « Votre mari éprouve-t-il de la difficulté à prendre ses médicaments? »
3. « Pourquoi dites-vous cela à votre mari quand vous savez que, même si les médicaments l'aideront, il n'y a pas de remède curatif pour la maladie de Parkinson? »
4. « Que comprenez-vous des effets de la maladie de Parkinson sur votre mari? »

148. Quel type de cancer est associé au taux de mortalité le plus élevé dans la population canadienne?

1. Poumon
2. Sein
3. Prostate
4. Colorectal

149. L'infirmière auxiliaire repositionne un client au lit et constate la présence d'une ampoule sur une partie du talon du client. Quelle est la classification de cette lésion de pression?

    1. Stade 1
    2. Stade 2
    3. Stade 3
    4. Stade 4

150. On diagnostique chez Linda, âgée de 15 ans, une scoliose idiopathique modérée. Quel est le traitement de choix pour la scoliose idiopathique modérée?

    1. Une orthèse spinale externe comme l'attelle de Boston
    2. Une correction chirurgicale de la courbe
    3. Des exercices thérapeutiques
    4. Une stimulation électrique externe des muscles de la colonne vertébrale

151. Mme Benergan a eu des relations sexuelles non protégées et obtient une contraception d'urgence dans une pharmacie sous la forme d'une combinaison d'œstrogène et de progestatif à forte dose (Plan B). Comment cette forme de contraception d'urgence prévient-elle la grossesse?

    1. Si on la prend avant l'ovulation, elle empêche ou retarde l'ovulation.
    2. Si on la prend après l'ovulation, elle stimule les menstruations.
    3. Si on la prend après l'ovulation, elle provoque l'arrêt du développement de l'ovule fécondé.
    4. Si on la prend après la fécondation, elle provoque l'avortement de l'ovule.

152. M. Chask ressent une forte douleur. Quel médicament serait le traitement le plus approprié pour sa douleur?

    1. De l'acétaminophène (Tylenol)
    2. Du lorazépam (Ativan)
    3. De l'acide acétylsalicylique (AAS)
    4. Du sulfate de morphine (morphine)

153. M. Leslie travaille comme prestataire de soins non réglementé dans un établissement de soins aux malades chroniques. Il a été formé pour aspirer la trachéotomie d'un client chronique stable et a effectué ces soins de routine pendant de nombreuses années. Un autre client portant une trachéotomie développe une pneumonie. M. Leslie dit à l'infirmière auxiliaire que pour lui faire gagner du temps, il peut effectuer l'aspiration du client atteint d'une pneumonie. Laquelle des réponses suivantes serait la plus appropriée de la part de l'infirmière auxiliaire?

    1. Expliquer à M. Leslie que si elle est très occupée, il peut effectuer la procédure, mais qu'elle est ultimement responsable.
    2. Expliquer à M. Leslie qu'il ne peut pas effectuer cette procédure pour ce client parce que l'aspiration d'un client atteint de pneumonie est différente de l'aspiration d'un client qui a une trachéotomie permanente et bien établie, et que cela n'est pas considéré comme un soin de routine.
    3. Remercier M. Leslie d'avoir compris qu'elle a une charge de travail très lourde et le laisser effectuer la procédure.
    4. Dire à M. Leslie qu'elle fera toutes les procédures d'aspiration à l'avenir et qu'il ne devrait pas faire d'aspiration du tout.

154. On a reconnu qu'une campagne d'éducation du public ayant eu lieu au cours des années 1990 à la suite des constatations de la recherche sur le syndrome de mort subite et inattendue du nourrisson (SMSN) avait réduit la mortalité associée à ce syndrome de 50 %. Quelle mesures la campagne d'éducation du public a-t-elle recommandée aux parents?

    1. Positionner les nourrissons en position dorsale pour dormir.
    2. Allaiter le nourrisson jusqu'à 6 mois pour conférer des anticorps maternels.
    3. Placer les nourrissons en position couchée sur le ventre pour prévenir l'aspiration.
    4. Utiliser des moniteurs pour bébés pour les nourrissons à risque élevé.

155. Un client hospitalisé, M. Morgan, refuse les médicaments qui lui ont été prescrits parce qu'ils lui causent des maux d'estomac. Laquelle des mesures suivantes serait la plus appropriée de la part de l'infirmière auxiliaire?

    1. Demander à l'épouse de M. Morgan de le convaincre de prendre le médicament.
    2. Mettre le médicament dans son jus de fruits car cela masquera le goût.
    3. Dire à M. Morgan que s'il ne prend pas le médicament, son état ne s'améliorera pas.
    4. Consulter le médecin ou le pharmacien au sujet du refus du médicament par M. Morgan.

156. Laquelle des manifestations suivantes serait un signe précoce indicateur du cancer du col de l'utérus?

    1. De la lourdeur et de l'inconfort à l'abdomen
    2. Des pertes vaginales nauséabondes
    3. De la pression sur la vessie
    4. Du saignotement après les relations sexuelles

157. Mme Coton est atteinte d'un cancer du sein. Elle demande à l'infirmière auxiliaire à quoi fait référence le terme récepteurs des œstrogènes positifs (*ER positif*). Laquelle des réponses suivantes de l'infirmière auxiliaire fournit les renseignements exacts?

    1. « Il indique si les ganglions lymphatiques axillaires sont atteints. »
    2. « Il indique le besoin d'œstrogène supplémentaire. »

3.  « Il fait référence à une réponse potentielle à l'hormonothérapie. »

4.  « Il fait référence au degré métastatique du cancer. »

158.  M. Lemone prend de la nitroglycérine sous forme du vaporisateur translingue Nitrolingual. Quelle est la meilleure façon d'évaluer l'efficacité de la nitroglycérine?

1.  Par le soulagement de la douleur angineuse
2.  Par l'amélioration du débit cardiaque
3.  Par une diminution de la tension artérielle
4.  Par la dilatation des vaisseaux sanguins superficiels

159.  Les parents d'un enfant qui a subi une chirurgie à cœur ouvert sont informés que leur enfant est dans l'unité de soins postanesthésie et qu'il est stable. Ils pleurent et sont extrêmement inquiets. De quelle façon l'infirmière auxiliaire peut-elle mieux atténuer l'anxiété des parents?

1.  Les rassurer en leur disant que leur enfant va bien.
2.  Leur permettre de continuer à exprimer leurs sentiments.
3.  Les emmener à l'unité de soins postanesthésie pendant plusieurs minutes.
4.  Les encourager à revenir dans 1 heure lorsque l'enfant sera transféré à l'unité de soins intensifs.

160.  Mme Li est munie d'une fistule artérioveineuse (FAV) dans son avant-bras gauche pour ses traitements d'hémodialyse. Indiquez un facteur de soins infirmiers important à envisager lorsqu'on soigne Mme Li.

1.  L'insertion IV peut être effectuée dans l'un ou l'autre bras.
2.  Il est préférable de faire des analyses sanguines de routine dans le bras gauche.
3.  Ne prendre la tension artérielle que dans le bras droit.
4.  On ne doit jamais palper la FAV.

161.  Lequel des comportements suivants est associé à la plus forte élévation du risque de transmission du VIH?

1.  Les relations sexuelles vaginales
2.  Les relations sexuelles orales entre deux hommes
3.  Les relations sexuelles avec une personne bisexuelle
4.  Les relations sexuelles anales

162.  Une infirmière auxiliaire a été désignée pour participer à un groupe de travail sur les soins de santé respectueux de l'environnement à l'hôpital. Comment les membres du groupe de travail pourraient-ils mieux promouvoir la sensibilisation à l'environnement au sein de leur institution?

1.  La mise en place des politiques d'agence qui intègrent des stratégies « vertes »
2.  L'élaboration de courts ateliers servant à informer les employés sur les questions environnementales

3.  L'utilisation de la couleur verte pour permettre d'identifier toutes les fournitures qui sont sans danger pour l'environnement
4.  L'achat de contenants de recyclage qui seront placés dans toute l'agence

163.  Au milieu d'une opération, un chirurgien crie à une infirmière auxiliaire: « C'est le mauvais instrument, vous êtes une stupide infirmière. » Que doit faire l'infirmière auxiliaire en premier lieu?

1.  Identifier cette phrase comme un abus et signaler le chirurgien à son superviseur.
2.  Dire au chirurgien : « C'est de l'abus, et vous ne me parlerez pas de cette façon. »
3.  Déposer une plainte auprès des autorités hospitalières.
4.  Une fois l'opération terminée, discuter du comportement en privé avec le chirurgien.

164.  Scott, âgé de 16 ans, participe à de nombreuses activités sportives à son école. Quelle aliment représente pour lui la source d'énergie qu'il assimilera le plus rapidement lors de ses événements sportifs?

1.  Un verre de lait à 2 %
2.  Une tranche de pain
3.  Une barre de chocolat
4.  Un verre de jus de fruits

165.  Un client qui possède une hernie hiatale se plaint d'avoir de la difficulté à dormir la nuit. Que devrait recommander l'infirmière auxiliaire?

1.  Dormir sur deux ou trois oreillers pour soulever le haut de son corps.
2.  Réduire son apport en glucides dans son alimentation.
3.  Boire un verre de lait avant de se coucher.
4.  Utiliser un antiacide comme le bicarbonate de sodium.

166.  Un client reçoit des repas intermittents par sonde nasogastrique. Comment l'infirmière auxiliaire peut-elle mieux évaluer si le repas précédent a été absorbé?

1.  Évaluer les ingestas et les excrétas.
2.  Aspirer le volume résiduel.
3.  Instiller de l'air dans la sonde nasogastrique tout en auscultant l'estomac.
4.  Comparer le poids corporel du client aux données de référence.

167.  M. Braccio a été admis à l'hôpital pour traiter une cirrhose alcoolique du foie et une hypertension portale. Laquelle des complications possibles suivantes l'infirmière auxiliaire doit-elle surveiller?

1.  Les abcès du foie
2.  Une obstruction intestinale

3.    La perforation du duodénum

4.    L'hémorragie des varices œsophagiennes

168.    Un enfant de 5 mois, pâle et qui ne réagit à aucun stimulus, est amené au service d'urgence par ses parents. Lequel des facteurs suivants est le meilleur indicateur de violence envers l'enfant?

1.    Le récit des parents sur la façon dont est survenue l'absence de réactivité chez l'enfant n'est pas crédible.

2.    Le nourrisson est mince et montre des signes de retard de croissance.

3.    Les parents ont des antécédents de négligence envers leurs autres enfants.

4.    Le nourrisson a déjà présenté des fractures confirmées par radiographie.

169.    Laquelle des lésions cutanées suivantes serait la plus préoccupante pour une infirmière auxiliaire travaillant dans une clinique dermatologique?

1.    Un plaque érythémateuse écailleuse sur le coude de M. LeClerc, qui est âgé de 24 ans

2.    L'apparition soudaine d'une plaque ovale sans poils avec une peau sous-jacente lisse et douce chez Venetia, qui est âgée de 10 ans

3.    Des macules brunes plates sur les mains de Mme Parsons, qui est âgée de 83 ans

4.    Une lésion de pigmentation mixte avec des bordures irrégulières sur le dos de M. Priestly, qui est âgé de 42 ans

170.    À la suite d'une résection transurétrale de la prostate, le cathéter à demeure de M. Burn devient obstrué. Laquelle des solutions suivantes serait la plus appropriée pour l'irrigation du cathéter?

1.    De l'eau stérile

2.    Une solution saline hypertonique

3.    Une solution saline normale stérile

4.    De l'eau du robinet

171.    M. Beauclerc est à l'hôpital après avoir subi deux ischémies transitoires cérébrales. Le médecin a discuté avec lui des dangers du tabagisme, et M. Beauclerc a indiqué qu'il avait arrêté de fumer après la première attaque, il y a 2 semaines. L'infirmière auxiliaire découvre un paquet de cigarettes dans la poche du peignoir de M. Beauclerc. Par quelle mesure l'infirmière auxiliaire pourrait-elle mieux faire face à cette situation?

1.    Indiquer à M. Beauclerc qu'elle a trouvé les cigarettes.

2.    Réprimander M. Beauclerc pour sa possession de cigarettes.

3.    Aviser le médecin.

4.    Jeter les cigarettes sans faire de commentaire.

172.    Qu'est-ce que l'Association des infirmières et infirmiers du Canada?

1.    L'organisme provincial et territorial responsable de l'inscription de toutes les infirmières et tous les infirmiers au Canada

2.    Une fédération d'associations provinciales et territoriales dont la mission est de faire progresser la qualité des soins infirmiers

3.    L'association nationale dont la mission est d'assurer la négociation collective et la collaboration dans les relations de travail

4.    Une association que des lois fédérales ont mandaté pour assurer l'autogestion au sein de la profession infirmière

173.    Mme Serena reçoit son congé à la maison avec son bébé, qui souffre d'un trouble génétique grave. Lorsque l'infirmière auxiliaire vient lui rendre visite, Mme Serena pleure et semble fatiguée. Lequel des commentaires suivants de l'infirmière auxiliaire serait le plus thérapeutique?

1.    « Est-ce que tout va bien? Vous avez l'air fatiguée. »

2.    « Parlez-moi un peu de votre routine quotidienne. »

3.    « Avez-vous de la difficulté à vous occuper du bébé? »

4.    « Vous semblez bouleversée. Dites-moi ce qui se passe. »

174.    Mme O'Deli, âgée de 89 ans, vit avec son fils et est incapable de conduire une automobile. Le fils ne lui permet pas de sortir pour socialiser. Par conséquent, elle n'a aucun contact avec ses amis ou sa famille. Son fils lui dit qu'elle a de la chance de vivre avec lui et que si elle se plaint, il la placera dans un établissement de soins de longue durée. De quelle forme d'abus s'agit-il?

1.    Violence physique

2.    Négligence

3.    Exploitation financière

4.    Violence psychologique

175.    Une mère amène son bébé de 3 jours à la clinique d'allaitement. L'infirmière auxiliaire remarque que le nourrisson semble présenter une légère jaunisse. Quelle est la mesure appropriée à prendre par l'infirmière auxiliaire?

1.    Conseiller à la mère d'arrêter l'allaitement.

2.    Demander à la mère de placer le lit du nourrisson à côté d'une fenêtre ensoleillée.

3.    Conseiller à la mère de compléter l'allaitement avec du glucose et de l'eau pour augmenter l'apport en liquides.

4.    Prendre des dispositions pour qu'on analyse le taux de bilirubine sérique du nourrisson.

176. M. et Mme Fenton sont mariés depuis 48 ans. Récemment, M. Fenton a eu un accident vasculaire cérébral qui l'a paralysé partiellement du côté droit. À l'unité de réadaptation, Mme Fenton insiste pour tout faire à la place de son mari. M. Fenton semble assez triste. Laquelle des émotions suivantes M. Fenton ressent-il probablement?

    1. Il perd espoir pour l'avenir.
    2. Il sent qu'il perd son indépendance.
    3. Il se sent coupable d'être un fardeau pour sa femme.
    4. Il sent que son rôle masculin est amenuisé.

177. On a diagnostiqué un zona chez Mme Hoagy, qui est âgée de 63 ans. Mme Hoagy demande à l'infirmière auxiliaire si elle risque de propager l'infection à d'autres personnes. Laquelle des réponses suivantes serait la plus appropriée de la part de l'infirmière auxiliaire?

    1. « Vous devez éviter tout contact avec quelqu'un qui n'a jamais eu la rougeole. »
    2. « Vous devez éviter tout contact avec quelqu'un qui n'a jamais eu la varicelle. »
    3. « Vous devez éviter tout contact avec quelqu'un qui n'a jamais eu d'infection causée par le virus d'Epstein-Barr. »
    4. « Vous devez éviter tout contact avec quelqu'un qui n'a jamais eu de rubéole. »

178. L'infirmière auxiliaire surveille les ingestas et les excrétas d'un client adulte afin de calculer son équilibre liquidien. Quelle est la production normale d'urine attendue?

    1. 1 L/jour
    2. 1,5 L/jour
    3. 3 L/jour
    4. 4 L/jour

179. Mme Carter a subi une fracture de Colles lorsqu'elle est tombée sur un trottoir glacé. Elle demande à l'infirmière auxiliaire pourquoi son coude doit être inclus dans le plâtre, car c'est son poignet qui est cassé. Laquelle des réponses suivantes de l'infirmière auxiliaire serait la plus exacte?

    1. « Le plâtre aidera à garder les os du poignet alignés. »
    2. « Le plâtre vous empêchera de faire pivoter votre main. »
    3. « Il est plus facile de maintenir ce plâtre plus long qu'un seul au poignet. »
    4. « Vous vous y habituerez bientôt et il fournira un soutien. »

180. M. Cameron présente de l'urticaire et des difficultés respiratoires après avoir été piqué par une abeille. Lequel des médicaments suivants doit-on donner à M. Cameron en priorité?

    1. Des glucocorticoïdes
    2. De l'adrénaline (épinéphrine)
    3. Des bronchodilatateurs
    4. Des analgésiques narcotiques

181. John Byth est admis dans une unité d'orthopédie pour une fracture du radius gauche. En utilisant une échelle de douleur, l'infirmière apprend que son inconfort est de 4/10. L'infirmière auxiliaire examine son dossier d'administration des médicaments et constate qu'il doit recevoir plus de médicaments dans une demi-heure. L'infirmière auxiliaire l'encourage à soulever le membre et à faire des exercices de respiration profonde pour soulager une partie de l'inconfort en attendant sa prochaine dose d'analgésique. Quel principe l'infirmière auxiliaire démontre-t-elle envers son client?

    1. La justice
    2. La non-malfaisance
    3. L'autonomie
    4. La bienfaisance

182. M. Petrie, âgé de 55 ans, est sur le point de recevoir son congé après s'être rétabli d'un infarctus du myocarde. Le partenaire de M. Petrie s'inquiète de la reprise des relations sexuelles. Quelles informations appropriés l'infirmière auxiliaire peut-elle donner à M. Petrie et à son partenaire?

    1. « Lorsque vous vous sentirez à l'aise de monter deux escaliers, vous pourrez reprendre vos activités sexuelles. »
    2. « C'est une question personnelle dont vous pouvez discuter ensemble. Vous savez combien vos relations sont exigeantes sur le plan physique, vous pouvez donc mieux juger du moment opportun pour la reprise de vos activités sexuelles. »
    3. « Il est généralement recommandé d'attendre environ 4 à 6 mois avant de reprendre les relations sexuelles. »
    4. « Lorsque vous pourrez faire du jogging autour d'un pâté de maisons sans ressentir de douleurs thoraciques importantes, vous pourrez reprendre vos activités sexuelles. »

183. M. Phillion, âgé de 21 ans, fait partie d'une équipe de natation qui participe à des compétitions internationales. Il contracte une sinusite, pour laquelle il reçoit un traitement à la clinique de santé de l'établissement sportif. Il doit participer à une course de haut niveau dans 2 jours. Quel enseignement médical l'infirmière auxiliaire devrait-elle dispenser à M. Phillion?

    1. « Prenez des douches chaudes deux fois par jour et appelez si vous avez de la fièvre. »
    2. « Prenez les analgésiques en vente libre pour soulager la douleur et abstenez-vous de fréquenter les piscines. »

3.  « Mouchez-vous souvent pour garder vos voies nasales ouvertes. »

4.  « Gardez la tête hors de l'eau lorsque vous nagez. »

184.  Dans un groupe de personnes âgées, une infirmière auxiliaire discute de nutrition. Laquelle des déclarations suivantes représente des informations exactes sur la nutrition et les personnes âgées?

1.  Les personnes âgées atteintes de maladies comme le diabète et la dépression sont moins susceptibles de souffrir de malnutrition.

2.  L'avancement en âge peut provoquer des changements gastro-intestinaux qui ont des effets sur la nutrition.

3.  De nombreuses personnes âgées vivent avec des revenus fixes; elles possèdent donc suffisamment d'argent pour bien manger.

4.  En raison de la diminution des besoins métaboliques des personnes âgées, la plupart d'entre elles peuvent obtenir une saine alimentation grâce à ce qu'ils mangent.

185.  Mme Cooke a contracté une pleurite du côté droit à la suite d'un accident d'automobile. Elle éprouve de la douleur lorsqu'elle tousse ou respire profondément. Quelle suggestion de l'infirmière auxiliaire aiderait Mme Cooke à soulager sa douleur?

1.  « Tournez-vous fréquemment sur le côté non touché et utilisez un oreiller comme attelle lorsque vous toussez. »

2.  « Asseyez-vous avec deux oreillers derrière vous et utilisez vos paumes comme attelles. »

3.  « Tournez fréquemment sur le côté touché et utilisez un oreiller comme attelle. »

4.  « Essayez de ne pas respirer trop profondément et buvez des liquides supplémentaires pour liquéfier les sécrétions. »

186.  À quel âge un nouveau-né devrait-il retrouver le poids qu'il avait à la naissance?

1.  5 à 7 jours
2.  7 à 10 jours
3.  10 à 12 jours
4.  14 à 21 jours

187.  Après 4 jours dans une unité psychiatrique des patients hospitalisés, un client observé pour risque de suicide dit à l'infirmière auxiliaire, « Bon, réfléchissez à ceci! Je me suis senti plutôt déprimé pendant un certain temps, mais je ne vais certainement pas me tuer. » Laquelle des réponses suivantes serait la plus appropriée de la part de l'infirmière auxiliaire?

1.  « Pensiez-vous vraiment à vous tuer? »

2.  « Vous semblez vraiment vous sentir mieux. »

3.  « Pourquoi ne pas nous asseoir pour parler un peu plus de cela? »

4.  « C'est bien, mais le personnel continuera de vous observer très attentivement, juste par souci de prévention. »

188.  Une infirmière auxiliaire travaillant dans un service d'urgence d'un petit hôpital rural a reçu des informations selon lesquelles une collision impliquant 20 véhicules s'était produite à proximité. De nombreuses victimes sont signalées et de l'aide est demandée pour trier les victimes sur les lieux. Quel autre professionnel de la santé, en plus des infirmières et des médecins, pourrait avantageusement se rendre sur le site de l'accident pour faciliter le triage?

1.  Le travailleur social
2.  Le thérapeute en réadaptation
3.  L'inhalothérapeute
4.  L'ambulancier paramédical

189.  Une cliente subit un épisode maniaque de son trouble bipolaire. Comment l'infirmière auxiliaire pourrait-elle mieux aider la cliente à améliorer son apparence personnelle?

1.  L'encourager à s'habiller convenablement dans ses propres vêtements.

2.  Lui permettre d'appliquer son maquillage comme elle le désire.

3.  Garder les cosmétiques loin d'elle parce qu'elle les appliquera trop librement.

4.  Lui suggérer de porter des vêtements d'hôpital.

190.  Une infirmière auxiliaire s'inquiète de la privatisation des soins de santé dans sa province, qui compte plusieurs cliniques privées où les résidents fortunés peuvent se procurer sur-le-champ des services de radiographie diagnostique, d'imagerie par résonance magnétique et de tomographie par émission de positons. Quelle action l'infirmière auxiliaire peut-elle amorcer, tout en respectant les plus grandes normes de professionnalisme et d'efficacité?

1.  Parler aux propriétaires des cliniques privées.

2.  Organiser une marche de protestation à l'extérieur d'une clinique.

3.  Lancer une campagne de rédaction de lettres à l'intention du membre responsable du gouvernement provincial ou fédéral.

4.  Discuter de ses préoccupations avec ses collègues des soins de santé.

191.  L'une des principales préoccupations des programmes de santé dans une collectivité est la santé maternelle et

infantile. Il est reconnu que la réduction du nombre de grossesses non planifiées chez les adolescentes représente une priorité. Quelle est la meilleure approche pour réduire le nombre de grossesses dans cette communauté?

1. L'éducation sur le choix de l'abstinence comme méthode de contraception
2. L'enseignement aux hommes sur l'utilisation de condoms pour prévenir les grossesses non désirées
3. La dispensation d'informations sur les avortements
4. L'amélioration de la disponibilité des contraceptifs

192. M. Jackes dit à l'infirmière auxiliaire de la clinique médicale qu'il « a horriblement vomi toute la nuit » et qu'il a tout vomi ce qu'il a mangé ou bu. Quelle question de l'infirmière auxiliaire devrait-elle initialement poser?

1. « Combien de fois avez-vous vomi et en quelle quantité? »
2. « Qu'avez-vous mangé hier soir? »
3. « Avez-vous mesuré votre température? »
4. « Est-ce que quelqu'un d'autre dans votre famille présente les mêmes symptômes? »

193. Une gonorrhée est diagnostiquée chez M. Burgess. Laquelle des affirmations suivantes est exacte au sujet de cette infection transmissible sexuellement (ITS)?

1. La gonorrhée n'est pas une ITS courante.
2. Les cas de gonorrhée doivent être signalés aux autorités sanitaires.
3. Il faut plusieurs semaines de traitement antibiotique pour assurer la guérison.
4. Les dommages permanents aux testicules sont fréquents.

194. Bébé Liam naît après 28 semaines de gestation. Quelle est la complication la plus courante de la prématurité?

1. L'hémorragie
2. Les lésions cérébrales
3. L'aspiration du mucus
4. La détresse respiratoire

195. Mme LeBlanc en est à la 32ème semaine de gestation de sa première grossesse. Quel serait un symptôme de l'apparition d'une prééclampsie?

1. De l'hypotension
2. Une protéinurie
3. Une perte de poids
4. Une soif excessive

196. M. Brankston est séropositif. Il demande à l'infirmière auxiliaire à quoi sert la thérapie antirétrovirale. Laquelle

des explications suivantes de l'infirmière auxiliaire énoncerait correctement l'objectif du traitement?

1. « Les antirétroviraux retirent le virus de votre corps. »
2. « Les antirétroviraux réduisent la quantité de VIH dans votre corps et augmentent le nombre de cellules CD4, ce qui améliore votre immunité. »
3. « Les antirétroviraux tuent le virus tout comme un antibiotique le fait avec les bactéries. »
4. « Les antirétroviraux empêchent la duplication du virus en modifiant la phase de transcription ADN-ARN. »

197. M. Levy souffre d'une thromboembolie veineuse et doit commencer à recevoir une perfusion d'héparine. Le taux de perfusion sera ajusté en fonction des résultats de son temps de céphaline activée (TCA). L'infirmière auxiliaire affectée aux soins de M. Levy ignore comment effectuer les ajustements de perfusion d'héparine. Que devrait faire l'infirmière auxiliaire?

1. Initier la perfusion d'héparine comme prescrit.
2. Consulter son superviseur, une infirmière autorisée.
3. Refuser d'administrer tous les soins au client.
4. Demander des instructions sur l'ajustement de la perfusion d'héparine au médecin.

198. L'infirmière gestionnaire d'une unité médico-chirurgicale très occupée s'inquiète de ne pouvoir répondre aux besoins en personnel pendant la période des fêtes de Noël. De nombreuses infirmières ont demandé le même congé, et l'hôpital n'embauche pas de personnel d'agence. Laquelle des actions suivantes réussirait le mieux à résoudre ce problème?

1. Convoquer une réunion du personnel infirmier et demander aux membres de fournir des solutions possibles.
2. Élaborer un horaire de vacances que le gestionnaire juge juste pour tout le personnel.
3. Offrir aux infirmières chevronnées la priorité dans la planification de leurs vacances.
4. Organiser une loterie ayant pour prix l'obtention des jours de vacances préférés.

199. On a récemment établi un diagnostic d'hypertension chez Mme Pratha, âgée de 77 ans. Elle demande à l'infirmière auxiliaire quel type d'exercice elle devrait pratiquer. Laquelle des réponses suivantes serait la plus appropriée de la part de l'infirmière auxiliaire?

1. « Maintenant que vous faites de l'hypertension artérielle, il serait imprudent pour vous de faire de l'exercice. »

2. « Commencez par marcher autour de votre pâté de maisons, puis augmentez la distance selon votre tolérance. »
3. « Il serait idéal de s'entraîner dans un gymnase pendant 45 minutes trois fois par semaine sous la supervision d'un entraîneur personnel. »
4. « Vous devriez faire tout vos exercices le soir, lorsque votre tension artérielle est la moins élevée. »

200. Une infirmière auxiliaire reçoit l'affectation de soins à la clientèle pour le quart de jour à l'hôpital. Quel client l'infirmière auxiliaire devrait-elle évaluer en premier?

1. Une cliente qui espère rentrer à la maison lorsqu'elle pourra monter les escaliers avec l'aide de la physiothérapie.
2. Un client qui préfère recevoir l'aide nécessaire à ses soins personnels avant 8 h 00.
3. Un client dont le cathéter de Foley a vidangé 1 800 ml d'urine trouble pendant la nuit.
4. Un client atteint de maladie pulmonaire obstructive chronique (MPOC) qui était essoufflé pendant la nuit lorsqu'il s'est levé pour se rendre à la salle de bain.

FIN DE L'EXAMEN DE PRATIQUE 3

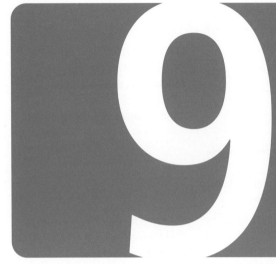

# Réponses et justifications pour l'examen de pratique 3

# RÉPONSES ET JUSTIFICATIONS POUR LES QUESTIONS FONDÉES SUR DES CAS

## CAS 1

1.  1. Les rapports sexuels non protégés sont une voie de transmission de l'hépatite C, mais ce n'est pas la plus courante.
    2. Les transfusions de sang contaminé étaient la cause de certains cas d'hépatite C avant la fin des années 1990, mais ce n'est pas actuellement la source la plus courante.
    3. Il y a souvent une co-infection avec l'hépatite C et le virus de l'immunodéficience humaine (VIH), mais une maladie ne provoque pas l'autre.
    4. **L'hépatite C se transmet par le sang et les liquides organiques. Plus de la moitié des clients atteints d'hépatite C sont des toxicomanes qui consomment leurs drogues par voie intraveineuse.**

    CLASSIFICATION
    Compétence :
    **Fondements de la pratique**
    Taxonomie :
    **Connaissances et compréhension**

2.  1. Bien que les suppléments nutritionnels soient ce dont il a besoin, il est peu probable que M. Tolea ait la capacité financière de les acheter.
    2. Son régime alimentaire nécessite des fruits et des légumes, mais il est peu probable qu'il puisse se les permettre ou les entreposer dans sa maison de chambres.
    3. **M. Tolea a besoin d'un soutien nutritionnel au-delà de ce qu'il peut acheter lui-même. La stratégie qui a les meilleures chances de succès est de trouver des ressources publiques ou privées pour lui fournir des repas. Le travailleur social est le prestataire de soins de santé qui possède les connaissances nécessaires pour accéder aux ressources appropriées.**
    4. Bien qu'il puisse être possible pour l'infirmière de demander au travailleur social d'essayer de communiquer avec sa famille, M. Tolea est éloigné d'eux, et ils peuvent ne pas vouloir le soutenir.

    CLASSIFICATION
    Compétence :
    **Pratique collaborative**
    Taxonomie :
    **Pensée critique**

3.  1. La sédation n'est pas la gestion de la douleur. M. Tolea peut préférer être éveillé et alerte, et non sous sédation.
    2. **Le but des soins palliatifs est d'aider le client à obtenir une mort digne et confortable selon ses propres conditions. Le client peut prendre des décisions au sujet de la sédation, de l'analgésie, des soins de la peau, de la nutrition, du soutien spirituel et ainsi de suite.**
    3. Les soins pour les démangeaisons de la peau qui peuvent être le résultat d'une insuffisance hépatique sont inclus dans le choix du client.
    4. Les lésions de pression constituent un risque chez le client en soins palliatifs, mais les soins pour celles-ci sont inclus dans les choix de prestation du client.

    CLASSIFICATION
    Compétence :
    **Fondements de la pratique**
    Taxonomie :
    **Pensée critique**

4.  1. Cette affirmation ne tient pas compte des sentiments du client. L'affirmation ne permet pas au client d'exprimer ses préoccupations.
    2. **Sonder ce qui est important pour le client est utile pour établir les objectifs de soins appropriés.**
    3. Bien que la famille soit une partie importante du cercle de soins du client, ce n'est peut-être pas ce qu'il veut puisqu'il a été séparé d'eux. Cette affirmation ne permet pas à M. Tolea d'exprimer ses souhaits ou ses désirs.
    4. Cette affirmation ne permet pas à M. Tolea d'exprimer ses sentiments concernant le contrôle de la douleur et la façon dont il aimerait le recevoir.

    CLASSIFICATION
    Compétence :
    **Pratique professionnelle**
    Taxonomie :
    **Application**

Chapitre 9 : **Réponses et justifications pour l'examen de pratique 3**   191

## CAS 2

5.  1. Ce facteur peut causer l'obésité, mais seulement s'il n'est pas compensé par la dépense calorique.
    2. Ce facteur peut causer l'obésité, mais seulement si les calories ne sont pas restreintes.

    3. **Lorsque l'apport calorique dépasse constamment la dépense en calories, l'excès de calories sera stocké dans le corps sous forme de graisse.**

    4. Identique à la réponse 2.

    CLASSIFICATION
    Compétence :
    **Fondements de la pratique**
    Taxonomie :
    **Connaissances et compréhension**

6.  1. Il n'y a pas de corrélation entre le poids à la naissance et l'obésité future.

    2. **L'incidence des enfants obèses nés de parents obèses est significativement plus élevée que celle des enfants obèses nés de parents de poids normal.**

    3. Ce facteur est prédictif, mais n'est pas aussi important que l'obésité chez les parents.
    4. Identique à la réponse 3.

    CLASSIFICATION
    Compétence :
    **Fondements de la pratique**
    Taxonomie :
    **Pensée critique**

7.  1. Cette valeur de cholestérol est normale pour un enfant de 11 ans.

    2. **Cette valeur est plus élevée que prévu et peut indiquer un diabète de type 2. L'obésité infantile est liée à une augmentation du diabète de type 2.**

    3. Cette pression artérielle est normale pour un enfant de 11 ans.
    4. Des problèmes respiratoires surviennent chez les enfants en surpoids, mais ces valeurs de spirométrie sont normales.

    CLASSIFICATION
    Compétence :
    **Fondements de la pratique**
    Taxonomie :
    **Application**

8.  1. Ce calcul est incorrect.
    2. Identique à la réponse 1.

    3. **Ce calcul est correct : $57,5 \times 2,2 = 126,5$**

    4. Identique à la réponse 1.

    CLASSIFICATION
    Compétence :
    **Fondements de la pratique**
    Taxonomie :
    **Application**

9.  1. **Des programmes réussis de modification du comportement aident les enfants à identifier les habitudes alimentaires inappropriées et à intégrer une activité physique appropriée, ce qui peut mener à une prise en charge de l'obésité tout au long de la vie.**

    2. Le régime alimentaire fait partie de la thérapie, mais elle ne devrait pas être sévèrement réduite parce que l'enfant ne sera pas en mesure de maintenir les restrictions.
    3. Ces médicaments ne sont pas recommandés pour les enfants.
    4. Cette intervention chirurgicale n'est pas recommandée pour les enfants.

    CLASSIFICATION
    Compétence :
    **Fondements de la pratique**
    Taxonomie :
    **Pensée critique**

10. 1. **Nier l'interaction sociale de Rickhelm avec ses amis est une mauvaise approche. Si on lui refuse des aliments qu'il trouve agréables, il est peu probable qu'il suive son régime. De nombreux restaurants à service rapide fournissent des brochures avec les informations nutritionnelles de leurs menus.**

    2. Un hamburger et des frites sont riches en matières grasses et en calories.
    3. Identique à la réponse 1.
    4. Identique à la réponse 1.

    CLASSIFICATION
    Compétence :
    **Pratique professionnelle**
    Taxonomie :
    **Application**

11. 1. Cette question est fermée. Rickhelm peut également le voir comme intrusif.
    2. Cette question est fermée et suscitera une réponse par oui ou par non.

Réponses pour l'examen 3

3. Cette question est fermée et implique que Rickhelm se sent peut-être mal dans sa peau.

4. **Cette question est ouverte et permet à Rickhelm de discuter de tous les problèmes qui se produisent en raison de son poids.**

CLASSIFICATION

Compétence :

**Pratique professionnelle**

Taxonomie :

**Pensée critique**

## CAS 3

12. 1. **Divers aspects de l'hospitalisation et du diagnostic pourraient causer de l'anxiété au client. L'infirmière auxiliaire doit déterminer ce qui dérange le plus le client.**

2. L'anxiété est un obstacle à l'apprentissage. Le client ne serait pas réceptif.
3. Cette approche peut augmenter son anxiété.
4. Il est possible que des soins à domicile supplémentaires soient nécessaires après le congé. Cependant, l'infirmière auxiliaire devrait d'abord déterminer quelles sont les inquiétudes particulières de M. Jason.

CLASSIFICATION

Compétence :

**Pratique collaborative**

Taxonomie :

**Application**

13. 1. Cette position ne permettra pas l'expansion pulmonaire, ce qui rendra la respiration difficile.
2. Identique à la réponse 1.
3. Identique à la réponse 1.

4. **Cette position favorise l'expansion pulmonaire pendant les soins de trachéostomie.**

CLASSIFICATION

Compétence :

**Fondements de la pratique**

Taxonomie :

**Connaissances et compréhension**

14. 1. **L'administration d'oxygène pendant quelques minutes avant l'aspiration réduit le risque d'hypoxie qui représente la complication majeure associée à l'aspiration.**

2. Une pression négative est appliquée lorsque la sonde est retirée.
3. L'extrémité de la sonde doit atteindre la base du tube, mais pas plus loin au-delà.
4. Lorsqu'il est prescrit, ce médicament est généralement administré par inhalation, pas par instillation; 3 à 5 ml de solution saline normale peuvent être instillés dans le tube de trachéotomie pour déloger des sécrétions.

CLASSIFICATION

Compétence :

**Fondements de la pratique**

Taxonomie :

**Application**

15. 1. **Le temps d'aspiration doit être limité à 10 secondes pour éviter l'hypoxémie.**

2. L'aspiration pendant plus de 10 secondes peut entraîner une hypoxémie.
3. Identique à la réponse 2.
4. Identique à la réponse 2.

CLASSIFICATION

Compétence :

**Fondements de la pratique**

Taxonomie :

**Application**

16. 1. **Si les attaches de trachéostomie sont trop serrées, la circulation cérébrale peut être altérée.**

2. Un écoulement n'amènerait pas le client à se plaindre d'une oppression.
3. Cette affirmation est fausse; une circulation cérébrale altérée peut résulter d'attaches de trachéostomie trop serrées.
4. Le retrait des attaches de trachéostomie pourrait causer le déplacement accidentel du tube.

CLASSIFICATION

Compétence :

**Fondements de la pratique**

Taxonomie :

**Pensée critique**

## CAS 4

**17.** 1. **Les soins de santé holistiques englobent la santé de la personne dans son ensemble - corps, esprit et émotions.**

2. Les soins de santé primaires sont une philosophie et un modèle d'amélioration de la santé qui mettent l'accent sur la promotion de la santé et la prévention des maladies.
3. Les soins de santé spirituelle concernent principalement la santé de l'aspect spirituel de l'individu, mais n'incluent pas les composantes physiques.
4. En santé socio-environnementale, la santé est étroitement liée à la structure sociale d'une population.

CLASSIFICATION
Compétence :
**Pratique professionnelle**
Taxonomie :
**Connaissances et compréhension**

**18.** 1. **Comme de nombreuses maladies infectieuses, le virus respiratoire syncytial (VRS) est plus facilement transmis dans des conditions de surpeuplement.**

2. Les bébés prématurés et les nouveaux bébés de toute origine ethnique sont particulièrement à risque de contracter le virus, mais ce n'est pas la raison de l'augmentation de l'incidence dans les communautés autochtones.
3. Le temps chaud ou changeant favorise la transmission.
4. Un système immunitaire déprimé est peut-être un facteur, mais n'explique pas l'incidence élevée dans ces communautés.

CLASSIFICATION
Compétence :
**Fondements de la pratique**
Taxonomie :
**Pensée critique**

**19.** 1. Cette affirmation n'est pas vraie, bien que le goût des aliments riches en sucre plaise à beaucoup.
2. Cette affirmation n'est pas vraie. Les aliments riches en sucre sont sucrés au goût et attrayants, mais il n'y a pas de facteurs génétiques qui provoquent une envie.
3. **En raison du coût élevé du transport des aliments vers le Nord, les aliments nutritifs comme le lait et les produits frais sont souvent rares. Les produits remplis de sucre ont tendance à être moins chers que ceux de plus grande valeur nutritive.**

CLASSIFICATION
Compétence :
**Fondements de la pratique**
Taxonomie :
**Application**

4. Bien qu'il soit nécessaire d'accroître l'éducation nutritionnelle et continue, ce n'est pas la principale raison de la mauvaise alimentation. La cause est socio-économique.

**20.** 1. Cette option n'est pas réaliste et ne permet pas non plus de fournir des soins optimaux. La nièce peut avoir besoin d'informations opportunes concernant la contraception et peut ne pas être en mesure d'attendre plusieurs jours.
2. Cette affirmation n'est pas nécessairement vraie. Les soins devraient être transférés à un prestataire de soins non apparenté si possible; toutefois, s'il n'y en a pas, les soins peuvent être prodigués à un membre de la famille.
3. Cette option est une possibilité, mais peut ne pas fournir de soins en temps opportun, et une consultation médicale n'est pas nécessaire.
4. **Une infirmière auxiliaire peut avoir à s'occuper d'un membre de la famille ou d'un ami dans le cadre de son emploi professionnel; toutefois, cela ne devrait se produire que lorsqu'aucun autre prestataire de soins n'est disponible. L'infirmière auxiliaire doit se demander si elle peut maintenir la frontière entre les rôles professionnels et personnels, clarifier les limites pour le client et préserver la confidentialité.**

CLASSIFICATION
Compétence :
**Pratique conforme aux lois**
Taxonomie :
**Pensée critique**

## CAS 5

21. 1. L'infirmière auxiliaire ne sait pas encore si la conversation entre Mlle Bennett et le conseiller est vraie.
    2. Il est vrai qu'il n'est pas éthique pour le conseiller d'accepter des cadeaux, mais l'infirmière auxiliaire doit d'abord consulter le conseiller pour établir toute vérité sur l'histoire de Mlle Bennett.
    3. Il est nécessaire de parler d'abord au conseiller pour établir toute vérité sur l'histoire de Mlle Bennett.

    4. **Compte tenu du risque que Mlle Bennett comprenne ou interprète mal la nature de la relation, il incombe à l'infirmière auxiliaire de clarifier les circonstances entourant la conversation.**

    **CLASSIFICATION**
    Compétence :
    **Pratique éthique**
    Taxonomie :
    **Application**

22. 1. De plus amples informations sont requis avant que cette hypothèse puisse être faite.

    2. **La grandiosité est associée à un épisode maniaque du trouble bipolaire. Cela comprend souvent des plans élaborés avec des personnes en position de pouvoir, des dépenses excessives d'argent et des perceptions erronées concernant la nature des limites des relations.**

    3. Identique à la réponse 1.
    4. Même si l'infirmière auxiliaire comprendra que les affirmations de Mlle Bennett sont probablement non fondées, elle se rendra compte qu'elles sont un signe de grandiosité, caractéristique de la phase maniaque, qui est préoccupante.

    **CLASSIFICATION**
    Compétence :
    **Fondements de la pratique**
    Taxonomie :
    **Application**

## CAS 6

23. 1. **Avant de pouvoir aider une famille en deuil, l'infirmière auxiliaire doit être consciente de ses propres sentiments au sujet de la mort.**

    2. Cette action peut être applicable, mais seulement après que l'infirmière auxiliaire a réfléchi sur ses propres sentiments.
    3. Identique à la réponse 2.
    4. Identique à la réponse 2.

    **CLASSIFICATION**
    Compétence :
    **Pratique éthique**
    Taxonomie :
    **Pensée critique**

24. 1. La plupart des agences exigent une ordonnance de ne pas réanimer (DNR), mais la première étape importante consiste à déterminer les souhaits du client.
    2. Cette mesure peut être prise s'il n'y a pas de directives, mais l'infirmière auxiliaire doit déterminer les souhaits de M. Braun (ou de sa famille) afin qu'il ne soit pas victime d'une intervention non désirée.

    3. **L'infirmière auxiliaire doit déterminer les souhaits de la famille et du client dès que possible et les communiquer à l'équipe de soins de santé. Sur le plan éthique, les infirmières respectent les souhaits exprimés par le client ou le mandataire spécial du client.**

    **CLASSIFICATION**
    Compétence :
    **Pratique éthique**
    Taxonomie :
    **Pensée critique**

    4. Bien que des directives concernant la prise de décisions en fin de vie soient incluses dans le *Code de déontologie des infirmières et infirmiers auxiliaires autorisés au Canada* du Conseil canadien de réglementation des soins infirmiers auxiliaires, l'infirmière auxiliaire devrait d'abord consulter la famille.

25.  1.  Cette question n'est pas thérapeutique et peut amener Mme Braun à se sentir sur la défensive.

    2.  **Cette question n'accuse pas Mme Braun de nier ou de mal comprendre le pronostic du médecin et devrait obtenir des renseignements sur ce que Mme Braun comprend de la situation de son mari.**

    3.  Avec cette question, Mme Braun est en mesure de répondre par oui ou par non, ce qui peut mettre fin à la discussion et ne pas donner à l'infirmière auxiliaire l'occasion d'explorer le chagrin de Mme Braun.

    4.  Mme Braun peut nier sa discussion avec les enfants ou ne peut répondre que par oui ou par non; cette question peut la mettre sur la défensive.

**CLASSIFICATION**
Compétence :
**Pratique collaborative**
Taxonomie :
**Application**

26.  1.  Cette documentation relève de la responsabilité du médecin et n'a pas besoin d'être remplie par l'infirmière.

    2.  **Cette documentation est une exigence légale.**

    3.  Les soins d'hygiène spécifiques - par exemple, laver le corps, fermer les yeux - n'ont pas besoin d'être détaillés. La documentation devrait inclure si les soins du corps ont été effectués et par qui, ainsi que quels tubes ont été laissés en place et tous les objets personnels laissés sur le corps.

    4.  La participation de la famille doit être documentée, mais il n'est pas nécessaire de noter l'heure de leur départ.

**CLASSIFICATION**
Compétence :
**Pratique conforme aux lois**
Taxonomie :
**Connaissances et compréhension**

27.  1.  Cette action peut être utile pour aider l'infirmière auxiliaire à résoudre les conflits concernant les soins aux clients mourants, mais ce ne devrait pas être sa première action.

    2.  **Parler avec des collègues respectés peut aider l'infirmière auxiliaire à réfléchir sur ses sentiments, à trouver le soutien de ses pairs et à mettre en perspective ses sentiments d'incapacité.**

    3.  Les sentiments d'incapacité ne font pas partie du deuil normal d'un prestataire de soins de santé. L'infirmière auxiliaire devrait être en mesure de réfléchir aux actions qu'elle aurait pu accomplir différemment, mais cela ne devrait pas être accompagné de culpabilité.

    4.  Il peut être utile de discuter de ses performances avec le responsable de l'unité après qu'elle a eu le temps de réfléchir et de dialoguer avec ses collègues.

**CLASSIFICATION**
Compétence :
**Pratique professionnelle**
Taxonomie :
**Pensée critique**

## CAS 7

28.  1.  **L'allaitement est contre-indiqué lorsque la mère a un problème de consommation de substances chimiques, plus particulièrement d'alcool, de marijuana ou de cocaïne, car ces substances sont transmises dans le lait maternel.**

    2.  Les femmes avec des mamelons inversés sont capables d'allaiter.

    3.  La mammite n'est pas une contre-indication à moins que l'inconfort ne soit intolérable pour la mère.

    4.  Le cancer n'est une contre-indication que si la mère reçoit une chimiothérapie.

**CLASSIFICATION**
Compétence :
**Fondements de la pratique**
Taxonomie :
**Connaissances et compréhension**

29.  1.  Cette affirmation n'est pas nécessairement vraie. Tous les nourrissons nourris au biberon ne sont pas suralimentés.

    2.  Le lait maternel ne manque pas assez de matières grasses pour la croissance.

3. Cette affirmation est vraie pour les nourrissons allaités.

4. Les préparations pour nourrissons ont généralement une teneur calorique égale à celle du lait maternel.

CLASSIFICATION
Compétence :
**Fondements de la pratique**
Taxonomie :
**Application**

---

30.   1. L'approvisionnement en lait dépend de la demande. Plus le nombre de tétées nécessaires est important, plus la mère produira de lait. La mère allaitante devrait nourrir son nourrisson 8 à 12 fois par jour au début.

2. Il n'a pas été démontré que l'augmentation des liquides augmente la production de lait. Quinze verres, c'est trop de liquide.
3. Cette action peut stimuler le réflexe d'éjection ou aider à l'engorgement, mais n'augmente pas l'approvisionnement en lait.
4. Cette action peut être utile pour stimuler le réflexe d'éjection.

CLASSIFICATION
Compétence :
**Fondements de la pratique**
Taxonomie :
**Application**

---

31.   1. Jeremy devrait mouiller au moins six à huit couches par jour s'il reçoit suffisamment de lait maternel.

2. Cette affirmation est correcte, mais cette mesure n'est pas objective.
3. Cette méthode pour déterminer l'apport est désuète et a été évaluée comme causant une anxiété excessive chez les mères qui s'inquiètent de leur capacité à allaiter. De plus, elle n'évalue l'apport qu'à un seul allaitement.
4. Les nourrissons allaités à cet âge devraient avoir au moins trois selles par jour. Cependant, le nombre de selles n'est pas un indicateur fiable de la nutrition et de l'hydratation.

CLASSIFICATION
Compétence :
**Fondements de la pratique**
Taxonomie :
**Application**

---

32.   1. Cette action peut l'amener à devenir plus perturbé.
2. Cette action peut aider à réveiller un bébé endormi, mais elle perturbera un bébé difficile.
3. Les stimuli environnementaux doivent être diminués, pas augmentés.

4. Le tenir en contact direct avec la peau et lui permettre de téter aidera Jeremy à se calmer afin qu'il puisse mieux prendre le sein.

CLASSIFICATION
Compétence :
**Fondements de la pratique**
Taxonomie :
**Application**

---

33.   1. Cette option n'est pas la meilleure puisqu'il n'y a pas nécessairement besoin de cesser l'allaitement.
2. Cette option aurait pu être viable si Mme Hudson n'était pas d'accord pour retourner au travail, mais elle a dit qu'elle voulait retourner au travail. Il serait préférable d'explorer ses sentiments au sujet de son travail et de la nécessité de retourner au travail.
3. Cette option est une possibilité, mais n'est pas nécessaire puisque Jeremy n'a encore que 2 semaines. Elle devrait continuer à allaiter exclusivement pour le moment.

4. La poursuite de l'allaitement après le retour au travail est une option viable. Une consultante en allaitement travaillera avec Mme Hudson pour lui fournir, ainsi qu'à Jeremy, des stratégies individualisées.

CLASSIFICATION
Compétence :
**Pratique collaborative**
Taxonomie :
**Application**

---

34.   1. La ligue La Leche est l'organisation internationalement reconnue qui fournit de l'éducation sur l'allaitement maternel et du soutien aux professionnels et aux mères.

2. Cette organisation fournit de l'éducation et du soutien pour l'accouchement naturel.

CLASSIFICATION
Compétence :
**Pratique collaborative**
Taxonomie :
**Connaissances et compréhension**

3. Cet organisme gouvernemental a pour mandat de protéger la santé et la sécurité des Canadiens et Canadiennes; il n'est pas spécifiquement axé sur l'allaitement maternel.

4. Cet organisme sans but lucratif offre des services de soins de santé aux Canadiens et Canadiennes dans la collectivité. Un soutien à l'allaitement peut être fourni, mais ce n'est pas l'objectif principal de l'organisme.

## CAS 8

35.
1. Un écoulement de sang est attendu peu de temps après l'intervention chirurgicale et le médecin n'a pas besoin d'être averti.

2. L'aspiration nasogastrique doit fonctionner et la sonde ne doit pas être obstruée pour éviter toute contrainte sur la ligne de suture.

3. On s'attend à ce que le drainage nasogastrique soit rouge vif au début et s'assombrit graduellement dans les 24 premières heures après la chirurgie.

4. La sonde nasogastrique ne serait irriguée avec une solution saline glacée que si un médecin le prescrit expressément.

CLASSIFICATION
Compétence :
**Fondements de la pratique**
Taxonomie :
**Application**

36.
1. Une solution physiologique saline normale est utilisée dans l'irrigation gastrique pour prévenir le déséquilibre électrolytique. En raison des sutures gastriques fraîches, l'irrigation devrait être lente et douce.

2. Le but de l'irrigation est de maintenir la perméabilité de la sonde pour la décompression gastrique; avec une déconnexion de l'aspiration, une accumulation de sécrétions et d'air peut se produire ou la sonde peut être bloqué par un écoulement visqueux.

3. L'augmentation de la pression peut endommager la ligne de suture.

4. Identique à la réponse 2.

CLASSIFICATION
Compétence :
**Fondements de la pratique**
Taxonomie :
**Application**

37.
1. Cette action n'est pas nécessaire sauf si Mme Loates est incapable d'expectorer les sécrétions.

2. L'administration d'oxygène n'est généralement pas nécessaire sauf si la cliente souffre d'une maladie cardiaque ou respiratoire sous-jacente.

3. Bien que la marche aide à réduire le risque de complications pulmonaires et d'accumulation de sécrétions pulmonaires, les personnes ayant subi des incisions abdominales retournent souvent à une respiration superficielle pendant l'effort physique. La marche pendant les 24 premières heures peut être limitée.

4. Pour favoriser l'écoulement des différentes régions pulmonaires, les clients doivent se tourner toutes les 2 heures. La respiration profonde gonfle les alvéoles et favorise l'écoulement des fluides.

CLASSIFICATION
Compétence :
**Fondements de la pratique**
Taxonomie :
**Application**

## CAS 9

38.
1. Cette question est fermée et ne fournirait pas les informations dont l'infirmière auxiliaire a besoin.

2. Cette question est ouverte et informera l'infirmière auxiliaire de la compréhension de Juanita de ce qui se passera lorsqu'elle arrêtera le traitement.

CLASSIFICATION
Compétence :
**Pratique conforme aux lois**
Taxonomie :
**Pensée critique**

3. Cette question montre de la sympathie envers Juanita mais ne fournit pas à l'infirmière auxiliaire les informations dont elle a besoin pour confirmer le consentement éclairé.
4. Cette action peut se produire, mais n'est pas nécessaire à ce stade. L'infirmière auxiliaire doit d'abord recueillir des données d'évaluation sur la compréhension de Juanita au sujet du refus de traitement.

---

39. 1. **Selon le *Code de déontologie des infirmières et infirmiers auxiliaires autorisés du Canada* du Conseil canadien de réglementation des soins infirmiers auxiliaires, la première responsabilité de l'infirmière auxiliaire est de défendre les souhaits du client une fois qu'une décision éclairée a été prise.**

2. Il peut être approprié de prodiguer des conseils aux parents de Juanita, mais pas dans le but de lui faire changer d'avis.
3. Cette action peut se produire si l'infirmière auxiliaire n'est pas en mesure de résoudre son dilemme éthique, mais ce n'est pas le rôle principal de l'infirmière auxiliaire dans cette situation.
4. Cette action peut être une approche thérapeutique pour résoudre les problèmes des parents, mais n'est pas le rôle principal de l'infirmière auxiliaire.

CLASSIFICATION
Compétence :
**Pratique éthique**
Taxonomie :
**Pensée critique**

---

40. 1. Les parents peuvent ne pas vouloir être, et Juanita peut vouloir qu'ils soient, les personnes désignées pour recevoir des informations. Cette action fait de la décision le choix de l'infirmière auxiliaire et non celui de la famille.

2. **Cette action permet à la cliente et à sa famille de choisir et fournit une voie de communication claire pour le personnel de soins de santé.**

3. Juanita peut ne pas être en mesure, en particulier dans son état affaibli, de communiquer avec sa famille.
4. Cette action ne résout pas le problème puisque l'infirmière principale doit toujours communiquer avec tous les membres de la famille.

CLASSIFICATION
Compétence :
**Pratique collaborative**
Taxonomie :
**Pensée critique**

---

41. 1. L'infirmière auxiliaire ne sait pas comment la famille se sent.
2. Il n'est pas professionnel de blâmer le personnel de mauvais soins. L'infirmière auxiliaire ne sait pas ce qui est inadéquat au sujet des soins.
3. L'infirmière auxiliaire ne peut pas modifier le plan de soins tant qu'elle n'a pas discuté avec la famille de ce qui ne va pas exactement avec les soins.

4. **Cette question demande à la famille d'identifier ce qu'elle estime inadéquat dans les soins de Juanita. En posant cette question, l'infirmière auxiliaire peut être en mesure de déterminer s'il y a des facettes des soins qui doivent être améliorées ou si la colère de la famille est un symptôme de leur chagrin.**

CLASSIFICATION
Compétence :
**Pratique collaborative**
Taxonomie :
**Application**

---

42. 1. Cette action est contraire aux souhaits documentés de Juanita.
2. Identique à la réponse 1.
3. Identique à la réponse 1.

4. **L'infirmière auxiliaire ne peut pas interférer avec le souhait documenté de Juanita de ne pas être réanimée. La mère manifeste de la colère dans son chagrin et a besoin de réconfort. Il n'y a aucun fondement juridique à une poursuite.**

CLASSIFICATION
Compétence :
**Pratique éthique**
Taxonomie :
**Pensée critique**

## CAS 10

43.   1.   **Cette information est pratique et honnête.**

  2.   Rien n'indique que l'amputation devrait être sous le genou.
  3.   Cette réponse évite de répondre à la question.
  4.   Cette réponse peut être interprétée comme reprochant à la femme de ne pas avoir amené son mari plus tôt.

CLASSIFICATION
Compétence :
**Fondements de la pratique**
Taxonomie :
**Application**

44.   1.   Cette action peut être utile, mais ne fournira pas à Mme Partilucci la meilleure expérience d'apprentissage pour le moment.

  2.   **L'infirmière éducatrice en diabète est la meilleure source d'éducation pour Mme Partilucci. Il s'agit d'une étape pratique pour l'aider à apprendre.**

  3.   Cette action ne fera que l'aider à comprendre ce qui se passe pendant cet épisode aigu.
  4.   Cette action rejette la question de Mme Partilucci et ignore son besoin d'aider son mari.

CLASSIFICATION
Compétence :
**Pratique collaborative**
Taxonomie :
**Application**

45.   1.   Il y a un lien familial.
  2.   Ces informations peuvent ne pas être tout à fait correctes. Le moment de l'apparition du diabète ne peut pas être prédit, bien que, dans la plupart des cas, il commence à se manifester après 40 ans. La gravité dépend souvent des choix de mode de vie et de la prise en charge thérapeutique.

  3.   **Cette réponse est factuelle mais pas menaçante, et fournit des informations sur la façon dont le fils peut aider à prévenir le développement du diabète de type 2.**

  4.   Ces informations ne sont pas correctes.

CLASSIFICATION
Compétence :
**Fondements de la pratique**
Taxonomie :
**Application**

## CAS 11

46.   1.   **Il provient des mélanocytes, mais peut se métastaser dans n'importe quel organe.**

  2.   Il n'est pas rare et cause une grande majorité des décès par cancer de la peau. Il n'est pas superficiel et devient envahissant s'il n'est pas traité.
  3.   Le rayonnement est un facteur de risque, pas une cause.
  4.   Ces informations sont incorrectes.

CLASSIFICATION
Compétence :
**Fondements de la pratique**
Taxonomie :
**Connaissances et compréhension**

47.   1.   On ne peut pas savoir si son cancer peut être guéri par une intervention chirurgicale tant que l'étendue de la tumeur n'est pas connue.
  2.   Bien que l'intervention chirurgicale enlève la lésion cancéreuse, rien n'indique que d'autres mélanomes se développeront.

  3.   **Le taux de traitement pour le mélanome cutané par l'excision est presque 100 % si les cellules malignes sont limitées à l'épiderme et seulement si la lésion entière est enlevée avant la métastase. À l'heure actuelle, il n'est pas possible de savoir s'il y a eu des métastases.**

  4.   Cette étape serait inutile si l'intervention chirurgicale enlevait toutes les cellules cancéreuses. Cette réponse ne répond pas à la question de M. O'Morrissey.

CLASSIFICATION
Compétence :
**Fondements de la pratique**
Taxonomie :
**Application**

48.    1.  Ce conseil n'est pas raisonnable puisqu'il travaille à l'extérieur.
       2.  Ce conseil est bon, mais n'inclut pas de couvrir ses bras et ses mains.

       3.  **Ce conseil est le plus important car, avec la détection et le traitement précoces, le mélanome peut être guéri.**

       4.  L'écran solaire est nécessaire, mais n'est pas aussi important que la surveillance de la peau. De plus, le FPS devrait probablement être de 30 pour une protection accrue.

CLASSIFICATION
Compétence :
**Fondements de la pratique**
Taxonomie :
**Pensée critique**

## CAS 12

49.    1.  Cette description définit la fibrose kystique.
       2.  Cette description définit l'emphysème.
       3.  Cette description définit la bronchite chronique.

       4.  **Cette description définit l'asthme.**

CLASSIFICATION
Compétence :
**Fondements de la pratique**
Taxonomie :
**Connaissances et compréhension**

50.    1.  La respiration sifflante est une manifestation classique de l'asthme lorsque l'air passe au-dessus des voies respiratoires rétrécies. Cependant, la respiration sifflante est un signe peu fiable pour évaluer la gravité d'une attaque. Les attaques mineures peuvent provoquer une respiration sifflante audible.
       2.  Au fur et à mesure que l'attaque progresse, il peut y avoir une respiration sifflante, inspiratoire et expiratoire, mais ce n'est pas le symptôme le plus grave.
       3.  Les personnes victimes d'une crise d'asthme s'assoient vers l'avant et utilisent des muscles accessoires pour tenter d'obtenir plus d'air dans leurs poumons. Ceci n'est pas un indicateur de la gravité de l'attaque.

       4.  **Les sons respiratoires grandement diminués ou absents, souvent appelés « silence expiratoire », sont un signe inquiétant indiquant une obstruction grave et une insuffisance respiratoire imminente.**

CLASSIFICATION
Compétence :
**Fondements de la pratique**
Taxonomie :
**Pensée critique**

51.    1.  Un bronchodilatateur serait prescrit par le médecin et devrait être administré le plus rapidement possible. L'oxygène peut être administré avant la prescription d'un bronchodilatateur.
       2.  La respiration des clients nécessite d'abord une assistance immédiate. Il est important d'identifier les déclencheurs une fois que l'épisode aigu du client est stabilisé. Ce n'est pas l'action la plus cruciale.

       3.  **L'état de mal asthmatique est une situation potentiellement mortelle et peut rapidement conduire à une insuffisance respiratoire. Un médecin est nécessaire immédiatement pour pendre en charge les soins. Une ventilation mécanique peut être nécessaire.**

       4.  Un bolus de liquide IV n'est pas nécessaire pour l'état de mal asthmatique.

CLASSIFICATION
Compétence :
**Pratique collaborative**
Taxonomie :
**Pensée critique**

52.    1.  **Les valeurs normales sont $PaO_2$ 80 à 100 mm Hg; $PaCO_2$ 35 à 45 mm Hg; et pH 7,35 à 7,45. Ces gaz indiquent un faible taux d'oxygène (hypoxie), un $CO_2$ élevé (hypercapnie) et un pH faible (acidose).**

       2.  Identique à la réponse 1.
       3.  Identique à la réponse 1.
       4.  Identique à la réponse 1.

CLASSIFICATION
Compétence :
**Fondements de la pratique**
Taxonomie :
**Pensée critique**

**53.** 1. Le contenu n'est qu'une partie du nouvel apprentissage et peut être accablant si l'on présente toutes les informations sur l'asthme à la fois.

2. L'apprentissage axé sur le client consiste à éduquer activement les personnes asthmatiques sur le bon inhalateur à utiliser par le biais de démonstrations et de commentaires du client jusqu'à ce que la compétence soit maîtrisée.

3. L'enseignement doit se faire dans un environnement sûr et calme, exempt de distraction. Le poste de l'infirmière peut être trop bruyant pour que l'apprentissage du client ait lieu.

4. Les questions fermées empêchent le client d'exprimer ses préoccupations ou ses incompréhensions.

CLASSIFICATION
Compétence :
**Pratique collaborative**
Taxonomie :
**Connaissances et compréhension**

---

**54.** 1. Cette intervention est une composante de la prise en charge de l'asthme, mais pas la plus importante.

2. L'Association des infirmières et infirmiers autorisés de l'Ontario a élaboré des lignes directrices sur les pratiques exemplaires pour la prise en charge de l'asthme. L'élément clé qui a été identifié était une éducation appropriée et une formation sur la prise en charge par le client qui comprend un plan d'action contre l'asthme.

3. Cette intervention est une composante du traitement approprié de l'asthme, mais nécessite une éducation pour que le client prenne en charge du régime posologique.

4. Cette intervention est un élément important pour surveiller la prise en charge et la gravité de l'asthme par le client et ferait partie d'un plan d'action.

CLASSIFICATION
Compétence :
**Fondements de la pratique**
Taxonomie :
**Pensée critique**

---

**55.** 1. L'inhalateur-doseur doit être secoué cinq à six fois, et le client doit utiliser une bouffée à la fois.

2. M. Nigel devrait inhaler pendant qu'il appuie sur la cartouche.

3. Les inhalateurs AeroChamber décomposent et ralentissent les particules de médicament, augmentant ainsi la quantité de médicament administré au client. Leur utilisation est souvent avantageuse pour les enfants, les personnes âgées et les client qui ont de la difficulté à coordonner l'utilisation de l'inhalateur-doseur.

4. La cartouche doit être enfoncée pendant que le client inhale.

CLASSIFICATION
Compétence :
**Fondements de la pratique**
Taxonomie :
**Application**

---

## CAS 13

**56.** 1. Cette information est importante, mais n'est pas la principale préoccupation de l'infirmière auxiliaire lors de l'admission.

2. La consommation actuelle de substances est plus importante.

3. Le risque le plus immédiat pour la vie de Mme Wilmox est les substances qu'elle peut avoir actuellement dans son système. Toutes les autres options sont valides; cependant, l'état de santé de la cliente doit être stable afin de procéder à une évaluation de la santé mentale.

4. Mme Wilmox a une sœur et deux enfants; elle n'est donc pas sans soutien.

CLASSIFICATION
Compétence :
**Fondements de la pratique**
Taxonomie :
**Pensée critique**

**57.**

1. Cette action est conflictuelle et peut empêcher une coopération ultérieure.
2. Cette mesure ne serait pas appropriée.
3. Le client est toujours la principale source d'information.

4. Présenter les limites d'une manière non conflictuelle et non provocante réduit la possibilité que la cliente se sente menacée. Par conséquent, l'établissement d'une relation thérapeutique potentiel avec la cliente augmente considérablement.

CLASSIFICATION
Compétence :
**Pratique collaborative**
Taxonomie :
**Application**

**58.**

1. Cette action n'est pas nécessaire.

2. Un client conserve toujours le droit à la divulgation d'informations le concernant; par conséquent, l'infirmière auxiliaire doit demander la permission pour parler à des membres de sa famille ou à d'autres personnes importantes. L'autorisation verbale est adéquate et, en l'obtenant, l'infirmière auxiliaire établit la confiance et améliore la relation thérapeutique avec le client. L'infirmière auxiliaire doit toujours documenter un consentement verbal dans le dossier du client.

CLASSIFICATION
Compétence :
**Pratique éthique**
Taxonomie :
**Application**

3. Cette mesure brise la confidentialité et pourrait empêcher la coopération de Mme Wilmox.
4. Cette action n'est pas nécessaire.

**59.**

1. Les dispositifs de contention en quatre points ne sont pas indiqués et n'ont pas été prescrits. Ils peuvent s'avérer contre-productifs.

2. La principale réponse de l'infirmière auxiliaire devrait être de clarifier verbalement avec la cliente que la violence, quelle qu'elle soit, n'est pas appropriée et ne sera pas tolérée. Cela donne à la cliente la possibilité de modifier son comportement pour ce qui est plus approprié. Immédiatement après l'établissement des limites verbales par l'infirmière auxiliaire, l'infirmière auxiliaire peut enquêter sur toutes les raisons possibles du changement de comportement de la cliente.

CLASSIFICATION
Compétence :
**Pratique conforme aux lois**
Taxonomie :
**Application**

3. Ce comportement s'aggravera s'il est ignoré.
4. Cette intervention n'est pas indiquée dans cette situation.

## CAS 14

**60.**

1. Cette méthode est fortement recommandée, en particulier pour les gros fumeurs qui n'ont pas réussi à arrêter de fumer. Cependant, une approche unique n'est pas nécessairement la meilleure pour tous les fumeurs.
2. Cette méthode est efficace pour certains fumeurs, mais pas pour tous.
3. Identique à la réponse 2.

4. Plusieurs facteurs sont reconnus comme étant importants pour arrêter de fumer. Une méthode n'est pas nécessairement la meilleure pour tous. En choisissant une option qui, selon eux, sera couronnée de succès, les individus seront plus motivés à poursuivre cette méthode.

CLASSIFICATION
Compétence :
**Fondements de la pratique**
Taxonomie :
**Application**

**61.**

1. Cette affirmation n'est pas vraie.
2. Cette affirmation n'est pas vraie; il s'agit d'une immunité unique.

3. Il existe deux groupes de virus de la grippe saisonnière, qui ont la capacité de changer au fil du temps. Chaque saison de la grippe, les épidémiologistes prédisent quelle sera la souche prédominante et développent un vaccin propre à cette souche.

CLASSIFICATION
Compétence :
**Fondements de la pratique**
Taxonomie :
**Connaissances et compréhension**

4. Alors que les vaccins sont de plus en plus purifiés, ce n'est pas la raison de la nécessité d'une immunisation annuelle.

62. 1. Rituels et relaxation encouragent le sommeil.

CLASSIFICATION
Compétence :
**Fondements de la pratique**
Taxonomie :
**Application**

2. Faire de l'exercice trop près de l'heure du coucher libère de l'épinéphrine, qui est un stimulant.
3. Les somnifères en vente libre ne sont pas recommandés, en particulier pour les insomnies chroniques.
4. Les repas épicés peuvent causer l'indigestion, qui pourrait interférer avec le sommeil.

63. 1. Cette description ne définit pas le SIMDUT.
2. Le SIMDUT ne s'entraîne pas à la lutte contre les infections.
3. Cette description ne définit pas le SIMDUT.

4. Les produits chimiques sont une source de risque pour l'environnement. Le Système d'information sur les matières dangereuses utilisées au travail (SIMDUT) établit la norme de contrôle des substances dangereuses en milieu de travail, y compris les établissements de soins de santé.

CLASSIFICATION
Compétence :
**Fondements de la pratique**
Taxonomie :
**Connaissances et compréhension**

64. 1. Les femmes sont plus susceptibles que les hommes de ressentir du stress.

2. Chaque individu vit le stress différemment, et il y a des facteurs de stress différents pour chaque individu. Par conséquent, les stratégies doivent être adaptées à l'individu et aux facteurs de stress particuliers qui induisent le stress.

CLASSIFICATION
Compétence :
**Fondements de la pratique**
Taxonomie :
**Connaissances et compréhension**

3. Le stress est toujours présent et est nécessaire à la vie. C'est la façon dont une personne fait face au stress qui cause des problèmes de santé.
4. Le stress est une réalité pour tout le monde.

## CAS 15

65. 1. Cette réponse ne soulage en rien l'anxiété de Mme Magnusson.

2. Cette réponse répond aux inquiétudes de la cliente au sujet de l'électricité et fournit une raison pour le test.

CLASSIFICATION
Compétence :
**Pratique collaborative**
Taxonomie :
**Application**

3. Cette réponse ne prend pas en compte les inquiétudes de Mme Magnusson et ne donne pas de informations exactes.
4. Cette réponse est méprisante.

66. 1. Cette réponse est exacte et fournit des informations à Mme Magnusson sur la façon dont elle peut prévenir de futurs épisodes.

CLASSIFICATION
Compétence :
**Fondements de la pratique**
Taxonomie :
**Application**

2. Cette réponse est inexacte.
3. Cette réponse donne des informations incorrectes.
4. Identique à la réponse 3.

## CAS 16

67.   1.   Les rapports d'incident ou de risque de l'agence visent à suivre les erreurs et à identifier les défaillances ou les lacunes du système, dans le but de réduire les erreurs de médication.

   2.   Cette situation peut se produire, mais elle serait plus susceptible d'être identifiée par un responsable d'unité ou un employé.
   3.   L'erreur de médication peut servir lors d'une assignation à comparaître, mais ce n'est pas la principale raison pour laquelle elle est remplie.
   4.   Bien que les informations sur le client soient incluses dans le rapport d'erreur de médication, des informations précises sur la santé liés à tout effet indésirable devraient être documentées dans le dossier de santé du client.

CLASSIFICATION
Compétence :
**Pratique professionnelle**
Taxonomie :
**Pensée critique**

68.   1.   Le médecin doit avoir prescrit le médicament à moins qu'il ne s'agisse d'une préparation en vente libre, mais ce n'est pas le principe directeur.
   2.   Cette considération est importante pour toute administration de médicaments, mais n'est pas le principe directeur pour l'auto-administration.
   3.   Identique à la réponse 2.

   4.   **L'infirmière doit évaluer si chaque client possède la capacité de s'administrer leurs propres médicaments. Sinon, l'auto-administration ne peut être envisagée.**

CLASSIFICATION
Compétence :
**Pratique professionnelle**
Taxonomie :
**Pensée critique**

69.   1.   De nombreuses infirmières travaillent et préfèrent des quarts de travail de 12 heures. Avec des quarts de travail de 8 heures, ils travaillent plus de jours, ce qui pour certaines peut être tout aussi fatigant.
   2.   Travailler trop d'heures supplémentaires peut entraîner de la fatigue chez les infirmières. Mais il peut y avoir des moments et des situations où les heures supplémentaires représentent une utilisation efficace du personnel et, si elles ne sont pas surutilisées, elles ne contribuent pas à la fatigue des infirmières.
   3.   Il n'a pas été démontré que cette stratégie prévient la fatigue. De nombreuses infirmières trouvent que le changement des jours aux nuits contribue à la fatigue.

   4.   **La recherche a montré que les infirmières, lorsqu'elles ont le choix entre la durée et le type de quart de travail, choisissent des quarts de travail qui correspondent à leur mode de vie et à leur rythme circadien, diminuant ainsi la fatigue.**

CLASSIFICATION
Compétence :
**Pratique professionnelle**
Taxonomie :
**Pensée critique**

## CAS 17

70.   1.   La tension artérielle de Mme Douglas est stable.
   2.   Bien que sa peau nécessite une évaluation, il ne s'agit pas d'une préoccupation prioritaire.
   3.   Bien que son genou doit être évalué, ce n'est pas une priorité.

   4.   **Un changement de comportement, comme la manifestation d'une agitation et d'une fébrilité, est important à évaluer, car il peut être indicatif d'une maladie aiguë telle qu'une infection ou un déséquilibre électrolytique.**

CLASSIFICATION
Compétence :
**Fondements de la pratique**
Taxonomie :
**Pensée critique**

**71.**
1. *E. coli* est l'agent pathogène le plus courant menant à une infection urinaire.
2. *H. pylori* est une bactérie que l'on trouve habituellement dans l'estomac.
3. *Candida albicans* est un champignon qui cause la candidose, la vaginite et le muguet.
4. *Streptococcus pneumoniae* est une bactérie qui cause la pneumonie à pneumocoque.

**CLASSIFICATION**
Compétence :
**Fondements de la pratique**
Taxonomie :
**Connaissances et compréhension**

**72.**
1. Cela n'indique pas d'infection urinaire potentielle et n'a pas été trouvé sur la bandelette de test.
2. **C'est une indication d'une infection urinaire potentielle.**
3. Cela est non indicatif d'une infection urinaire potentielle.
4. Identique à la réponse 1.

**CLASSIFICATION**
Compétence :
**Fondements de la pratique**
Taxonomie :
**Application**

**73.**
1. Ce n'est pas une caractéristique d'une infection urinaire dans l'échantillon d'urine.
2. Identique à la réponse 1.
3. Identique à la réponse 1.
4. **L'urine est caractéristique d'une infection urinaire.**

**CLASSIFICATION**
Compétence :
**Fondements de la pratique**
Taxonomie :
**Connaissances et compréhension**

**74.**
1. Cela ne traitera pas l'infection urinaire.
2. **L'encourager à boire régulièrement de l'eau ou d'autres liquides l'aidera à éliminer les bactéries de ses voies urinaires. L'infirmière doit l'aider à boire, car la cliente ne saura pas boire à cause de sa démence.**
3. Le café est un irritant pour la vessie, et il se peut qu'elle ignore ou ne se souvienne pas d'en boire, en raison de sa démence.
4. Les clients doivent terminer tous leurs traitements antibiotiques pour prévenir la récurrence de l'infection.

**CLASSIFICATION**
Compétence :
**Fondements de la pratique**
Taxonomie :
**Application**

## CAS 18

**75.**
1. *E. coli* cause la diarrhée, mais n'est pas aussi commun que le rotavirus.
2. Shigella cause la diarrhée, mais n'est pas aussi commun que le rotavirus.
3. **Le rotavirus est une cause fréquente de gastro-entérite chez les enfants et les nourrissons, en particulier ceux qui fréquentent les garderies.**
4. Salmonella cause la diarrhée, mais n'est pas aussi commune que le rotavirus.

**CLASSIFICATION**
Compétence :
**Fondements de la pratique**
Taxonomie :
**Pensée critique**

**76.**
1. Ce signe suggère une déshydratation modérée.
2. Identique à la réponse 1.
3. Identique à la réponse 1.
4. **Un pouls rapide et filiforme est un signe de déshydratation sévère et nécessite un traitement immédiat pour prévenir un collapsus cardiovasculaire.**

**CLASSIFICATION**
Compétence :
**Fondements de la pratique**
Taxonomie :
**Pensée critique**

**77.**
1. Ce calcul est incorrect.
2. Identique à la réponse 1.

3. Ce calcul est correct : apport hydrique total : 20 ml × 9 kg = 180 ml/h
   Moyennes des liquides oraux sur 1 heure = 120 ml ÷ 3 heures = 40 ml
   Débit IV = 180 ml – 40 ml = 140 ml/h

4. Identique à la réponse 1.

CLASSIFICATION
Compétence :
**Pratique professionnelle**
Taxonomie :
**Application**

78.    1. Les solutions de réhydratation orale (p. ex., Pedialyte, Rehydralyte et Infalyte) sont le traitement de choix pour la plupart des cas de déshydratation causée par la diarrhée. Elles sont sûres, réduisent la perte de volume diarrhéique, fournissent des nutriments et des liquides, et raccourcissent la durée de la maladie. Les nourrissons allaités doivent continuer à le faire en alternant les allaitements avec la solution de réhydratation orale.

2. La préparation à base de soja n'est pas nécessaire ou recommandée s'il est allaité. De l'eau contenant du glucose ne traitera pas le déséquilibre électrolytique potentiel.

3. Le régime BRAT (bananes, riz, compote de pommes et pain grillé) n'est plus utilisé pour les nourrissons, car il a une faible valeur nutritionnelle. Charlie a besoin de plus de liquides que le régime BRAT et le lait maternel fournissent.

4. Une préparation sans lactose n'est pas indiquée puisque Charlie n'est pas intolérant au lactose. Le lait maternel fournira les liquides nécessaires et ses nutriments seront mieux digérés. Le jus de pomme peut être administré s'il est toléré, mais les solutions de réhydratation orale sont plus efficaces.

CLASSIFICATION
Compétence :
**Fondements de la pratique**
Taxonomie :
**Application**

## CAS 19

79.    1. Une chambre à un lit avec une porte fermée peut ne pas être sécuritaire pour l'infirmière auxiliaire, et elle ne voudra pas mener une entrevue confidentielle à proximité d'autres clients.

2. La sécurité est la question la plus importante, mais l'évaluation doit garantir la sécurité et la confidentialité. Cet environnement n'est pas approprié.

3. Lors d'un entretien avec un client psychiatrique ayant des antécédents de violence, la première préoccupation de l'infirmière auxiliaire devrait être sa propre sécurité. Si elle mène l'entretien dans une pièce qui offre une certaine intimité, mais qu'elle est positionnée près d'une porte, elle sera en sécurité et l'évaluation ne sera pas entendue par d'autres.

CLASSIFICATION
Compétence :
**Pratique collaborative**
Taxonomie :
**Pensée critique**

4. Cette précaution n'est pas nécessaire à moins que M. Clarkson ne soit violent à ce moment-là. La présence d'un policier peut aggraver son comportement ou l'intimider. À ce stade, le policier ne fait pas partie de l'équipe de soins de santé; par conséquent, sa présence violerait la confidentialité.

80.    1. En général, c'est le contraire qui est vrai.

2. Les personnes atteintes de ce trouble de la personnalité ont tendance à être égocentriques et impulsives et ont souvent besoin d'une gratification immédiate. Ils manquent de jugement et de maîtrise de soi, et n'apprennent pas de leurs erreurs.

CLASSIFICATION
Compétence :
**Fondements de la pratique**
Taxonomie :
**Application**

3. Ces personnes ont tendance à ne pas apprendre de leurs erreurs, de leurs expériences ou de leurs punitions.

4. Ces personnes sont égocentriques et n'ont pas le sens des responsabilités envers les autres.

81. 1. Les personnes atteintes de ce trouble n'ont généralement pas d'antécédents de dépression.
2. Ils ont tendance à être facilement frustrés.
3. Ils manquent de compréhension de leur comportement et d'empathie pour les autres, ce qui est essentiel pour les motiver à changer.

4. **Les personnes atteintes d'un trouble de la personnalité antisociale ont des antécédents de comportement motivé et inadapté.**

CLASSIFICATION
Compétence :
**Fondements de la pratique**
Taxonomie :
**Connaissances et compréhension**

82. 1. Cette réponse transfère la responsabilité de la question à l'étude à l'établissement.
2. La présente réponse n'aborde pas l'affirmation; le client est conscient de son rôle.

3. **Cette réponse confirme poliment que la relation est professionnelle plutôt que sociale.**

4. Sortir avec un client peut aller à l'encontre de son éthique, mais c'est la raison professionnelle qui prime.

CLASSIFICATION
Compétence :
**Pratique éthique**
Taxonomie :
**Pensée critique**

## CAS 20

83. 1. Ce type de masque n'est pas nécessaire. Un masque stérile est nécessaire.
2. L'infirmière auxiliaire doit préparer un champ stérile pour le changement de pansement.

3. **La préparation de la peau est nécessaire à l'aide d'un mouvement de va-et-vient pour empêcher l'introduction de microbes dans le système. C'est l'étape la plus importante dans la prévention de l'infection.**

4. Des gants stériles sont nécessaires.

CLASSIFICATION
Compétence :
**Fondements de la pratique**
Taxonomie :
**Pensée critique**

84. 1. **Cette entrée fournit les informations les plus complètes sur les actions entreprises.**

2. Ces informations sont incomplètes.
3. Aucune évaluation du site de la ligne du CCIP n'a été documentée. Le nom du médecin n'est pas nécessaire.
4. Cette entrée ne fournit aucune donnée d'évaluation concernant le site de la ligne du CCIP ni aucune information sur le changement de pansement.

CLASSIFICATION
Compétence :
**Pratique conforme aux lois**
Taxonomie :
**Pensée critique**

85. 1. **L'apprenante est responsable de comprendre les limites de ses connaissances, compétences, capacités et responsabilités. L'infirmière instructrice doit connaître les habiletés et les connaissances de base de l'étudiante afin que les deux puissent développer mutuellement un plan d'apprentissage et prodiguer des soins sécuritaires aux clients.**

2. Les apprenants sont responsables de leur propre pratique. L'infirmière instructrice n'est pas co-responsable si elle a assumé ses responsabilités d'instructrice et n'a pas placé l'apprenante dans une position où elle fonctionne au-delà de ses capacités.
3. L'apprenante doit identifier la nécessité d'obtenir et agir pour obtenir une supervision appropriée.
4. L'apprenante et la préceptrice partagent la responsabilité des erreurs si la préceptrice invite l'apprenante à prodiguer des soins sachant que ceux-ci dépassent son niveau de compétence.

CLASSIFICATION
Compétence :
**Pratique professionnelle**
Taxonomie :
**Connaissances et compréhension**

## CAS 21

86.    1.    Les pailles ne doivent jamais être utilisées car elles augmentent le risque d'aspiration.
2.    Cette information n'est pas nécessairement exacte. L'insertion d'une sonde de gastrostomie est recommandée si une évaluation complète par l'orthophoniste a montré un risque d'aspiration ou de déglutition inadéquate.
3.    Il n'y a aucune raison de manger des aliments fades si le client préfère les plats épicés.

4.    **Ces informations sont correctes. Les orthophonistes effectuent une évaluation complète des capacités du client à manger et à avaler et élaborent un plan de soins pour la dysphagie.**

CLASSIFICATION
Compétence :
**Pratique collaborative**
Taxonomie :
**Application**

87.    1.    L'hydrogel est recouvert d'une gaze de coton pour aider à le maintenir en place et prévenir la déshydratation de l'hydrogel.

2.    **L'environnement humide favorise une guérison plus rapide.**

3.    Ce type de pansement offre une certaine protection, mais ce n'est pas la principale raison de le choisir.
4.    L'hydrogel ne convient pas aux plaies avec une grande quantité d'écoulements, car il est conçu pour ajouter de l'humidité plutôt que d'éliminer l'humidité.

CLASSIFICATION
Compétence :
**Fondements de la pratique**
Taxonomie :
**Pensée critique**

88.    1.    Essayer de réorienter le client vers le présent ne fera que l'affliger.
2.    Cette réponse est trop complexe pour que ce type de client comprenne.

3.    **Cette réponse offre une distraction et permet à la cliente de s'exprimer.**

4.    Cette réponse peut être appropriée si Mme Baverstock ne peut pas être distraite.

CLASSIFICATION
Compétence :
**Pratique collaborative**
Taxonomie :
**Application**

89.    1.    Cette action n'est pas pratique et peut ne pas être possible.
2.    Cette action n'est pas une action de soins infirmiers indépendante.
3.    Identique à la réponse 2.

4.    **Cette action garantira qu'elle est en sécurité et lui fournira une certaine compagnie et un certain intérêt.**

CLASSIFICATION
Compétence :
**Pratique professionnelle**
Taxonomie :
**Application**

## CAS 22

90.    1.    Cette action doit être effectuée, mais elle n'est pas la première à prendre.
2.    Cette action sera effectuée s'il existe une directive médicale pour les antipyrétiques. Ce n'est pas la première action.

3.    **Ces enfants sont très probablement atteints d'une maladie transmissible. Il est particulièrement important, lorsque l'on travaille avec des enfants atteints de maladies chroniques, que les enfants symptomatiques soient isolés pour éviter la transmission des micro-organismes.**

4.    Identique à la réponse 1.

CLASSIFICATION
Compétence :
**Pratique professionnelle**
Taxonomie :
**Pensée critique**

91.    1.    **Si l'enfant a déjà eu une réaction anaphylactique à cause d'une piqûre d'insecte, l'infirmière auxiliaire doit être prête à traiter la réaction similaire attendue, qui pourrait être mortelle.**

2.    Cette action peut être effectuée si nécessaire.

CLASSIFICATION
Compétence :
**Fondements de la pratique**
Taxonomie :
**Pensée critique**

3. Cette action sera prise, mais ce n'est pas la priorité.
4. Les guêpes ne laissent généralement pas de dard; cependant, la zone devrait être inspectée pour voir s'il y en a un. S'il est visible, l'infirmière auxiliaire peut tenter de l'enlever. Il s'agit d'une action importante, mais une évaluation de l'anaphylaxie est plus critique.

92. 1. Cette action devra être prise, mais ce n'est pas la priorité.
    2. Identique à la réponse 1.

    3. **L'infirmière auxiliaire a une responsabilité initiale et principale de s'assurer que l'erreur de médication n'a causé aucun effet indésirable à Madison.**

    4. Identique à la réponse 1.

CLASSIFICATION
Compétence :
**Pratique professionnelle**
Taxonomie :
**Pensée critique**

93. 1. Les infirmières peuvent être autorisées à accepter un cadeau, selon les circonstances et le but du don. Les gens de certaines cultures seraient offensés si l'infirmière refusait le cadeau.
    2. Cette réponse implique que l'infirmière auxiliaire prendra mieux soin de Fatima parce qu'elle a reçu un cadeau.
    3. La famille peut être offensée par cette question.

    4. **Cette réponse n'offense pas la famille, n'implique pas que Fatima recevra un traitement spécial et ne crée pas de mauvais sentiments parmi le reste de l'équipe de soins de santé.**

CLASSIFICATION
Compétence :
**Pratique éthique**
Taxonomie :
**Application**

94. 1. **Cette action est la plus importante action à poser en tout premier lieu par l'infirmière auxiliaire pour protéger les enfants contre l'infection. La varicelle chez les enfants atteints de maladies chroniques immunodéprimées peut être très grave.**

    2. Cette action devrait être prise, mais ce n'est pas la priorité.
    3. Si l'infirmière auxiliaire doit être en contact avec quelqu'un, elle devrait utiliser les techniques appropriées de contrôle des infections, mais il est plus important qu'elle s'isole des enfants.
    4. Étant donné que le contact a eu lieu 2 semaines avant, il est trop tard pour que l'immunisation soit efficace si elle a contracté la maladie.

CLASSIFICATION
Compétence :
**Pratique professionnelle**
Taxonomie :
**Pensée critique**

## CAS 23

95. 1. Cette réponse est correcte, mais ne répond pas au manque d'informations de Mme Anderson.
    2. Identique à la réponse 1.

    3. **Cette réponse reconnaît que Mme Anderson a encore besoin d'informations avant de pouvoir prendre une décision éclairée.**

    4. Cette réponse peut être vraie, mais évite le problème. Mme Anderson n'a pas demandé ce que ferait l'infirmière auxiliaire.

CLASSIFICATION
Compétence :
**Pratique conforme aux lois**
Taxonomie :
**Pensée critique**

96. 1. **Ces informations sont correctes.**

    2. Cette information est correcte, mais ne répond pas à la question.
    3. La production d'œstrogènes cesse après la ménopause.
    4. On pense que seulement 5 à 10 % des cas de cancer du sein sont dus à des causes génétiques.

CLASSIFICATION
Compétence :
**Fondements de la pratique**
Taxonomie :
**Application**

97.    1. Cette réponse offre une fausse assurance.
       2. Cette réponse est trop vague et ne répond pas à la question de M. Anderson.

       3. **Cette réponse est pratique et fiable.**

       4. Cette réponse ne répond pas à la question de M. Anderson.

CLASSIFICATION

Compétence :
**Pratique collaborative**

Taxonomie :
**Application**

## CAS 24

98.    1. Cette évaluation est nécessaire, mais elle n'est pas la plus importante.
       2. Identique à la réponse 1.

       3. **L'évaluation la plus importante consiste à s'assurer que le client ait les voies respiratoires dégagées et qu'il soit capable de respirer correctement.**

       4. Identique à la réponse 1.

CLASSIFICATION

Compétence :
**Fondements de la pratique**

Taxonomie :
**Pensée critique**

99.    1. Cette position encouragerait l'aspiration et rendrait difficile l'écoulement du mucus.

       2. **Cette position permet au fluide de s'écouler et permet l'aspiration.**

       3. Identique à la réponse 1.
       4. Identique à la réponse 1.

CLASSIFICATION

Compétence :
**Changements dans la santé**

Taxonomie :
**Application**

100.   1. **Le client doit être encouragé à pratiquer une bonne hygiène buccale et à subir des examens dentaires régulièrement.**

       2. Ces informations ne sont pas spécifiques à cette état de santé.
       3. Identique à la réponse 2.
       4. Identique à la réponse 2.

CLASSIFICATION

Compétence :
**Pratique collaborative**

Taxonomie :
**Application**

# RÉPONSES ET JUSTIFICATIONS POUR LES QUESTIONS INDÉPENDANTES

101.   1. Cette description décrit l'effet des stéroïdes anabolisants.
       2. Les amphétamines peuvent en fait diminuer la coordination.
       3. Au fil du temps, l'utilisation d'amphétamines entraînerait une diminution de la capacité de l'athlète à gérer le stress.

       4. **Cet effet que procurent les stimulants du système nerveux central comme les amphétamines se traduit par la consommation de substances chez les athlètes. Ignorer la fatigue peut entraîner un dépassement des limites physiques et provoquer un effondrement.**

CLASSIFICATION

Compétence :
**Fondements de la pratique**

Taxonomie :
**Connaissances et compréhension**

102.   1. **Le torticolis est un mouvement limité du cou, dans lequel le cou est fléchi et tourné vers le côté affecté. Le traitement consiste en des exercices d'étirement doux pour le cou.**

       2. Cette intervention ne traite pas le torticolis.

CLASSIFICATION

Compétence :
**Fondements de la pratique**

Taxonomie :
**Application**

3. Cette intervention ne traite pas le torticolis et est contre-indiquée en raison du risque de syndrome de mort subite du nourrisson.
4. Cette intervention est un traitement pour la luxation des hanches.

103.
1. Cette question fait partie de l'évaluation environnementale, mais ce n'est pas la première.
2. Identique à la réponse 1.
3. Identique à la réponse 1.

4. **Cette question fournira des informations de base sur le profil et l'étendue des allergies. Ces informations peuvent alors conduire à une identification possible des déclencheurs et à un plan de gestion des allergies.**

CLASSIFICATION
Compétence :
**Pratique professionnelle**
Taxonomie :
**Pensée critique**

104.
1. Cette action doit être effectuée, mais ce n'est pas l'étape initiale.

2. **Cette considération est la priorité pour l'infirmière auxiliaire. Les personnes qui ne sont pas prêtes à apprendre ne seront pas en mesure d'apprendre, indépendamment de l'individualisation, du plan d'enseignement, de leurs connaissances de base, etc. Ces parents viennent de recevoir un diagnostic terminal pour leur enfant et, par conséquent, il est peu probable qu'ils sont en mesure d'apprendre de nouvelles compétences.**

CLASSIFICATION
Compétence :
**Pratique professionnelle**
Taxonomie :
**Pensée critique**

3. Identique à la réponse 1.
4. Identique à la réponse 1.

105.
1. La consommation de drogues ne conduit pas nécessairement au délire.

2. **Le délire, une confusion mentale temporaire mais aiguë, est fréquent chez les personnes âgées admises à l'hôpital.**

CLASSIFICATION
Compétence :
**Fondements de la pratique**
Taxonomie :
**Pensée critique**

3. La dépression n'est pas un indicateur de l'apparition d'un délire.
4. Le cancer de l'ovaire ne présente aucun risque de délire.

106.
1. L'action immunosuppressive provoque une dépression médullaire, ce qui diminue le nombre de leucocytes.
2. Ils n'interfèrent pas avec la production d'anticorps.
3. Les glucocorticoïdes interfèrent avec la réponse du corps aux micro-organismes mais ne favorisent pas directement la propagation des entérovirus.

4. **Ces agents sont classés comme anti-inflammatoires ou immunosuppresseurs. Ils interfèrent avec la libération des enzymes responsables de la réponse inflammatoire.**

CLASSIFICATION
Compétence :
**Fondements de la pratique**
Taxonomie :
**Connaissances et compréhension**

107.
1. Cette affirmation est vraie, mais en raison de la référence aux condylomes sexuellement transmissibles, elle peut être perçue comme un blâme et peut inhiber l'expression des sentiments.

2. **Cette affirmation reconnaît que le sentiment d'anxiété de Mme Pitre est valable.**

CLASSIFICATION
Compétence :
**Pratique professionnelle**
Taxonomie :
**Application**

3. Cette affirmation offre une fausse assurance. Bien qu'un condylome soit une verrue bénigne, le virus du papillome qui en est à l'origine peut entraîner

des modifications néoplasiques du tissu cervical qui, si elles ne sont pas interrompues, peuvent entraîner un carcinome du col de l'utérus.
4. Cette affirmation est vraie, mais tout diagnostic de cancer est inquiétant pour les gens. L'affirmation de l'infirmière auxiliaire ne reconnaît pas les inquiétudes de Mme Pitre et ne lui donne pas la possibilité de discuter de ses sentiments.

---

108. 1. Une respiration sifflante est un son aigu, généralement plus fort à l'expiration.
2. Ce son serait entendu au-dessus du précordium et serait synchronisé avec le battement de cœur.

3. **Un frottement pleural produirait ce son lorsque la plèvre pariétale frotte contre la plèvre viscérale.**

4. L'atélectasie entraîne une grande réduction d'entrée d'air et ne produit pas de bruit de frottement.

CLASSIFICATION
Compétence :
**Fondements de la pratique**
Taxonomie :
**Application**

---

109. 1. La discussion et le questionnement ne sont pas une stratégie d'enseignement appropriée pour les tout-petits. Ceci est recommandé pour les adolescents et les adultes.
2. Les photos peuvent être utiles, mais peuvent également augmenter l'anxiété du tout-petit.

3. **Le jeu est une méthode de démonstration pédagogique appropriée pour un tout-petit.**

4. Identique à la réponse 1.

CLASSIFICATION
Compétence :
**Fondements de la pratique**
Taxonomie :
**Pensée critique**

---

110. 1. Il n'y a pas d'informations précises ou factuelles sur les antécédents de consommation de substances.
2. Cette documentation ne décrit pas la blessure par pression et ne fournit aucune information factuelle à son sujet.

3. **Cette documentation est précise et objective.**

4. Les sentiments ne peuvent pas être mesurés uniformément.

CLASSIFICATION
Compétence :
**Pratique conforme aux lois**
Taxonomie :
**Pensée critique**

---

111. 1. Le client n'aura pas besoin d'être tourné pendant encore 15 minutes.
2. L'état de ce client doit être vérifié toutes les heures, mais on peut attendre jusqu'à 20 h.

3. **Ce client a la plus grande acuité. L'infirmière auxiliaire doit s'assurer que l'hypoglycémie a été correctement traitée et que la glycémie est maintenant dans les plages normales.**

4. Le client ne ressentira pas encore le plein effet des analgésiques, et ce n'est pas la situation la plus aiguë.

CLASSIFICATION
Compétence :
**Pratique professionnelle**
Taxonomie :
**Pensée critique**

---

112. 1. **Chaque client doit être traité comme un individu, quel que soit l'aspect de la diversité.**

2. La famille doit être incluse si le client le souhaite.
3. Les différences dans les croyances et les pratiques en matière de santé sont courantes, mais ne constituent pas le principe culturel le plus important.
4. L'infirmière auxiliaire peut ne pas être en mesure d'avoir une connaissance de toutes les cultures. Des soins appropriés peuvent toujours être fournis en demandant des informations et de l'aide au client.

CLASSIFICATION
Compétence :
**Pratique professionnelle**
Taxonomie :
**Pensée critique**

113.    1.  L'alcool peut être consommé avec modération.
2.  L'alcool n'a pas cet effet sur le pancréas.
3.  Bien que les personnes atteintes de diabète de type 2 puissent être autorisées à consommer de l'alcool en quantités similaires à celles des personnes non atteintes de la maladie, il existe d'autres facteurs dont le client doit être conscient.

4.  **Le client devra surveiller les effets de l'alcool sur sa glycémie afin qu'il puisse ajuster sa consommation en conséquence. L'alcool contient des calories, qui doivent être calculées dans son apport calorique quotidien.**

CLASSIFICATION
Compétence :
**Fondements de la pratique**
Taxonomie :
**Application**

114.    1.  **Les douches sont préférables aux bains de baignoire car les bactéries dans l'eau peuvent pénétrer dans l'urètre.**

2.  Une augmentation des jus de canneberge, pas de pomme, empêche les bactéries d'adhérer à la paroi de la vessie.
3.  Uriner toutes les heures n'est probablement pas possible ou nécessaire. Il est recommandé d'uriner toutes les 2 heures.
4.  Les rapports sexuels ne sont pas interdits, mais il est recommandé que la cliente urine immédiatement après.

CLASSIFICATION
Compétence :
**Fondements de la pratique**
Taxonomie :
**Application**

115.    1.  L'antigène prostatique spécifique (APS) est un test de dépistage, mais ne confirme pas nécessairement la présence d'un cancer.
2.  Plusieurs traitements sont recommandés selon le type et l'évolution du cancer : chirurgie, attente sous surveillance, radiothérapie externe, hormonothérapie, insertion de pastilles radioactives (curiethérapie), etc.

3.  **Une biopsie détermine s'il y a un cancer et fournit des informations sur le stade du cancer.**

4.  Selon le traitement, l'impuissance et l'incontinence peuvent être évitées.

CLASSIFICATION
Compétence :
**Fondements de la pratique**
Taxonomie :
**Pensée critique**

116.    1.  **Souvent, l'abus de substances peut déclencher des hallucinations auditives et visuelles, selon le profil de consommation de substances.**

2.  Le client doit être évalué, mais il n'y a pas de besoin immédiat.
3.  Rien n'indique qu'il deviendra violent.
4.  Il est dans la tranche d'âge où la schizophrénie est la plus susceptible d'apparaitre.

CLASSIFICATION
Compétence :
**Fondements de la pratique**
Taxonomie :
**Application**

117.    1.  À moins que les soins ne soient prodigués dans une situation d'urgence, le consentement au traitement est requis; cependant, le consentement écrit n'est pas nécessaire.
2.  Un consentement signé n'est pas requis.
3.  Identique à la réponse 2.

4.  **Une infirmière auxiliaire doit demander et obtenir le consentement avant d'entreprendre toute intervention. Si la procédure a été expliquée à la cliente, celui-ci peut indiquer son consentement verbalement ou non verbalement en hochant la tête oui ou en positionnant le corps pour la procédure à effectuer.**

CLASSIFICATION
Compétence :
**Pratique conforme aux lois**
Taxonomie :
**Application**

118.    1.  La pression aidera au ronflement, mais ce n'est pas l'objectif principal de l'appareil.

2.  **La pression positive empêche l'effondrement des voies respiratoires afin que le client n'ait pas de désaturation en oxygène.**

CLASSIFICATION
Compétence :
**Fondements de la pratique**
Taxonomie :
**Pensée critique**

3. L'appareil aide à la saturation en oxygène, mais ce n'est pas son objectif principal.
4. L'appareil est utilisé pour garder les voies respiratoires non obstruées, pas pour réduire la charge de travail du cœur.

---

119.
1. **La pédiculose est une infestation par les poux. L'infestation par *Pediculus humanus capitis*, ou poux de tête, est une affection courante chez les enfants d'âge scolaire. L'affection est traitée avec des shampooings en vente libre spécialement formulés qui tuent les poux et les lentes.**

2. La pédiculose n'est pas causée par un champignon. Il s'agit d'un arthropode (animal parasite).
3. Ce traitement est utilisé pour les abrasions légères et les infections superficielles.
4. Ce traitement peut être utilisé pour le psoriasis, pas la pédiculose.

CLASSIFICATION
Compétence :
**Fondements de la pratique**
Taxonomie :
**Application**

---

120.
1. Il faut des collations bien équilibrées. La caféine est un stimulant qui affectera son rythme de sommeil.
2. Un repas copieux le soir augmentera son agitation et le maintiendra éveillé toute la nuit.
3. Cela devrait être fait régulièrement pendant la journée lorsqu'il est moins agité.

4. **La lumière réduira l'agitation et la peur qui se produisent à cause de l'obscurité et des ombres.**

CLASSIFICATION
Compétence :
**Fondements de la pratique**
Taxonomie :
**Application**

---

121.
1. L'objectif de la gestion de l'asthme est que le contrôle devrait permettre la participation à toutes les activités.

2. **Cette action s'est avérée efficace dans la prévention de l'asthme induit par l'exercice chez les enfants.**

3. Certains enfants ont des crises par temps froid, mais si l'asthme est adéquatement contrôlé, de telles crises peuvent être gérées dans la plupart des cas.
4. Les débits de pointe peuvent se situer dans les limites normales chez un enfant, mais une crise peut toujours se produire pendant l'exercice.

CLASSIFICATION
Compétence :
**Fondements de la pratique**
Taxonomie :
**Application**

---

122.
1. **Le régime thérapeutique de l'alitement inclut la tranquillité d'esprit, qui peut être obtenue au mieux si les enfants sont correctement pris en charge. L'exploration d'options possibles peut apporter des solutions pratiques au problème des services de garde d'enfants.**

2. Cette réponse explore les sentiments de la cliente, mais n'aborde pas le régime thérapeutique.
3. Un alitement complet a été prescrit, de sorte que la cliente ne doit pas préparer de repas.
4. Cette réponse offre une solution qui peut ne pas être possible ou acceptable plutôt que d'explorer la situation avec la cliente.

CLASSIFICATION
Compétence :
**Pratique professionnelle**
Taxonomie :
**Application**

---

123.
1. Cette intervention aide les clients à gérer les troubles paniques mais nécessite des conseils, ce qui n'est pas approprié au départ dans un service d'urgence.
2. Les éléments qui déclenchent l'anxiété chez la cliente seront explorés pendant la consultation, mais leur identification n'est pas une intervention qui devrait se faire initialement.

3. **Le lorazépam (Ativan) est utilisé comme traitement initial car il permet une réduction rapide des symptômes.**

CLASSIFICATION
Compétence :
**Fondements de la pratique**
Taxonomie :
**Pensée critique**

4. Les inhibiteurs sélectifs du recaptage de la sérotonine sont souvent prescrits aux clients souffrant de troubles paniques; cependant, ils ne constitueraient pas le traitement initial et ne sont pas aussi susceptibles d'être prescrits dans un service d'urgence.

**124.**

1. Les clients atteints de trouble de la personnalité limite se sentent peu responsables face à eux-mêmes ou à leurs actions. Ils devraient être encouragés à résoudre leurs propres problèmes.
2. Avec ce trouble, il est important de maintenir une approche cohérente dans toutes les interactions et de s'assurer que les autres membres du personnel le font aussi.
3. Les clients atteints d'un trouble de la personnalité limite peuvent idolâtrer certains membres du personnel et en dévaloriser d'autres. L'infirmière auxiliaire ne devrait pas prendre parti dans ses différends avec d'autres membres du personnel.

**4. Le renforcement constant d'un comportement acceptable permettra à M. Loek de mieux fonctionner dans la société.**

CLASSIFICATION
Compétence :
**Fondements de la pratique**
Taxonomie :
**Application**

**125.**

1. Le rapport n'affecte pas la compatibilité.

**2. Ces types d'insuline sont compatibles et sont administrés dans la même seringue.**

3. Les deux insulines peuvent être administrées ensemble en même temps.
4. Cette action n'est pas requise; les injections inutiles augmentent le risque d'infection ainsi que de causer un inconfort supplémentaire.

CLASSIFICATION
Compétence :
**Fondements de la pratique**
Taxonomie :
**Application**

**126.**

**1. La soupe aux légumes en conserve est riche en sodium et contient environ 1 060 mg de sodium par 250 ml.**

2. Le fromage naturel contient du sodium, mais pas autant que le jus de tomate en conserve.
3. Le poisson frais n'est pas riche en sodium.
4. Les pâtes de blé entier, si elles sont cuites dans de l'eau non salée, sont faibles en sodium.

CLASSIFICATION
Compétence :
**Fondements de la pratique**
Taxonomie :
**Connaissances et compréhension**

**127.**

1. Cet exemple illustre un comportement agressif.

**2. La caractéristique essentielle d'un comportement passif-agressif est la résistance à répondre aux exigences des autres en termes de fonctionnement social et professionnel. Le retard chronique en est un excellent exemple.**

3. Cet exemple dépeint la colère ou l'agressivité, mais n'est pas passif.
4. Identique à la réponse 3.

CLASSIFICATION
Compétence :
**Fondements de la pratique**
Taxonomie :
**Connaissances et compréhension**

**128.**

1. Cette instruction s'applique à la manœuvre de Valsalva.
2. Il n'est pas sage de retarder la miction avec une vessie pleine, car cela affaiblit les muscles du sphincter.
3. Les exercices de Kegel impliquent le sphincter urinaire, pas le sphincter anal.

**4. Cette méthode est correcte pour cibler les bons muscles utilisés dans les exercices de Kegel, qui renforcent le sphincter urinaire.**

CLASSIFICATION
Compétence :
**Fondements de la pratique**
Taxonomie :
**Application**

**129.**   1. **Les gants ont été contaminés par le pansement souillé et doivent être immédiatement retirés pour empêcher la transmission des micro-organismes.**

2. Le plateau de pansements ne doit pas être ouvert pendant que l'infirmière porte des gants souillés.
3. L'hygiène des mains sera effectuée, mais pas avant le retrait des gants souillés.
4. La porte ou le rideau aurait dû être fermé avant de revêtir la blouse, les gants et les lunettes.

CLASSIFICATION
Compétence :
**Pratique professionnelle**
Taxonomie :
**Application**

**130.**   1. Ce test permet de déterminer s'il y a eu une exposition au bacille de la tuberculose. Une fois qu'une personne a été infectée, le test sera toujours positif.
2. Ce test ne fournit pas d'information sur la transmissibilité.
3. **L'absence de bactéries dans les expectorations indique que la maladie ne peut plus être propagée par la voie aérienne.**
4. L'absence de fièvre n'est pas la preuve que la maladie ne peut pas être transmise.

CLASSIFICATION
Compétence :
**Fondements de la pratique**
Taxonomie :
**Connaissances et compréhension**

**131.**   1. Les flatulences peuvent survenir en raison de l'immobilité, pas seulement de l'obstruction.
2. L'anorexie peut survenir avec une impaction, mais elle peut également être causée par d'autres conditions.
3. **En raison de la présence de matières fécales dans le côlon, un client avec une impaction fécale a envie de déféquer, mais en est incapable.**
4. La fréquence des selles varie pour les individus; il peut être normal que cette personne n'en ait pas pendant plusieurs jours.

CLASSIFICATION
Compétence :
**Fondements de la pratique**
Taxonomie :
**Application**

**132.**   1. *Toxoplasma gondii*, **un protozoaire, peut être transmis par l'exposition à des excréments de chat infectés ou par l'ingestion de viande insuffisamment cuite et contaminée.**
2. La toxoplasmose n'est pas liée aux maladies virales.
3. *Toxoplasma gondii* est un parasite des animaux à sang chaud; les poissons ne sont pas considérés comme la source de contamination.
4. La toxoplasmose n'est pas liée aux maladies incluses dans la vaccination des enfants.

CLASSIFICATION
Compétence :
**Fondements de la pratique**
Taxonomie :
**Connaissances et compréhension**

**133.**   1. **Pour éviter d'autres dommages à la moelle épinière, la victime doit être déplacée avec beaucoup de soin. Le déplacement d'une personne dont la moelle épinière a été blessée pourrait causer une paralysie irréversible. L'infirmière auxiliaire a besoin de l'aide d'intervenants en soins d'urgence qui disposent de l'équipement approprié.**

2. On soupçonne une blessure au dos; par conséquent, la personne ne devrait pas être déplacée.
3. Une blessure au dos empêche de changer la position de la personne.
4. Une planche plate serait indiquée; cependant, un sauveteur seul ne pourrait pas déplacer la victime en toute sécurité.

CLASSIFICATION
Compétence :
**Fondements de la pratique**
Taxonomie :
**Pensée critique**

**134.**   1. Des lésions dans l'aire de Broca, situées dans la région frontale postérieure de l'hémisphère dominant, entraînent des problèmes dans l'aspect moteur de la parole.

CLASSIFICATION
Compétence :
**Fondements de la pratique**
Taxonomie :
**Connaissances et compréhension**

2. Cette difficulté est associée à l'aphasie réceptive, et non à l'aphasie expressive; l'aphasie réceptive est associée à la maladie de la région du cerveau de Wernicke.

3. La compréhension de la parole est associée à l'aphasie réceptive.

4. Identique à la réponse 2.

135. 1. Ce signe clinique n'est pas un signe d'infection.

2. **Ce signe clinique fait partie du processus de guérison normal. Le pénis ne nécessite pas d'autres soins, autres que le nettoyage en douceur avec de l'eau.**

3. Ce signe clinique n'est pas le signe d'un besoin d'un meilleur nettoyage. Le peroxyde d'hydrogène n'est pas nécessaire et irriterait la peau.

4. Cette affirmation est une critique implicite du père pour avoir circoncis l'enfant et n'est pas une réponse thérapeutique.

CLASSIFICATION
Compétence :
**Fondements de la pratique**
Taxonomie :
**Application**

136. 1. Cette action aurait un effet systémique sur l'équilibre des fluides; l'œdème du membre résiduel est une réponse localisée à l'inflammation.

2. Identique à la réponse 1.

3. L'immobilisation prolongée de l'extrémité résiduelle dans une position peut mener à une contracture de flexion de la hanche.

4. **Les bandages élastiques compriment le membre résiduel, préviennent l'œdème et favorisent le rétrécissement et le moulage du membre résiduel; le bandage doit être remis en place lorsqu'il se desserre.**

CLASSIFICATION
Compétence :
**Fondements de la pratique**
Taxonomie :
**Application**

137. 1. Les personnes atteintes de ces blessures pourraient attendre le traitement selon la routine de triage de l'équipe de soins de santé.

2. Identique à la réponse 1.

3. Identique à la réponse 1.

4. **Les personnes atteintes de ces blessures ont besoin de soins urgents, car elles peuvent subir une perte de sang sévère et un risque d'infection.**

CLASSIFICATION
Compétence :
**Pratique professionnelle**
Taxonomie :
**Pensée critique**

138. 1. **Cette action est le choix professionnel. Si elle est malade ou trop fatiguée pour fonctionner, elle doit consulter le superviseur, qui décidera de la solution appropriée.**

2. Cette mesure serait considérée comme une faute professionnelle.

3. Il se peut que l'infirmière auxiliaire ne soit pas en mesure de rester éveillée. Elle met en danger la sécurité de ses clients, surtout si elle est malade.

4. Cette mesure n'est pas raisonnable. La collègue a besoin d'une pause et on ne devrait pas lui demander ou lui dire de s'occuper des clients de l'infirmière auxiliaire. Si la collègue offre de couvrir l'infirmière auxiliaire et que la collègue se sent reposée, cela peut être admissible.

CLASSIFICATION
Compétence :
**Pratique professionnelle**
Taxonomie :
**Pensée critique**

139. 1. **Ce type de conjonctivite survient environ 3 à 4 jours après la naissance. Si elle n'est pas traitée, il en résultera probablement une conjonctivite folliculaire chronique avec cicatrisation conjonctivale.**

2. La syphilis congénitale ne se manifeste pas par un écoulement oculaire.

3. Les allergies sont rares chez les nouveau-nés en raison de la transmission d'anticorps maternels.

4. Cette conjonctivite chimique survient dans les 48 premières heures et l'écoulement n'est pas purulent.

CLASSIFICATION
Compétence :
**Fondements de la pratique**
Taxonomie :
**Connaissances et compréhension**

140.    1.  **Le rôle de l'infirmière auxiliaire comprend la promotion d'environnements de qualité afin de promouvoir des soins sécuritaires et holistiques aux clients.**

2.  Ce problème est lié au système et ne sera pas résolu par une affectation de l'infirmière à un nombre limité de clients.
3.  Il est plus professionnel et efficace de défendre que de se plaindre. Il se peut que le gestionnaire ne soit pas réceptif aux plaintes.
4.  Le statu quo ne permet pas la prestation de soins de qualité. Il pourrait y avoir des solutions de rechange qui tiendraient compte de la qualité des soins et du nombre de clients.

CLASSIFICATION
Compétence :
**Pratique professionnelle**
Taxonomie :
**Pensée critique**

141.    1.  Les rhumes sont causés par des virus; par conséquent, les antibiotiques n'ont aucun effet.
2.  Les médicaments antiviraux ne sont ni recommandés ni efficaces pour le rhume.

3.  **Les liquides tièdes ou chauds aident à garder le mucus liquide et à dégager le nez. Des anecdotes et des preuves provenant de certaines recherches suggèrent que l'échinacée et les pastilles de zinc fonctionnent pour certaines personnes.**

4.  Bien qu'il n'y ait pas de remède, Mme Scales peut être encouragée à se reposer, à augmenter la consommation de liquides et à traiter des symptômes spécifiques.

CLASSIFICATION
Compétence :
**Fondements de la pratique**
Taxonomie :
**Connaissances et compréhension**

142.    1.  Cette affirmation reproduit un mythe. Le bain donné régulièrement est encore plus important pendant les menstruations.

2.  **Changer les tampons toutes les 2 à 4 heures aide à prévenir le syndrome de choc toxique.**

3.  Les tampons peuvent être portés, à condition qu'ils soient changés fréquemment.
4.  Les douches ne sont pas recommandées, car elles modifient la flore naturelle du vagin et peuvent introduire des micro-organismes.

CLASSIFICATION
Compétence :
**Pratique collaborative**
Taxonomie :
**Application**

143.    1.  L'endométriose ne cause pas d'aménorrhée.
2.  L'endométriose ne provoque pas d'anovulation.

3.  **L'endométriose est la présence de tissu endométrial aberrant à l'extérieur de l'utérus. Le tissu réagit à la stimulation ovarienne, saigne pendant la menstruation et provoque une douleur intense.**

4.  L'inflammation pelvienne résulte habituellement de l'infection.

CLASSIFICATION
Compétence :
**Fondements de la pratique**
Taxonomie :
**Connaissances et compréhension**

144.    1.  **L'action initiale de l'infirmière auxiliaire est de mettre fin à l'abus.**

2.  Cette action devra être faite, mais ce n'est pas la priorité.
3.  Le signalement de l'abus à l'organisme de réglementation est la responsabilité légale d'une infirmière, mais ce n'est pas la première action à prendre.
4.  Un rapport écrit devra être fait, mais mettre fin à l'abus est la mesure la plus importante au départ.

CLASSIFICATION
Compétence :
**Pratique conforme aux lois**
Taxonomie :
**Pensée critique**

145.    1.  Ce type de fracture est causé par la torsion du membre. On le voit dans les cas de maltraitance d'enfants.

2.  **La fragilité osseuse affaiblit les vertèbres, entraînant de multiples fractures par compression qui causent de la douleur et réduisent la taille.**

CLASSIFICATION
Compétence :
**Fondements de la pratique**
Taxonomie :
**Application**

3. Ce type de fracture est causé par une force appliquée directement sur l'os.

4. Ce type de fracture tire les os et d'autres tissus des attaches habituelles et ne survient pas couramment avec l'ostéoporose.

---

146. 1. Cette action n'est pas l'action initiale. Le médecin demanderait probablement à l'infirmière de reprendre la mesure de la pression artérielle du client à l'aide d'un système manuel.

2. La pression artérielle du client doit être mesurée manuellement pour confirmer les résultats avant l'administration du médicament.

3. Cette action est une option, mais il est peu probable qu'elle modifie la lecture.

4. **Il est préférable pour l'infirmière auxiliaire de reprendre la lecture et de comparer les résultats. Les systèmes de surveillance automatique fonctionnent mal à l'occasion. Les résultats aberrants doivent être vérifiés manuellement.**

CLASSIFICATION
Compétence :
**Pratique professionnelle**
Taxonomie :
**Pensée critique**

---

147. 1. Cette affirmation indiquerait à la femme qu'elle avait raison en ce qui concerne ce qu'elle disait à son mari.

2. Cette question exprime une hypothèse et peut mettre Mme Alberto sur la défensive.

3. Cette question est agressive et semble punitive.

4. **Il peut y avoir de nombreuses raisons pour lesquelles Mme Alberto a dit à son mari des informations incorrectes. En utilisant une question ouverte demandant des informations, l'infirmière auxiliaire devrait être en mesure d'identifier et de corriger la désinformation.**

CLASSIFICATION
Compétence :
**Pratique professionnelle**
Taxonomie :
**Application**

---

148. 1. **Selon la Société canadienne du cancer, le cancer du poumon est la principale cause de décès par cancer au Canada.**

2. Le cancer du sein représente une incidence élevée de cancer chez les femmes, mais dans l'ensemble de la population, il ne cause pas autant de décès que les cancers du poumon et du côlon.

3. Le cancer de la prostate représente une incidence élevée de cancer chez les hommes, mais dans l'ensemble de la population, il ne cause pas autant de décès que les cancers du poumon et du côlon.

4. Le cancer colorectal, qui peut être traité efficacement s'il est détecté à un stade précoce, est la deuxième cause de décès par cancer chez les hommes et la troisième cause de décès chez les femmes.

CLASSIFICATION
Compétence :
**Fondements de la pratique**
Taxonomie :
**Connaissances et compréhension**

---

149. 1. Réponse incorrecte. Les lésions de pression de stade 1 se caractérisent par une peau intacte.

2. **Bonne réponse. Les lésions de pression de stade 2 peuvent se présenter sous la forme d'une ampoule intacte remplie de sérum. Ces lésions résultent généralement du cisaillement dans la peau du talon.**

3. Réponse incorrecte. Les lésions de pression de stade 3 présentent une perte d'épaisseur complète de la peau avec le tissu adipeux exposé.

4. Réponse incorrecte. Les lésions de pression de stade 4 présentent une perte d'épaisseur complète de la peau et de tissus avec une exposition potentielle du fascia, de l'os, du ligament, du tendon, du cartilage ou du muscle.

CLASSIFICATION
Compétence :
**Fondements de la pratique**
Taxonomie :
**Connaissances et compréhension**

150.    1.    L'utilisation d'une orthèse spinale ajustée individuellement (un corset) réussit généralement à arrêter ou à ralentir la progression de la plupart des courbures pendant que l'enfant atteint la maturité squelettique.

2.    La chirurgie n'est requise que pour une scoliose grave.

3.    Il a été prouvé que les exercices sont d'une utilité limitée avec la scoliose, bien qu'ils aident à prévenir l'atrophie des muscles spinaux et abdominaux.

4.    Ce traitement ne s'est pas avéré efficace.

CLASSIFICATION
Compétence :
**Fondements de la pratique**
Taxonomie :
**Connaissances et compréhension**

151.    1.    Les pilules contraceptives d'urgence arrêtent ou retardent la libération d'un ovule de l'ovaire. Elles doivent être prises dans les 72 heures suivant des rapports sexuels non protégés afin d'être efficaces.

2.    Elles ne stimulent pas les menstruations.

3.    Elles n'empêcheront pas un ovule fécondé de se développer, mais peuvent l'empêcher de s'implanter dans l'utérus.

4.    Elles ne mettent pas fin à une grossesse et ne fonctionneront pas si la femme est déjà enceinte.

CLASSIFICATION
Compétence :
**Fondements de la pratique**
Taxonomie :
**Connaissances et compréhension**

152.    1.    Analgésie légère
2.    Relaxant musculaire
3.    Analgésie légère

4.    Couramment prescrit pour le traitement de la douleur modérée à grave

CLASSIFICATION
Compétence :
**Fondements de la pratique**
Taxonomie :
**Connaissances et compréhension**

153.    1.    L'infirmière auxiliaire ne devrait pas déléguer cette tâche.

2.    Cette réponse offre des informations correctes et explique pourquoi elle ne peut pas déléguer la tâche.

3.    Permettre à un prestataire de soins non réglementé d'effectuer cette tâche est irresponsable et constitue une faute professionnelle.

4.    Il n'est pas nécessaire de prendre cette mesure puisque M. Leslie effectue l'aspiration en toute sécurité depuis un certain temps.

CLASSIFICATION
Compétence :
**Pratique collaborative**
Taxonomie :
**Pensée critique**

154.    1.    Des recherches ont montré que le fait de positionner les nourrissons en décubitus dorsal pour dormir a réduit de 50 % la mortalité due au SMSN.

2.    Cette action aidera la santé générale du nourrisson, mais il n'a pas été prouvé qu'elle avait un effet significatif sur le SMSN.

3.    On croyait auparavant que le fait de placer les enfants en position couchée sur le ventre préviendrait l'asphyxie. Cette croyance a été discréditée.

4.    Cette mesure peut être recommandée pour les bébés prématurés à risque élevé qui ont des antécédents d'apnée, mais elle ne faisait pas partie de la campagne de sensibilisation du public.

CLASSIFICATION
Compétence :
**Fondements de la pratique**
Taxonomie :
**Connaissances et compréhension**

155.    1.    Cette action place la responsabilité des soins infirmiers sur la femme et ne résout pas le problème.

2.    M. Morgan a refusé le médicament en raison des effets indésirables, et non du goût.

3.    Cette action pourrait être considérée comme une menace.

4.    Le pharmacien peut être en mesure de recommander, ou le médecin peut être en mesure de prescrire, un médicament différent qui ne causera pas de troubles digestifs.

CLASSIFICATION
Compétence :
**Pratique professionnelle**
Taxonomie :
**Application**

156.  1.  L'inconfort est un signe clinique tardif.
2.  Les pertes ne deviennent nauséabondes qu'après une nécrose et une infection; ce n'est pas un signe clinique précoce.
3.  La pression n'est pas un symptôme précoce parce que le cancer doit être étendu pour provoquer une pression.

4.  **Tout saignement vaginal anormal peut indiquer un cancer du col de l'utérus.**

**CLASSIFICATION**
Compétence :
**Fondements de la pratique**
Taxonomie :
**Connaissances et compréhension**

157.  1.  Ce terme ne fait pas référence à l'atteinte des ganglions lymphatiques.
2.  L'œstrogène contribue à la croissance tumorale; les suppléments ne sont pas indiqués.

3.  **Les tumeurs avec récepteurs des œstrogènes positifs (ER positif) ont une réponse plus importante aux thérapies hormonales qui réduisent les œstrogènes.**

4.  Ce terme n'est pas lié aux métastases.

**CLASSIFICATION**
Compétence :
**Fondements de la pratique**
Taxonomie :
**Connaissances et compréhension**

158.  1.  **Les nitrates cardiaques détendent les muscles lisses des artères coronaires afin qu'ils se dilatent et fournissent plus de sang pour soulager la douleur ischémique.**

2.  Bien que le débit cardiaque puisse s'améliorer en raison de l'oxygénation améliorée du myocarde, ce n'est pas une base pour évaluer l'efficacité du médicament.
3.  Bien que la dilatation des vaisseaux sanguins et une baisse subséquente de la pression artérielle peuvent se produire, ce n'est pas la base pour évaluer l'efficacité du médicament.
4.  Bien que les vaisseaux superficiels se dilatent, abaissant la pression artérielle et créant un aspect rincé, ce n'est pas une base pour évaluer l'efficacité du médicament.

**CLASSIFICATION**
Compétence :
**Fondements de la pratique**
Taxonomie :
**Application**

159.  1.  Cette mesure ne rassurera pas nécessairement. Les parents ont besoin de voir par eux-mêmes que leur enfant est stable.
2.  Cette action est thérapeutique, mais peu susceptible de réduire l'anxiété des parents; voir leur enfant serait plus thérapeutique.

3.  **Cette action offre la meilleure assurance, tant que les parents savent à quoi s'attendre dans l'unité de soins postanaesthésiques.**

4.  Il y a un besoin immédiat de réduire l'anxiété des parents; le temps passé à l'extérieur ne répondra pas à ce besoin.

**CLASSIFICATION**
Compétence :
**Pratique collaborative**
Taxonomie :
**Application**

160.  1.  Ne donnez jamais d'injections, ne prélevez jamais d'échantillons de sang et n'installez jamais de lignes intraveineuses dans le bras du site d'accès; ceci pourrait endommager le shunt.
2.  Identique à la réponse 1.

3.  **Ne prenez pas la pression artérielle et ne mettez pas de pression sur le bras d'accès pour prévenir les dommages et préserver le shunt artérioveineux interne.**

4.  Il est important de palper la FAV pour vérifier la présence de vibration. Il peut indiquer un accès coagulé si la vibration n'est pas présente quand la FAV est palpée.

**CLASSIFICATION**
Compétence :
**Fondements de la pratique**
Taxonomie :
**Pensée critique**

161.    1. Le VIH peut être transmis dans les sécrétions vaginales lors de rapports sexuels vaginaux non protégés, mais ce n'est pas le comportement le plus à risque.

2. Le VIH peut être transmis par le sexe oral avec l'un ou l'autre genre, mais ce n'est pas le comportement le plus à risque.

3. La transmission du VIH dépend du comportement sexuel et non de l'orientation sexuelle.

4. **Les relations sexuelles anales sont un comportement à très haut risque, car le VIH peut pénétrer dans la circulation sanguine par de petites déchirures dans la muqueuse fragile de l'anus.**

**CLASSIFICATION**
Compétence :
**Fondements de la pratique**
Taxonomie :
**Pensée critique**

162.    1. Les gens réagissent plus positivement aux politiques lorsqu'ils les comprennent. Se contenter d'instituer des politiques sans fournir d'éducation à leur sujet est moins efficace.

2. **L'éducation augmenterait la sensibilisation des employés aux questions environnementales et les aiderait à comprendre l'importance des initiatives « vertes ».**

3. Cette stratégie n'est pas pratique.

4. Cette action est précieuse, mais les employés ne peuvent pas utiliser les contenants s'ils ne sont pas informés et n'adhèrent pas au programme.

**CLASSIFICATION**
Compétence :
**Pratique professionnelle**
Taxonomie :
**Pensée critique**

163.    1. Le geste du chirurgien constitue un abus et doit être signalé, mais le signaler n'est pas la première action à effectuer par l'infirmière auxiliaire.

2. **La première action de l'infirmière auxiliaire lorsqu'elle est victime d'abus est d'intervenir et de s'exprimer.**

3. Cette action peut être prise, mais ce n'est pas la première que doit prendre l'infirmière auxiliaire.

4. L'intervention est préférable lorsqu'elle est immédiate. En raison du comportement abusif, l'infirmière auxiliaire ne devrait pas confronter le chirurgien en privé.

**CLASSIFICATION**
Compétence :
**Pratique professionnelle**
Taxonomie :
**Pensée critique**

164.    1. Le lait contient des matières grasses et des protéines, qui nécessitent toutes deux un temps de digestion plus long, et du lactose, qui est un disaccharide.

2. Le pain contient des glucides, qui nécessitent plus de temps à digérer car ils doivent être convertis en sucres simples.

3. Les tablettes de chocolat ne contiennent pas la proportion élevée de sucres simples trouvés dans le jus d'orange; ils contiennent également de la graisse, qui prend plus de temps à digérer.

4. **Le jus de fruit contient une proportion plus élevée de sucres simples, qui sont rapidement absorbés et sont ensuite facilement disponibles pour la conversion en énergie.**

**CLASSIFICATION**
Compétence :
**Fondements de la pratique**
Taxonomie :
**Pensée critique**

165.    1. **Dormir sur des oreillers soulève le haut du torse et empêche le reflux du contenu gastrique à travers l'hernie.**

2. Cette action n'aurait aucun effet sur le problème mécanique de l'estomac entrant dans la cavité thoracique.

**CLASSIFICATION**
Compétence :
**Fondements de la pratique**
Taxonomie :
**Application**

3. Augmenter le contenu de l'estomac avant de s'allonger aggraverait les symptômes associés à une hernie hiatale.

4. L'effet des antiacides n'est pas assez durable pour favoriser une nuit complète de sommeil. De plus, le bicarbonate de sodium n'est pas l'antiacide de choix.

---

**166.** 1. Cette action évalue l'équilibre hydrique et s'effectue de préférence sur une période de 24 heures.

2. **Le volume résiduel indique si la vidange gastrique est retardée. Selon la politique de l'agence et la décision du médecin ou du diététiste, si le volume résiduel dépasse 500 ml, les allaitements peuvent être suspendus.**

CLASSIFICATION
Compétence :
**Fondements de la pratique**
Taxonomie :
**Pensée critique**

3. N'étant plus considérée comme fiable, cette action était une méthode utilisée pour évaluer le placement de la sonde nasogastrique.

4. Bien qu'il soit important de peser régulièrement le client dans l'évaluation des progrès nutritionnels globaux, il ne peut pas fournir d'informations sur l'absorption d'une alimentation particulière.

---

**167.** 1. Des abcès hépatiques peuvent survenir en tant que complication d'infections intestinales. Ils ne sont pas liés à l'hypertension portale ou à la cirrhose.

2. Une obstruction intestinale n'est pas liée à l'hypertension portale ou à la cirrhose. Elle peut être causée par une manipulation de l'intestin pendant une intervention chirurgicale, une péritonite, des troubles neurologiques ou une obstruction organique.

3. La perforation du duodénum est habituellement provoquée par des ulcères peptiques. Ce n'est pas un résultat direct de l'hypertension portale ou de la cirrhose.

4. **La pression élevée dans le système circulatoire portal provoque une pression élevée dans les zones de circulation collatérale systémique portale (le plus important, dans l'œsophage distal et l'estomac proximal). L'hémorragie est une complication potentiellement mortelle.**

CLASSIFICATION
Compétence :
**Fondements de la pratique**
Taxonomie :
**Connaissances et compréhension**

---

**168.** 1. Ce facteur est un « signal d'alarme », mais n'est pas le résultat le plus révélateur.

2. Ce facteur est un signe possible de négligence, mais n'est pas une confirmation de la violence.

3. Ce facteur est un facteur de risque certain de négligence chez ce nourrisson, mais ce n'est pas le résultat le plus révélateur.

4. **Des fractures antérieures sans explication adéquate chez un enfant de moins d'un an sont fortement évocatrices de maltraitance.**

CLASSIFICATION
Compétence :
**Pratique éthique**
Taxonomie :
**Pensée critique**

---

**169.** 1. Ce signe clinique décrit le psoriasis.

2. Ce signe clinique est la pelade. Il s'agit d'une affection bénigne dont la cause est inconnue, mais le client a généralement une repousse complète des cheveux.

3. Ces manifestations sont normales chez une personne vieillissante et sont communément appelées taches hépatiques.

4. **Cette manifestation décrit le mélanome malin.**

CLASSIFICATION
Compétence :
**Fondements de la pratique**
Taxonomie :
**Pensée critique**

170.    1.  L'eau stérile est une solution hypotonique, qui peut être absorbée par les tissus du corps.
        2.  Des solutions isotoniques, et non hypertoniques, sont utilisées parce qu'elles sont similaires aux fluides corporels.
        3.  Bien que d'autres solutions puissent être prescrites, les irrigations de la vessie utilisent généralement une solution saline normale stérile (0,9 % de NaCl), qui est une solution d'environ la tonicité des fluides corporels normaux.
        4.  Similaire à la réponse 1, et l'eau du robinet n'est pas une solution stérile. On ne veut pas instiller des solutions non stériles dans la cavité de la vessie.

CLASSIFICATION
Compétence :
**Fondements de la pratique**
Taxonomie :
**Application**

171.    1.  Une relation infirmière-client honnête doit être maintenue afin que la confiance puisse se développer.
        2.  Cette mesure est punitive et n'aidera pas l'infirmière auxiliaire à travailler avec M. Beauclerc pour arrêter de fumer.
        3.  Par cette action, l'infirmière auxiliaire s'en remet à un autre prestataire de soins de santé.
        4.  Cette action ne fait rien pour établir une communication sur les sentiments ou la motivation qui sous-tendent le comportement du client.

CLASSIFICATION
Compétence :
**Pratique professionnelle**
Taxonomie :
**Pensée critique**

172.    1.  Chaque province et territoire est responsable de l'inscription de ses infirmières.
        2.  Cette description décrit avec précision le rôle de l'Association des infirmières et infirmiers du Canada.
        3.  Cette description décrit un syndicat d'infirmières.
        4.  Chaque gouvernement provincial, et non fédéral, délègue des règlements à un ordre provincial d'infirmières.

CLASSIFICATION
Compétences :
**Pratique professionnelle**
Taxonomie :
**Connaissances et compréhension**

173.    1.  Il est évident que les choses ne vont pas, et Mme Serena serait fatiguée.
        2.  Ce commentaire ne traite pas des préoccupations de la mère.
        3.  Cette question peut être interprétée comme un blâme et pourrait donner à Mme Serena l'impression d'être sur la défensive.
        4.  Ce commentaire reconnaît les sentiments de Mme Serena. Une question ouverte et impartiale permet à l'infirmière auxiliaire de recueillir le plus de données possible.

CLASSIFICATION
Compétence :
**Pratique collaborative**
Taxonomie :
**Pensée critique**

174.    1.  Ce n'est pas un signe de violence physique.
        2.  Ce n'est pas un signe de négligence.
        3.  Ce n'est pas un signe d'exploitation financière.
        4.  L'isolement de la famille et des amis est un signe de violence psychologique.

CLASSIFICATION
Compétence :
**Pratique professionnelle**
Taxonomie :
**Connaissances et compréhension**

175.    1.  L'allaitement fréquent est recommandé.
        2.  Cette action peut être recommandée en cas d'hyperbilirubinémie légère puisque le soleil va aider à diminuer la bilirubine dans le sang. Cependant, comme l'ampleur de l'hyperbilirubinémie n'est pas connue, ce traitement peut être inadéquat.

3. Un mélange de glucose et d'eau est à éviter chez les nourrissons allaités souffrant de jaunisse, car cela diminuera la quantité de lait maternel qu'ils boivent.

4. **Le degré de jaunisse est déterminé par des mesures de la bilirubine sérique. Bien que la plupart des jaunisses du nouveau-né soient bénignes, cela ne peut être déterminé sans un niveau réel.**

CLASSIFICATION
Compétence :
**Fondements de la pratique**
Taxonomie :
**Pensée critique**

---

176. 1. Cette émotion ne peut être présumée de la situation décrite.

2. **Les changements dans l'image de soi et le rôle de la famille peuvent initier un processus de deuil avec une variété de réponses émotionnelles.**

3. Identique à la réponse 1.
4. Cette émotion est peut-être présente, mais ce n'est qu'une partie de sa perte générale d'indépendance.

CLASSIFICATION
Compétence :
**Fondements de la pratique**
Taxonomie :
**Pensée critique**

---

177. 1. Le zona est potentiellement contagieux pour toute personne qui n'a pas eu la varicelle.

2. **Le zona est causé par l'activation du virus varicelle-zona, le virus qui cause la varicelle. Mme Hoagy est potentiellement contagieuse pour toute personne qui n'a pas eu la varicelle.**

3. Identique à la réponse 1.
4. Identique à la réponse 1.

CLASSIFICATION
Compétence :
**Fondements de la pratique**
Taxonomie :
**Connaissances et compréhension**

---

178. 1. C'est moins que la production normale d'urine adulte prévue par jour.

2. **Il s'agit de la production d'urine normale attendue par jour.**

3. C'est plus que la production normale d'urine adulte prévue par jour.
4. Identique à la réponse 3.

CLASSIFICATION
Compétence :
**Fondements de la pratique**
Taxonomie :
**Application**

---

179. 1. L'immobilisation du poignet permettrait d'obtenir ce résultat. En plus de l'alignement des os du poignet, la main ne doit pas bouger au niveau du poignet. Seul un plâtre de coude peut y parvenir.

2. **Le coude est immobilisé pour éviter la pronation et la supination du poignet.**

3. Un plâtre plus long n'est pas plus facile à gérer.
4. Cette réponse ne répond pas à la question, et « le soutien fourni » est vague.

CLASSIFICATION
Compétence :
**Fondements de la pratique**
Taxonomie :
**Application**

---

180. 1. Ce n'est pas efficace pour soulager les épisodes aigus. Il faut des heures pour que l'effet désiré se produise.

2. **Il s'agit d'un traitement pour les réactions allergiques (anaphylaxie) potentiellement mortelles.**

3. Ce n'est pas efficace pour un traitement d'urgence anaphylactique.
4. Identique à la réponse 3.

CLASSIFICATION
Compétence :
**Fondements de la pratique**
Taxonomie :
**Pensée critique**

---

181. 1. La justice implique de traiter les autres de façon juste et équitable.
2. La non-malfaisance consiste à ne pas faire de mal, intentionnellement ou non.

3. L'autonomie implique la reconnaissance du fait que les gens ont le droit de faire leurs propres choix et d'agir en fonction de leurs croyances.

4. **L'infirmière auxiliaire fait preuve de bienfaisance pour ce qui est le mieux pour le client en tenant compte des risques et des dommages. Elle s'efforce de comprendre les besoins du client, puis travaille activement pour répondre à ses besoins.**

CLASSIFICATION
Compétence :
**Pratique éthique**
Taxonomie :
**Application**

---

182.    1. **Ces informations sont correctes. Les rapports sexuels ne sont pas plus éprouvants que de monter deux escaliers.**

2. Cette réponse évite de répondre à la question du partenaire du client.
3. Une attente de 4 à 6 mois n'est pas nécessaire.
4. Le jogging peut ne pas être possible pour le client et n'est pas un reflet exact du moment où les relations peuvent reprendre.

CLASSIFICATION
Compétence :
**Fondements de la pratique**
Taxonomie :
**Application**

---

183.    1. **Les douches vont aider à liquéfier les sécrétions. Une fièvre indiquerait une infection, ce qui nécessiterait un traitement par antibiotiques.**

2. Il n'est pas réaliste de demander à M. Phillion de ne pas nager s'il fait partie d'une équipe compétitive. La prise de médicaments en vente libre peut le disqualifier de la compétition.
3. Se moucher fréquemment peut irriter la muqueuse des voies nasales et n'aidera pas la sinusite.
4. Il est peu probable que M. Phillion soit en mesure de garder la tête hors de l'eau pendant la natation de compétition.

CLASSIFICATION
Compétence :
**Fondements de la pratique**
Taxonomie :
**Application**

---

184.    1. La présence d'autres maladies telles que le diabète et les dépressions augmente le risque de mauvaise nutrition.

2. **Les changements gastro-intestinaux liés à l'âge tels que la réduction de la production de salive et la diminution du péristaltisme œsophagien et colique affectent le maintien de la nutrition.**

3. Bien que le Canada offre la Sécurité de la vieillesse aux personnes âgées, ce paiement n'est parfois pas suffisant pour couvrir les dépenses alimentaires.
4. Les demandes métaboliques sont diminuées, mais cela n'équivaut pas à ce que les personnes âgées reçoivent une nutrition adéquate.

CLASSIFICATION
Compétence :
**Fondements de la pratique**
Taxonomie :
**Application**

---

185.    1. Tourner sur le côté non affecté fera en sorte que la paroi thoracique ne sera pas attelée.
2. Les mains peuvent être utilisées, mais la position semi-Fowler ne fournit aucun support à la paroi thoracique.

3. **Cette méthode est la meilleure. Tourner sur le côté affecté attelle la paroi thoracique et réduit l'étirement de la plèvre.**

4. La respiration profonde doit être encouragée. L'apport hydrique aidera, mais les sécrétions ne sont pas indiquées dans la question.

CLASSIFICATION
Compétence :
**Fondements de la pratique**
Taxonomie :
**Application**

---

186.    1. Un nouveau-né ne retrouvera probablement pas son poids à la naissance à cet âge.
2. Identique à la réponse 1.

3. Un nouveau-né est plus susceptible de reprendre son poids de naissance en 10 à 12 jours. Cette ligne directrice est importante pour les parents qui sont anxieux au sujet de l'alimentation et de la croissance du nourrisson.

4. Un nouveau-né devrait avoir retrouvé son poids de naissance avant l'âge de 14 à 21 jours.

**CLASSIFICATION**
Compétence :
**Fondements de la pratique**
Taxonomie :
**Connaissances et compréhension**

---

187. 1. Cette réponse amènerait le client à se demander si l'infirmière avait une connaissance ou une compréhension de son diagnostic.
2. Cette réponse coupe toute communication ultérieure des sentiments; elle ne tient pas compte de ce que le client a exprimé à l'infirmière.

3. S'asseoir avec le client indique une volonté de parler et de prêter attention de manière détendue.

4. Cette réponse ne donne pas au client l'occasion de discuter de ses sentiments suicidaires.

**CLASSIFICATION**
Compétence :
**Pratique collaborative**
Taxonomie :
**Application**

---

188. 1. Ce prestataire de soins de santé n'aura pas les compétences nécessaires pour le triage.
2. Identique à la réponse 1.
3. L'inhalothérapeute est formé aux soins des voies respiratoires et aux mesures générales de premiers soins, mais ne possède pas les compétences avancées nécessaires en matière de triage.

4. L'ambulancier paramédical est formé au triage et aux premiers soins d'urgence. Il est dans le cadre de la pratique pour l'ambulancier paramédical de fournir des soins appropriés aux victimes.

**CLASSIFICATION**
Compétence :
**Pratique professionnelle**
Taxonomie :
**Pensée critique**

---

189. 1. Le fait que la cliente s'habille de manière appropriée l'aide à rester plus en contact avec la réalité.

2. Cette approche peut amener la cliente à se faire ridiculiser par les autres clients.
3. Cette approche pourrait être perçue comme punitive.
4. Cette approche peut ne pas être acceptable pour la cliente et ne l'aide pas à prendre les décisions appropriées en matière de vêtements.

**CLASSIFICATION**
Compétence :
**Fondements de la pratique**
Taxonomie :
**Application**

---

190. 1. Cette action est une option, mais il est peu probable qu'elle ait un effet.
2. Cette action est une option, mais ce n'est pas la plus professionnelle.

3. La promotion de politiques publiques favorables à la santé est le fondement de la promotion de la santé. Les infirmières et infirmiers devraient persuader les décideurs d'adopter des options qui préservent la *Loi canadienne sur la santé*.

4. Cette action est une option et peut aider à développer un réseau de personnes partageant les mêmes idées. Cependant, ils doivent encore faire part de leurs préoccupations au gouvernement local.

**CLASSIFICATION**
Compétence :
**Pratique professionnelle**
Taxonomie :
**Pensée critique**

---

191. 1. Cette approche est une option, mais la recherche a montré que l'éducation sur l'abstinence ne réduit pas le nombre de grossesses non désirées.
2. Cette approche est une option. Cependant, dans la plupart des sociétés, ce sont les femmes qui assument la responsabilité d'un contrôle efficace des naissances.

3. Cette approche sert à réduire les grossesses non désirées après coup et peut ne pas être une option éthique pour certaines clientes.

4. **La recherche a montré qu'il y a moins de grossesses non planifiées lorsque les contraceptifs sont facilement accessibles.**

CLASSIFICATION
Compétence :
**Fondements de la pratique**
Taxonomie :
**Pensée critique**

---

192.   1. **La première étape du processus de soins infirmiers consiste à valider les données. Poser cette question fournira à l'infirmière auxiliaire des informations spécifiques sur la gravité des vomissements.**

2. Cette question sera posée, mais ce n'est pas la première à poser.
3. Identique à la réponse 2.
4. Identique à la réponse 2.

CLASSIFICATION
Compétence :
**Fondements de la pratique**
Taxonomie :
**Pensée critique**

---

193.   1. La gonorrhée est courante. L'augmentation du taux et du nombre de cas de gonorrhée est un grave problème de santé publique au Canada et partout dans le monde.

2. **La gonorrhée est une infection sexuellement transmissible à affirmation obligatoire.**

3. Habituellement, une dose unique de médicament est suffisante pour guérir le client.
4. La gonorrhée ne cause pas de dommages permanents aux testicules.

CLASSIFICATION
Compétence :
**Fondements de la pratique**
Taxonomie :
**Application**

---

194.   1. Cette complication peut se produire en conséquence du syndrome de détresse respiratoire grave.
2. Cette complication n'est pas une préoccupation principale à moins que l'hypoxie grave se soit produite pendant le travail; il serait difficile à diagnostiquer à l'heure actuelle.
3. Cette complication peut être un problème, mais généralement le passage d'air est bien aspiré à la naissance.

4. **L'immaturité des voies respiratoires chez les nouveau-nés prématurés peut être mise en évidence par un manque d'alvéoles fonctionnelles; des orifices plus petits, augmentant la possibilité d'affaissement des voies respiratoires; une faiblesse de la musculature respiratoire; et une calcification insuffisante du thorax osseux, conduisant à une détresse respiratoire.**

CLASSIFICATION
Compétence :
**Fondements de la pratique**
Taxonomie :
**Pensée critique**

---

195.   1. L'hypertension artérielle pendant la grossesse est l'un des symptômes de la prééclampsie, pas l'hypotension.

2. **Les protéines sont observées dans l'urine en raison de dommages temporaires du processus de filtrage des reins.**

3. Un gain de poids soudain de 7,5 à 12,5 kilogrammes (3 à 5 livres) peut être un indicateur de prééclampsie.
4. Ce n'est pas un signe de prééclampsie.

CLASSIFICATION
Compétence :
**Fondements de la pratique**
Taxonomie :
**Connaissances et compréhension**

---

196.   1. Cette thérapie n'élimine pas le virus.

2. **L'augmentation du compte de CD4 et la réduction de la charge virale sont les objectifs du traitement. Cette réponse est formulée dans un langage facilement compréhensible par M. Brankston.**

CLASSIFICATION
Compétence :
**Fondements de la pratique**
Taxonomie :
**Connaissances et compréhension**

3. Les antirétroviraux ne tuent pas le virus.
4. Cette affirmation n'est pas exacte et constitue une réponse trop complexe pour M. Brankston.

197.  1. L'infirmière auxiliaire n'a pas la compétence pour gérer la perfusion d'héparine et ne peut pas s'occuper de M. Levy en toute sécurité.

2. **Une consultation avec l'inf. aut. pour discuter de la transition des soins est nécessaire puisque l'infirmière auxiliaire n'est pas compétente pour gérer la perfusion d'héparine.**

CLASSIFICATION
Compétence :
**Pratique professionnelle**
Taxonomie :
**Pensée critique**

3. L'infirmière auxiliaire peut fournir certains aspects des soins de M. Levy.
4. Identique à la réponse 1.

198.  1. **Cette stratégie donnerait au personnel l'occasion de participer à la mise en place d'une solution démocratique, qui pourrait être perçue comme une approche équitable.**

CLASSIFICATION
Compétence :
**Pratique professionnelle**
Taxonomie :
**Pensée critique**

2. Cette mesure peut ne pas être perçue par le personnel comme une solution équitable.
3. Cette stratégie est souvent mise en œuvre par les gestionnaires, mais peut ne pas être considérée comme une approche équitable par les membres moins expérimentés du personnel infirmier.
4. Une loterie peut être une solution efficace, mais seulement si elle est acceptée par l'ensemble du personnel infirmier.

199.  1. Il est important pour les clients souffrant d'hypertension de faire de l'exercice.

2. **Ce régime commence par un exercice léger et augmente à mesure que Mme Pratha augmente son niveau de forme physique.**

CLASSIFICATION
Compétence :
**Fondements de la pratique**
Taxonomie :
**Application**

3. Cette recommandation est inutile et peut être nuisible.
4. La pression artérielle n'est pas plus basse le soir.

200.  1. L'évaluation de la cliente avant son congé est importante, mais pas aussi importante que l'évaluation du client ayant des difficultés respiratoires.
2. Évaluer le client qui préfère les soins personnels avant 8 h 00 est important, mais pas aussi important que d'évaluer le client ayant des difficultés respiratoires.
3. L'évaluation du client avec une urine trouble est importante, mais pas aussi importante que l'évaluation du client ayant des difficultés respiratoires.

CLASSIFICATION
Compétence :
**Pratique professionnelle**
Taxonomie :
**Pensée critique**

4. **Les difficultés respiratoires sont une priorité des soins et ce client doit être évalué en premier.**

FIN DES RÉPONSES ET JUSTIFICATIONS POUR L'EXAMEN DE PRATIQUE 3

# Bibliographie

American Psychiatric Association. (2013). *Diagnostic and statistical manual of mental disorders* (5th ed.). Washington, DC: Author.

Arnold, E., & Boggs, K. (2020). *Interpersonal relationships: Professional communication skills for nurses* (8th ed.). Saunders/Elsevier.

Assessment Strategies Inc. (2016). *The Canadian Practical Nurse Registration Examination (CPNRE) prep guide* (5th ed.). Ottawa: Author.

Assessment Strategies Inc. (2017). *Canadian practical nurse registration examination blueprint*. Ottawa: Author.

Callahan, B. (2019). *Clinical nursing skills: A concept-based approach to learning* (3rd ed.). Pearson.

Canadian Cancer Society. (2020). *Treatments for testicular cancer*. https://www.cancer.ca/en/cancer-information/cancer-type/testicular/treatment/?region=on

Canadian Mental Health Association. (2020). *Understanding mental illness: Resource manual*. https://cmha.ca/mental-health/understanding-mental-illness

Canadian Nurses Association. (2017). *Code of ethics for registered nurses*. https://www.cna-aiic.ca/~/media/cna/page-content/pdf-en/code-of-ethics-2017-edition-secure-interactive

Canadian Nurses Protective Society. (2018). *Access to cannabis for medical purposes: What every nurse should know*. https://www.cnps.ca/index.php?page=502#nurses

College of Nurses. (Revised 2019). *The standard of care. Entry-to-practice competencies for registered practical nurses* (Publication No. 41042). https://www.cno.org/globalassets/docs/reg/41042_entrypracrpn-2020.pdf#:~:text=In%202019%2C%20CNO%20worked%20as%20part%20of%20the,%28with%20Quebec%20as%20an%20observer%29%2C%20led%20the%20project

College of Nurses of Ontario. (2012). *Requisite skills and abilities for nursing practice in Ontario* (Publication No. 41078). http://www.cno.org/globalassets/docs/reg/41078-skillabilities-4pager-final.pdf

College of Nurses of Ontario. (2013). *Practice guideline: Working with unregulated care providers* (Publication No. 41014). https://www.cno.org/globalassets/docs/prac/41014_workingucp.pdf

College of Nurses of Ontario. (2017). *Practice guideline: Refusing assignments and discontinuing nursing services* (Publication No. 41070). http://www.cno.org/globalassets/docs/prac/41070_refusing.pdf

College of Nurses of Ontario. (2018a). *Practice standard: Professional standards*, revised 2002 (Publication No. 41006). http://www.cno.org/globalassets/docs/prac/41006_profstds.pdf

College of Nurses of Ontario. (2018b). *Practice guideline: RN and RPN practice: The client, the nurse, and the environment* (Publication No. 41062). https://www.cno.org/globalassets/docs/prac/41062.pdf

College of Nurses of Ontario. (2018c). *The standard of care: Guidance on nurses' roles in medical assistance in dying* (Publication No. 41056). http://www.cno.org/globalassets/docs/prac/41056-guidance-on-nurses-roles-in-maid.pdf

College of Nurses of Ontario. (2019a). *Practice standard: Confidentiality & privacy-personal health information* (Publication No. 41069). http://www.cno.org/globalassets/docs/prac/41069_privacy.pdf

College of Nurses of Ontario. (2019b). *Practice standard: Documentation*, revised 2008 (Publication No. 41001). http://www.cno.org/globalassets/docs/prac/41001_documentation.pdf

College of Nurses of Ontario. (2019c). *Practice standard: Ethics* (Publication No. 41034). http://www.cno.org/globalassets/docs/prac/41034_ethics.pdf

College of Nurses of Ontario. (2019d). *Practice standard: Medication* (Publication No. 41007). http://www.cno.org/globalassets/docs/prac/41007_medication.pdf

College of Nurses of Ontario. (2019e). *Reference document: Professional conduct, professional misconduct* (Publication No. 42007). https://www.cno.org/globalassets/docs/ih/42007_misconduct.pdf

College of Nurses of Ontario. (2019f). *Practice standard: Therapeutic nurse–client relationship*, revised 2006 (Publication No. 41033). https://www.cno.org/globalassets/docs/prac/41033_therapeutic.pdf

College of Nurses of Ontario. (2020a). *Legislation and regulation. An introduction to the Nursing Act, 1991* (Publication No. 41064). http://www.cno.org/globalassets/docs/prac/41064_fsnursingact.pdf

College of Nurses of Ontario. (2020b). *Practice standard: Decisions about procedures and authority* (Publication No. 41071). http://cno.org/globalassets/docs/prac/41071_decisions.pdf

College of Nurses of Ontario. (2020c). *Reference document: Legislation and regulation. RHPA: Scope of practice, controlled acts model* (Publication No. 41052). http://www.cno.org/globalassets/docs/policy/41052_rhpascope.pdf

College of Nurses of Ontario. (2020d). *The standard of care: Nursing during a pandemic.* http://www.cno.org/en/learn-about-standards-guidelines/educational-tools/pandemic-planning/nursing-during-a-pandemic/

Dipchand, A., Friedman, J., Bismilla, Z., Gupta, S., & Lam, C. (2010). *The Hospital for Sick Children handbook of pediatrics* (11th ed.). Saunders.

Dudek, S. G. (2010). *Nutrition essentials for nursing practice* (6th ed.). Wolters Kluwer Health/Lippincott Williams & Wilkins.

Durbin, T., Martin, T., Merritt, K., & Poppel, T. (2018). *Culturally competent preceptorship. International journal of nursing and health care research.* https://gavinpublishers.com/articles/Mini-Review/International-Journal-of-Nursing-and-Health-Care-Research/culturally-competent-preceptorship

Government of Canada. (2018). *Information for health care professionals: Cannabis (marihuana, marijuana) and the cannabinoids.* https://www.canada.ca/en/health-canada/services/drugs-medication/cannabis/information-medical-practitioners/information-health-care-professionals-cannabis-cannabinoids.html#a4.1

Government of Canada. (2019a). *Canadian pandemic influenza preparedness: Planning guidance for the health sector.* https://www.canada.ca/en/public-health/services/flu-influenza/canadian-pandemic-influenza-preparedness-planning-guidance-health-sector.html

Government of Canada. (2019b). *Preventing the spread of extensively drug resistant gonorrhea* (Vol. 45 2/3). https://www.canada.ca/en/public-health/services/reports-publications/canada-communicable-disease-report-ccdr/monthly-issue/2019-45/issue-2-february-7-2019/article-2-preventing-spread-drug-resistant-gonorrhea.html

Government of Canada. (2020a). *Canada food guide.* https://food-guide.canada.ca/en/

Government of Canada. (2020b). *Medical assistance in dying.* https://www.canada.ca/en/health-canada/services/medical-assistance-dying.html#grievous

Hales, D., & Lauzon, L. (2018). *An invitation to health* (5th ed.). Thomson Nelson.

Halter, M. J. (2018). *Varcarolis' foundations of psychiatric mental health nursing: A clinical approach* (8th ed.). Elsevier/Saunders.

Halter, M. J., Pollard, C. L., & Jakubec, S. L. (2019). *Varcarolis' foundations of psychiatric mental health nursing: A clinical approach* (2nd ed.). Elsevier.

Health Nexus (2020). *Breast feeding matters. An important guide to breastfeeding families.* Breast Start Resource Centre https://resources.beststart.org/wp-content/uploads/2017/01/B04-E_BF_matters_EN_2020.pdf

Hockenberry, M., Rodgers, C., & Wilson, D. (2021). *Wong's essentials of pediatric nursing* (11th ed.). Elsevier.

Hockenberry, M. J., Wilson, D., & Rodgers, C. (2019). *Wong's nursing care of infants and children* (11th ed.). Mosby/Elsevier.

Huson, H. B., Granados, T. M., & Rasko, Y. (2018). Surgical considerations of marijuana in elective procedures. *Heliyon, 4*(9), e00779.

Hypertension Canada. (2015). *Accurate measurement of blood pressure: Guidelines.* https://guidelines.hypertension.ca/diagnosis-assessment/measuring-blood-pressure/

Jarvis, C., Browne, A. J., MacDonald-Jenkins, J., & Luctkar-Flude, M. (2018). *Physical examination & health assessment* (3rd ed.). Saunders.

Katsademas, K., & Langille, M. (2020). *Mosby's comprehensive review for the Canadian PN exam.* Mosby/Elsevier.

Keatings, M., & Adams, P. (2020). *Ethical and legal issues in Canadian nursing* (4th ed.). Elsevier.

Leifer, G., & Keenan-Lindsay, L. (2020). *Leifer's introduction to maternity and pediatric nursing in Canada.* Elsevier.

Lewis, S., Bucher, L., Heitkemper, M. M., Harding, M., Barry, M., Lok, J., … Goldsworthy, S. (2019). *Medical-surgical nursing in Canada* (4th ed.). Elsevier.

Lowdermilk, E., Perry, S., Cashion, M. C., & Alden, K. R. (2019). *Maternity and women's health care* (10th ed.). Mosby/Elsevier.

Marshall-Henty, J., & Bradshaw, J. (2011). *Mosby's prep guide for the Canadian RN exam. Practice questions for exam success* (2nd ed.). Mosby/Elsevier.

National Council of State Boards of Nursing (NCSBN). (2020). *2022 Regulatory Exam-Practical Nurse (Rex-PN). Test Plan.* Chicago: Author.

O'Toole, M. (Ed.). (2017). *Mosby's dictionary of medicine, nursing, and health professions* (10th ed). Elsevier/Mosby.

Pagana, K. D., Pagana, T. J., & Pike-MacDonald, S. A. (2019). *Mosby's Canadian manual of diagnostic and laboratory tests* (2nd ed.). Elsevier.

Perry, A. G., Potter, P. A., Ostendorf, W., & Cobbett, S. (2019). *Canadian clinical nursing skills and techniques.* Mosby/Elsevier.

Perry, S., Hockenberry, M. J., Lowdermilk, D. L., Wilson, D., Rhodes Alden, K., & Cashion, M. C. (2018). *Maternal child nursing care* (6th ed.). Mosby.

Potter, P. A., Perry, A. G., Stockert, P., & Hall, A. (2019). *Canadian fundamentals of nursing* (6th ed.). Elsevier.

Public Health Agency of Canada. (2018). *Joint statement on safe sleep. Preventing sudden infant deaths in Canada.* https://www.canada.ca/en/public-health/services/health-promotion/childhood-adolescence/stages-childhood/infancy-birth-two-years/safe-sleep/joint-statement-on-safe-sleep.html

Registered Nurses Association. (2007). *Nursing best practice guidelines: Embracing cultural diversity in health care: Developing cultural competence.* https://rnao.ca/bpg/guidelines/embracing-cultural-diversity-health-care-developing-cultural-competence

Registered Nurses Association of Ontario. (Revised 2008). *Nursing best practice guidelines: Promoting asthma control in children.* https://rnao.ca/sites/rnao-ca/files/Promoting_Asthma_Control_in_Children.pdf

Registered Nurses Association of Ontario. (2011). *Healthy work environments best practice guidelines: Preventing and mitigating nurse fatigue in health care.* https://rnao.ca/bpg/guidelines/preventing-and-mitigating-nurse-fatigue-health-care

Registered Nurses Association of Ontario. (2012). *Clinical best practice guidelines: Promoting safety: Alternative approaches to the use of restraints.* https://rnao.ca/sites/rnao-ca/files/Promoting_Safety_-_Alternative_Approaches_to_the_Use_of_Restraints_0.pdf

Registered Nurses Association of Ontario. (2013). *Clinical best practice guidelines: Assessment and management of pain (2013)* (3rd ed.). https://rnao.ca/sites/rnao-ca/files/AssessAndManagementOfPain_15_WEB-_FINAL_DEC_2.pdf

Registered Nurses Association of Ontario. (2016). *Clinical best practice guidelines: Delirium, dementia and depression in older adults: Assessment and care* (2nd ed.). https://rnao.ca/sites/rnao-ca/files/bpg/RNAO_Delirium_Dementia_Depression_Older_Adults_Assessment_and_Care.pdf

Registered Nurses Association of Ontario. (2017). *Clinical best practice guidelines: Adult asthma: Promoting control of asthma* (2nd ed.). https://rnao.ca/bpg/guidelines/adult-asthma-care

Sealock, K., Seneviratne, C., & Snyder, J. (2021). *Lilley's Pharmacology for Canadian Health Care Practice* (4th ed.). Mosby.

Skidmore-Roth, L. (2019). *Mosby's drug guide for nursing students with 2020 update* (13th ed.). Mosby/Elsevier.

Skidmore-Roth, L. (2021). *Mosby's nursing drug reference* (34th ed.). Mosby/Elsevier.

Sorrentino, A., Remmert, L., & Wilk, M. (2018). *Mosby's Canadian textbook for the support worker* (4th ed.). Elsevier.

Stuart, G. W. (2013). *Principles and practice of psychiatric nursing* (10th ed.). Mosby.

Turner, S. (2019). *Mulholland's the nurse, the math, the meds: Drug calculations using dimensional analysis* (4th ed.). Elsevier.

University Health Network. (2017, Updated 2018). *Vancomycin resistant Enterococcus (VRE). Information for patients, families and visitors at UHN.* https://www.uhn.ca/PatientsFamilies/Health_Information/Health_Topics/Documents/Patient%20VRE%20Q+A.pdf

Waddell, J. I., & Walton, N. A. (2020). *Yoder-Wise's leading and managing in Canadian nursing* (2nd ed.). Elsevier.

# Annexe
Compétences de niveau débutant/d'entrée à la pratique pour les infirmières auxiliaires au Canada

Adapté des compétences d'entrée à la pratique de l'Ordre des infirmières et infirmiers de l'Ontario pour les infirmières auxiliaires autorisées (2019), des compétences de niveau d'entrée du Conseil canadien des organismes de réglementation des soins infirmiers auxiliaires pour les infirmières et infirmiers auxiliaires autorisés (2019) et des compétences de niveau d'entrée du Collège des professionnels en soins infirmiers « College of Nursing Professionals » de la Colombie-Britannique pour les infirmières et infirmiers auxiliaires autorisés (2019).

# HYPOTHÈSES

Voici un ensemble d'hypothèses énumérées qui s'appliquent à la pratique des soins infirmiers au Canada et aux compétences de premier échelon et d'entrée à la pratique.

- Le fondement des soins infirmiers pratiques est défini par :
  - les compétences de niveau d'entrée et d'entrée à la pratique
  - les normes d'exercice professionnelles en soins infirmiers de l'organisme de réglementation
  - le(s) code(s) d'éthique et les normes éthiques en matière de soins infirmiers
  - la portée de la pratique infirmière applicable dans la province ou le territoire
  - les lois et les règlements provinciaux, territoriaux et fédéraux qui orientent la pratique.
- La pratique de l'infirmière auxiliaire autorisée (IAA) et de l'infirmière en pratique avancée (IPA) repose sur les quatre concepts de la personne, de l'environnement, de la santé et des soins infirmiers, et est fondée sur le contexte du système de soins de santé canadien actuel, des soins de santé primaires et des nouvelles tendances en matière de santé.
- Les IAA et les IPA possèdent des compétences transférables dans tous les domaines de responsabilité (p. ex. soins directs, administration, éducation et recherche).
- Les IAA et les IPA participent activement aux activités de promotion de la santé, de prévention des maladies et de réduction des méfaits.
- Les IAA et les IPA exercent dans n'importe quel milieu ou circonstance où les soins de santé sont dispensés.
- Les aptitudes et les habiletés requises sont requises pour acquérir les compétences d'entrée à la pratique des IAA et des IPA.
- Les IAA/IPA exercent de façon autonome, sécuritaire, compétente et éthique tout au long du continuum de soins dans des situations de santé et de maladie tout au long de la vie d'un patient.
- Les IAA et les IPA pratiquent dans des situations de complexité variable et travaillent en collaboration avec l'équipe de soins de santé pour maximiser les résultats pour les patients.
- Les IAA et les IPA font preuve de leadership en favorisant la formation continue afin de relever les défis d'un système de soins de santé en évolution.
- Les IAA et les IPA suivent une approche systématique pour fournir des soins sécuritaires, compétents et éthiques en utilisant le processus de soins infirmiers.
- Les IAA et IPA préconisent la mise en œuvre et l'utilisation de pratiques fondées sur des données probantes.

## 1 PRATIQUE PROFESSIONNELLE

Les IAA et les IPA respectent les normes de pratique et un cadre éthique. Ils sont responsables d'une pratique infirmière sécuritaire, compétente et éthique. On s'attend à ce qu'ils démontrent une conduite professionnelle qui se reflète dans des attitudes, des croyances, des opinions et des actions personnelles. Les IAA et les IPA mettent l'accent sur la croissance personnelle et professionnelle. On s'attend à ce que les IAA et les IPA utilisent les connaissances, la pensée critique, l'enquête critique et la recherche pour établir une pratique fondée sur des données probantes.

1. Fait preuve de responsabilisation et accepte la responsabilité de ses propres décisions et actions.

2. Pratiques de façon autonome dans le cadre de la législation.

3. Fait preuve de conscience de soi et reconnaît quand demander de l'aide et des conseils.

4. Respecte les exigences réglementaires de la législation.

5. Pratique en tenant compte de son propre niveau de compétence.

6. Initie, maintient et met fin à la relation thérapeutique infirmière-patient.

7. Fournit des soins aux patients sans porter de jugement.

8. Adapte la pratique en réponse aux croyances spirituelles et aux pratiques culturelles des patients.

9. Aide les patients à prendre des décisions éclairées au sujet de leurs soins de santé et respecte leurs décisions.

10. S'engage dans la réflexion et la formation continue pour maintenir et améliorer les compétences.

11. Intègre les données probantes pertinentes dans la pratique.

12. Collabore à l'analyse, à l'élaboration, à la mise en œuvre et à l'évaluation des pratiques et des politiques.

13. Intègre les principes et les activités d'amélioration continue de la qualité à la pratique infirmière.

14. Fait preuve d'une présence professionnelle, d'honnêteté, d'intégrité et de respect dans toutes les interactions.

15. Démontre l'aptitude à pratiquer.

16. Tient à jour les connaissances sur les tendances et les enjeux qui ont une incidence sur le patient, l'IPA, l'équipe de soins de santé et la prestation des services de santé.

17. Identifie et répond aux comportements inappropriés et aux incidents de faute professionnelle.

18. Reconnaît, réagit et signale les accidents évités de justesse, les erreurs et les événements indésirables des autres et des autres.

19. Fait la distinction entre les mandats des organismes de réglementation, des associations professionnelles et des syndicats.

## 2 PRATIQUE ÉTHIQUE

Les IAA et les IPA utilisent des cadres éthiques (p. ex. code d'éthique, normes d'éthique) lorsqu'ils prennent des jugements professionnels et prennent des décisions en matière de pratique. Ils s'engagent dans la pensée critique et l'enquête critique pour éclairer la prise de décision et utilisent la réflexion pour comprendre l'impact des valeurs, des croyances et des hypothèses personnelles dans la prestation de soins.

20. Établit et maintient des limites professionnelles.

21. Prend des mesures pour minimiser l'impact des valeurs et des hypothèses personnelles sur les interactions et les décisions.

22. Fait preuve de respect pour les valeurs, les opinions, les besoins et les croyances des autres.

23. Applique des cadres éthiques et des raisonnements pour identifier et répondre aux situations impliquant des conflits moraux et éthiques, des dilemmes ou de la détresse.

24. Prend connaissance des *appels à l'action de la Commission de vérité et réconciliation du Canada et y répond.*

25. Préserve la dignité des patients dans tous les contextes personnels et professionnels.

26. Plaide en faveur d'un accès, d'un traitement et d'une allocation équitables des ressources, en particulier pour les patients et les populations vulnérables et/ou diversifiés.

27. Défend les intérêts des patients, surtout lorsqu'ils sont incapables de défendre leurs propres intérêts.

28. Respecte l'obligation de fournir des soins.* (ON/CB seulement)

## 3 PRATIQUE JURIDIQUE

Les IAA et les IPA adhèrent aux lois et aux règlements provinciaux, territoriaux et fédéraux applicables, aux normes professionnelles et aux politiques de l'employeur qui orientent la pratique. Ils s'engagent dans la réglementation professionnelle en améliorant leurs compétences, en favorisant la pratique sécuritaire et en maintenant leur aptitude à exercer. Les IAA et les IPA reconnaissent que la pratique infirmière sécuritaire comprend la connaissance des lois pertinentes et des limites juridiques à l'intérieur desquelles les IAA et les IPA doivent exercer.

29. Pratiques conformes à la législation, aux normes de pratique, à l'éthique et aux politiques organisationnelles.

30. Pratiques conformément à la législation pertinente en matière de déclaration obligatoire.

31. Reconnaît, répond et signale les ordres, les actions ou les décisions douteux pris par d'autres.

32. Respecte l'obligation de faire rapport.

33. Protège les droits des patients en maintenant la confidentialité et la vie privée dans tous les contextes personnels et professionnels.

34. Répondre au droit des patients à l'information sur les soins de santé dans le respect des lois pertinentes sur la protection de la vie privée.

35. Documents conformément à la législation établie, aux normes de pratique, à l'éthique et aux politiques organisationnelles.

36. Obtient le consentement éclairé pour appuyer la prise de décisions éclairées du patient.

## 4 FONDEMENTS DE LA PRATIQUE

Les IAA et les IPA utilisent la pensée critique, la réflexion et l'intégration des données probantes pour évaluer les patients, planifier les soins, mettre en œuvre des interventions et évaluer les résultats et les processus. Les connaissances de base comprennent : la théorie des soins infirmiers, les sciences de la santé, les sciences humaines, la pharmacologie et l'éthique.

37. Effectue des évaluations complètes de la santé des patients tout au long de la vie.

38. Sélectionne et utilise les technologies de l'information et des communications (TIC) dans la prestation des soins aux patients.

39. Recherche et réponse aux données cliniques pertinentes.

40. S'engage dans une pratique fondée sur des données probantes en tenant compte d'une variété de sources d'information pertinentes.

41. Comprendre les résultats de l'évaluation, y répondre et en rendre compte.

42. Formule des décisions cliniques conformes aux besoins et aux priorités des patients.

43. Identifie les diagnostics infirmiers.

44. Élabore le plan de soins avec le patient, l'équipe de soins de santé et d'autres personnes.

45. Met en œuvre des interventions infirmières en fonction des résultats de l'évaluation, des préférences des patients et des résultats souhaités.

46. Répond aux conditions des patients en organisant des priorités concurrentes en actions.

47. Évalue la littératie en santé, les connaissances et l'état de préparation à l'apprentissage des patients.

48. Évalue, planifie, met en œuvre et évalue le processus d'enseignement et d'apprentissage.

49. Fournit de l'information et un accès aux ressources pour faciliter l'éducation à la santé.

50. Évalue l'efficacité de l'éducation à la santé.

51. Applique les principes de la sécurité des patients.

52. S'engage dans l'amélioration de la qualité et la gestion des risques pour promouvoir un environnement de pratique de qualité.

53. Évaluer l'efficacité des interventions en soins infirmiers en comparant les résultats réels aux résultats escomptés.

54. Examine et révise le plan de soins et communique en conséquence.

55. Évalue les répercussions de ses propres décisions.

56. Utilise la pensée critique, l'enquête critique et le jugement clinique pour la prise de décision.

57. Fait preuve de jugement professionnel dans l'utilisation des TIC et des médias sociaux.

58. Reconnaît les pratiques à risque élevé et intègre les stratégies d'atténuation qui favorisent la sécurité des soins.

59. Applique des stratégies pour prévenir, désamorcer et gérer les comportements perturbateurs, agressifs ou violents.

60. Reconnaît et réagit immédiatement lorsque l'état d'un patient se détériore.

61. Démontre une connaissance de la théorie des soins infirmiers, de la pharmacologie, des sciences de la santé, des sciences humaines et de l'éthique.

62. Applique la connaissance de la pharmacologie et les principes de la pratique sécuritaire des médicaments.* (ON/B seulement)CB

## 5 PRATIQUE COLLABORATIVE

Les IAA et les IPA travaillent en collaboration avec les patients et d'autres membres de l'équipe de soins de santé. Ils reconnaissent que la pratique collaborative est guidée par des valeurs et une responsabilisation communes, un objectif commun ou un résultat de soins, le respect mutuel et une communication efficace.

63. Fait participer les patients à l'identification de leurs besoins, de leurs forces, de leurs capacités et de leurs objectifs en matière de santé.

64. Communique en collaboration avec le patient et l'équipe de soins de santé.

65. Fournit des renseignements essentiels sur le patient au patient et à l'équipe de soins de santé.

66. Favorise une interaction interpersonnelle efficace.

67. Utilise des stratégies de résolution de conflits pour promouvoir des relations saines et des résultats optimaux pour les patients.

68. Articule son propre rôle en fonction du champ de pratique prévu par la loi, de la compétence individuelle et du contexte de soins, y compris les politiques de l'employeur.

69. Détermine leur propre rôle professionnel et interprofessionnel au sein de l'équipe en tenant compte des rôles, des responsabilités et du champ de pratique des autres.

70. Préconise l'utilisation des connaissances sur la santé des Autochtones et des pratiques de guérison en collaboration avec le patient.

71. Fait preuve de leadership, d'orientation et de supervision auprès des travailleurs de la santé non réglementés et d'autres personnes.

72. Participe à la préparation aux situations d'urgence et à la gestion des catastrophes.

73. Participe à la création et au maintien d'un environnement de pratique de qualité qui est sain, respectueux et psychologiquement sûr.

74. Favorise un environnement qui encourage le questionnement et l'échange d'informations.

75. Initie et favorise les relations de mentorat.

76. Applique les principes de la dynamique d'équipe et des processus de groupe dans la collaboration d'équipe interprofessionnelle.

77. Fait preuve de leadership formel et informel dans la pratique.

78. Organise la charge de travail, attribue et coordonne les soins infirmiers, établit les priorités et démontre des compétences efficaces en gestion du temps.

79. Prépare le patient et collabore avec l'équipe de soins de santé à la transition et au transfert de la responsabilité des soins.* (ON/BC seulement)

# Feuilles de notation

## ERREURS COURANTES LORS DU REMPLISSAGE DES FEUILLES DE NOTATION

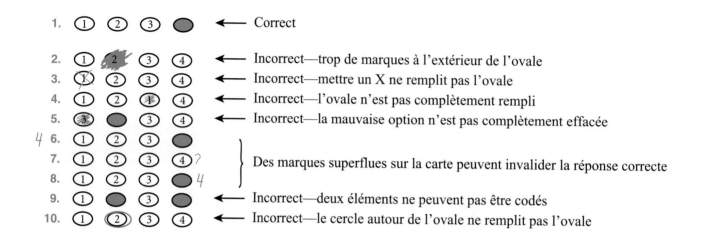

1. ①   ②   ③   ⬤   ←— Correct

2. ①   ②̶   ③   ④   ←— Incorrect—trop de marques à l'extérieur de l'ovale
3. ①̸   ②   ③   ④   ←— Incorrect—mettre un X ne remplit pas l'ovale
4. ①   ②   ③̶   ④   ←— Incorrect—l'ovale n'est pas complètement rempli
5. ③̸   ⬤   ③   ④   ←— Incorrect—la mauvaise option n'est pas complètement effacée

6. ①   ②   ③   ⬤   ⎫
7. ①   ②   ③   ④ ?  ⎬  Des marques superflues sur la carte peuvent invalider la réponse correcte
8. ①   ②   ③   ⬤ 4  ⎭

9. ①   ⬤   ③   ⬤   ←— Incorrect—deux éléments ne peuvent pas être codés
10. ①   ⦅②⦆   ③   ④   ←— Incorrect—le cercle autour de l'ovale ne remplit pas l'ovale

# EXAMEN 1 : FEUILLES DE NOTATION

## QUESTIONS FONDÉES SUR DES CAS

| | ① | ② | ③ | ④ | | | ① | ② | ③ | ④ | | | ① | ② | ③ | ④ | | | ① | ② | ③ | ④ |
|---|---|---|---|---|---|---|---|---|---|---|---|---|---|---|---|---|---|---|---|---|---|---|
| 1. | ① | ② | ③ | ④ | | 26. | ① | ② | ③ | ④ | | 51. | ① | ② | ③ | ④ | | 76. | ① | ② | ③ | ④ |
| 2. | ① | ② | ③ | ④ | | 27. | ① | ② | ③ | ④ | | 52. | ① | ② | ③ | ④ | | 77. | ① | ② | ③ | ④ |
| 3. | ① | ② | ③ | ④ | | 28. | ① | ② | ③ | ④ | | 53. | ① | ② | ③ | ④ | | 78. | ① | ② | ③ | ④ |
| 4. | ① | ② | ③ | ④ | | 29. | ① | ② | ③ | ④ | | 54. | ① | ② | ③ | ④ | | 79. | ① | ② | ③ | ④ |
| 5. | ① | ② | ③ | ④ | | 30. | ① | ② | ③ | ④ | | 55. | ① | ② | ③ | ④ | | 80. | ① | ② | ③ | ④ |
| 6. | ① | ② | ③ | ④ | | 31. | ① | ② | ③ | ④ | | 56. | ① | ② | ③ | ④ | | 81. | ① | ② | ③ | ④ |
| 7. | ① | ② | ③ | ④ | | 32. | ① | ② | ③ | ④ | | 57. | ① | ② | ③ | ④ | | 82. | ① | ② | ③ | ④ |
| 8. | ① | ② | ③ | ④ | | 33. | ① | ② | ③ | ④ | | 58. | ① | ② | ③ | ④ | | 83. | ① | ② | ③ | ④ |
| 9. | ① | ② | ③ | ④ | | 34. | ① | ② | ③ | ④ | | 59. | ① | ② | ③ | ④ | | 84. | ① | ② | ③ | ④ |
| 10. | ① | ② | ③ | ④ | | 35. | ① | ② | ③ | ④ | | 60. | ① | ② | ③ | ④ | | 85. | ① | ② | ③ | ④ |
| 11. | ① | ② | ③ | ④ | | 36. | ① | ② | ③ | ④ | | 61. | ① | ② | ③ | ④ | | 86. | ① | ② | ③ | ④ |
| 12. | ① | ② | ③ | ④ | | 37. | ① | ② | ③ | ④ | | 62. | ① | ② | ③ | ④ | | 87. | ① | ② | ③ | ④ |
| 13. | ① | ② | ③ | ④ | | 38. | ① | ② | ③ | ④ | | 63. | ① | ② | ③ | ④ | | 88. | ① | ② | ③ | ④ |
| 14. | ① | ② | ③ | ④ | | 39. | ① | ② | ③ | ④ | | 64. | ① | ② | ③ | ④ | | 89. | ① | ② | ③ | ④ |
| 15. | ① | ② | ③ | ④ | | 40. | ① | ② | ③ | ④ | | 65. | ① | ② | ③ | ④ | | 90. | ① | ② | ③ | ④ |
| 16. | ① | ② | ③ | ④ | | 41. | ① | ② | ③ | ④ | | 66. | ① | ② | ③ | ④ | | 91. | ① | ② | ③ | ④ |
| 17. | ① | ② | ③ | ④ | | 42. | ① | ② | ③ | ④ | | 67. | ① | ② | ③ | ④ | | 92. | ① | ② | ③ | ④ |
| 18. | ① | ② | ③ | ④ | | 43. | ① | ② | ③ | ④ | | 68. | ① | ② | ③ | ④ | | 93. | ① | ② | ③ | ④ |
| 19. | ① | ② | ③ | ④ | | 44. | ① | ② | ③ | ④ | | 69. | ① | ② | ③ | ④ | | 94. | ① | ② | ③ | ④ |
| 20. | ① | ② | ③ | ④ | | 45. | ① | ② | ③ | ④ | | 70. | ① | ② | ③ | ④ | | 95. | ① | ② | ③ | ④ |
| 21. | ① | ② | ③ | ④ | | 46. | ① | ② | ③ | ④ | | 71. | ① | ② | ③ | ④ | | 96. | ① | ② | ③ | ④ |
| 22. | ① | ② | ③ | ④ | | 47. | ① | ② | ③ | ④ | | 72. | ① | ② | ③ | ④ | | 97. | ① | ② | ③ | ④ |
| 23. | ① | ② | ③ | ④ | | 48. | ① | ② | ③ | ④ | | 73. | ① | ② | ③ | ④ | | 98. | ① | ② | ③ | ④ |
| 24. | ① | ② | ③ | ④ | | 49. | ① | ② | ③ | ④ | | 74. | ① | ② | ③ | ④ | | 99. | ① | ② | ③ | ④ |
| 25. | ① | ② | ③ | ④ | | 50. | ① | ② | ③ | ④ | | 75. | ① | ② | ③ | ④ | | 100. | ① | ② | ③ | ④ |

# EXAMEN 1 : FEUILLES DE NOTATION

## QUESTIONS INDÉPENDANTES

| | | | | | | | | | | |
|---|---|---|---|---|---|---|---|---|---|---|
| 101. ① ② ③ ④ | 126. ① ② ③ ④ | 151. ① ② ③ ④ | 176. ① ② ③ ④ |
| 102. ① ② ③ ④ | 127. ① ② ③ ④ | 152. ① ② ③ ④ | 177. ① ② ③ ④ |
| 103. ① ② ③ ④ | 128. ① ② ③ ④ | 153. ① ② ③ ④ | 178. ① ② ③ ④ |
| 104. ① ② ③ ④ | 129. ① ② ③ ④ | 154. ① ② ③ ④ | 179. ① ② ③ ④ |
| 105. ① ② ③ ④ | 130. ① ② ③ ④ | 155. ① ② ③ ④ | 180. ① ② ③ ④ |
| 106. ① ② ③ ④ | 131. ① ② ③ ④ | 156. ① ② ③ ④ | 181. ① ② ③ ④ |
| 107. ① ② ③ ④ | 132. ① ② ③ ④ | 157. ① ② ③ ④ | 182. ① ② ③ ④ |
| 108. ① ② ③ ④ | 133. ① ② ③ ④ | 158. ① ② ③ ④ | 183. ① ② ③ ④ |
| 109. ① ② ③ ④ | 134. ① ② ③ ④ | 159. ① ② ③ ④ | 184. ① ② ③ ④ |
| 110. ① ② ③ ④ | 135. ① ② ③ ④ | 160. ① ② ③ ④ | 185. ① ② ③ ④ |
| 111. ① ② ③ ④ | 136. ① ② ③ ④ | 161. ① ② ③ ④ | 186. ① ② ③ ④ |
| 112. ① ② ③ ④ | 137. ① ② ③ ④ | 162. ① ② ③ ④ | 187. ① ② ③ ④ |
| 113. ① ② ③ ④ | 138. ① ② ③ ④ | 163. ① ② ③ ④ | 188. ① ② ③ ④ |
| 114. ① ② ③ ④ | 139. ① ② ③ ④ | 164. ① ② ③ ④ | 189. ① ② ③ ④ |
| 115. ① ② ③ ④ | 140. ① ② ③ ④ | 165. ① ② ③ ④ | 190. ① ② ③ ④ |
| 116. ① ② ③ ④ | 141. ① ② ③ ④ | 166. ① ② ③ ④ | 191. ① ② ③ ④ |
| 117. ① ② ③ ④ | 142. ① ② ③ ④ | 167. ① ② ③ ④ | 192. ① ② ③ ④ |
| 118. ① ② ③ ④ | 143. ① ② ③ ④ | 168. ① ② ③ ④ | 193. ① ② ③ ④ |
| 119. ① ② ③ ④ | 144. ① ② ③ ④ | 169. ① ② ③ ④ | 194. ① ② ③ ④ |
| 120. ① ② ③ ④ | 145. ① ② ③ ④ | 170. ① ② ③ ④ | 195. ① ② ③ ④ |
| 121. ① ② ③ ④ | 146. ① ② ③ ④ | 171. ① ② ③ ④ | 196. ① ② ③ ④ |
| 122. ① ② ③ ④ | 147. ① ② ③ ④ | 172. ① ② ③ ④ | 197. ① ② ③ ④ |
| 123. ① ② ③ ④ | 148. ① ② ③ ④ | 173. ① ② ③ ④ | 198. ① ② ③ ④ |
| 124. ① ② ③ ④ | 149. ① ② ③ ④ | 174. ① ② ③ ④ | 199. ① ② ③ ④ |
| 125. ① ② ③ ④ | 150. ① ② ③ ④ | 175. ① ② ③ ④ | 200. ① ② ③ ④ |

# EXAMEN 2 : FEUILLES DE NOTATION

## QUESTIONS FONDÉES SUR DES CAS

| | | | |
|---|---|---|---|
| 1. ① ② ③ ④ | 26. ① ② ③ ④ | 51. ① ② ③ ④ | 76. ① ② ③ ④ |
| 2. ① ② ③ ④ | 27. ① ② ③ ④ | 52. ① ② ③ ④ | 77. ① ② ③ ④ |
| 3. ① ② ③ ④ | 28. ① ② ③ ④ | 53. ① ② ③ ④ | 78. ① ② ③ ④ |
| 4. ① ② ③ ④ | 29. ① ② ③ ④ | 54. ① ② ③ ④ | 79. ① ② ③ ④ |
| 5. ① ② ③ ④ | 30. ① ② ③ ④ | 55. ① ② ③ ④ | 80. ① ② ③ ④ |
| 6. ① ② ③ ④ | 31. ① ② ③ ④ | 56. ① ② ③ ④ | 81. ① ② ③ ④ |
| 7. ① ② ③ ④ | 32. ① ② ③ ④ | 57. ① ② ③ ④ | 82. ① ② ③ ④ |
| 8. ① ② ③ ④ | 33. ① ② ③ ④ | 58. ① ② ③ ④ | 83. ① ② ③ ④ |
| 9. ① ② ③ ④ | 34. ① ② ③ ④ | 59. ① ② ③ ④ | 84. ① ② ③ ④ |
| 10. ① ② ③ ④ | 35. ① ② ③ ④ | 60. ① ② ③ ④ | 85. ① ② ③ ④ |
| 11. ① ② ③ ④ | 36. ① ② ③ ④ | 61. ① ② ③ ④ | 86. ① ② ③ ④ |
| 12. ① ② ③ ④ | 37. ① ② ③ ④ | 62. ① ② ③ ④ | 87. ① ② ③ ④ |
| 13. ① ② ③ ④ | 38. ① ② ③ ④ | 63. ① ② ③ ④ | 88. ① ② ③ ④ |
| 14. ① ② ③ ④ | 39. ① ② ③ ④ | 64. ① ② ③ ④ | 89. ① ② ③ ④ |
| 15. ① ② ③ ④ | 40. ① ② ③ ④ | 65. ① ② ③ ④ | 90. ① ② ③ ④ |
| 16. ① ② ③ ④ | 41. ① ② ③ ④ | 66. ① ② ③ ④ | 91. ① ② ③ ④ |
| 17. ① ② ③ ④ | 42. ① ② ③ ④ | 67. ① ② ③ ④ | 92. ① ② ③ ④ |
| 18. ① ② ③ ④ | 43. ① ② ③ ④ | 68. ① ② ③ ④ | 93. ① ② ③ ④ |
| 19. ① ② ③ ④ | 44. ① ② ③ ④ | 69. ① ② ③ ④ | 94. ① ② ③ ④ |
| 20. ① ② ③ ④ | 45. ① ② ③ ④ | 70. ① ② ③ ④ | 95. ① ② ③ ④ |
| 21. ① ② ③ ④ | 46. ① ② ③ ④ | 71. ① ② ③ ④ | 96. ① ② ③ ④ |
| 22. ① ② ③ ④ | 47. ① ② ③ ④ | 72. ① ② ③ ④ | 97. ① ② ③ ④ |
| 23. ① ② ③ ④ | 48. ① ② ③ ④ | 73. ① ② ③ ④ | 98. ① ② ③ ④ |
| 24. ① ② ③ ④ | 49. ① ② ③ ④ | 74. ① ② ③ ④ | 99. ① ② ③ ④ |
| 25. ① ② ③ ④ | 50. ① ② ③ ④ | 75. ① ② ③ ④ | 100. ① ② ③ ④ |

# EXAMEN 2 : FEUILLES DE NOTATION

## QUESTIONS INDÉPENDANTES

| | | | |
|---|---|---|---|
| 101. ① ② ③ ④ | 126. ① ② ③ ④ | 151. ① ② ③ ④ | 176. ① ② ③ ④ |
| 102. ① ② ③ ④ | 127. ① ② ③ ④ | 152. ① ② ③ ④ | 177. ① ② ③ ④ |
| 103. ① ② ③ ④ | 128. ① ② ③ ④ | 153. ① ② ③ ④ | 178. ① ② ③ ④ |
| 104. ① ② ③ ④ | 129. ① ② ③ ④ | 154. ① ② ③ ④ | 179. ① ② ③ ④ |
| 105. ① ② ③ ④ | 130. ① ② ③ ④ | 155. ① ② ③ ④ | 180. ① ② ③ ④ |
| 106. ① ② ③ ④ | 131. ① ② ③ ④ | 156. ① ② ③ ④ | 181. ① ② ③ ④ |
| 107. ① ② ③ ④ | 132. ① ② ③ ④ | 157. ① ② ③ ④ | 182. ① ② ③ ④ |
| 108. ① ② ③ ④ | 133. ① ② ③ ④ | 158. ① ② ③ ④ | 183. ① ② ③ ④ |
| 109. ① ② ③ ④ | 134. ① ② ③ ④ | 159. ① ② ③ ④ | 184. ① ② ③ ④ |
| 110. ① ② ③ ④ | 135. ① ② ③ ④ | 160. ① ② ③ ④ | 185. ① ② ③ ④ |
| 111. ① ② ③ ④ | 136. ① ② ③ ④ | 161. ① ② ③ ④ | 186. ① ② ③ ④ |
| 112. ① ② ③ ④ | 137. ① ② ③ ④ | 162. ① ② ③ ④ | 187. ① ② ③ ④ |
| 113. ① ② ③ ④ | 138. ① ② ③ ④ | 163. ① ② ③ ④ | 188. ① ② ③ ④ |
| 114. ① ② ③ ④ | 139. ① ② ③ ④ | 164. ① ② ③ ④ | 189. ① ② ③ ④ |
| 115. ① ② ③ ④ | 140. ① ② ③ ④ | 165. ① ② ③ ④ | 190. ① ② ③ ④ |
| 116. ① ② ③ ④ | 141. ① ② ③ ④ | 166. ① ② ③ ④ | 191. ① ② ③ ④ |
| 117. ① ② ③ ④ | 142. ① ② ③ ④ | 167. ① ② ③ ④ | 192. ① ② ③ ④ |
| 118. ① ② ③ ④ | 143. ① ② ③ ④ | 168. ① ② ③ ④ | 193. ① ② ③ ④ |
| 119. ① ② ③ ④ | 144. ① ② ③ ④ | 169. ① ② ③ ④ | 194. ① ② ③ ④ |
| 120. ① ② ③ ④ | 145. ① ② ③ ④ | 170. ① ② ③ ④ | 195. ① ② ③ ④ |
| 121. ① ② ③ ④ | 146. ① ② ③ ④ | 171. ① ② ③ ④ | 196. ① ② ③ ④ |
| 122. ① ② ③ ④ | 147. ① ② ③ ④ | 172. ① ② ③ ④ | 197. ① ② ③ ④ |
| 123. ① ② ③ ④ | 148. ① ② ③ ④ | 173. ① ② ③ ④ | 198. ① ② ③ ④ |
| 124. ① ② ③ ④ | 149. ① ② ③ ④ | 174. ① ② ③ ④ | 199. ① ② ③ ④ |
| 125. ① ② ③ ④ | 150. ① ② ③ ④ | 175. ① ② ③ ④ | 200. ① ② ③ ④ |

# EXAMEN 3 : FEUILLES DE NOTATION

## QUESTIONS FONDÉES SUR DES CAS

| | | | | | | | | | | | | | | | | | | | |
|---|---|---|---|---|---|---|---|---|---|---|---|---|---|---|---|---|---|---|---|
| 1. | ① | ② | ③ | ④ | 26. | ① | ② | ③ | ④ | 51. | ① | ② | ③ | ④ | 76. | ① | ② | ③ | ④ |
| 2. | ① | ② | ③ | ④ | 27. | ① | ② | ③ | ④ | 52. | ① | ② | ③ | ④ | 77. | ① | ② | ③ | ④ |
| 3. | ① | ② | ③ | ④ | 28. | ① | ② | ③ | ④ | 53. | ① | ② | ③ | ④ | 78. | ① | ② | ③ | ④ |
| 4. | ① | ② | ③ | ④ | 29. | ① | ② | ③ | ④ | 54. | ① | ② | ③ | ④ | 79. | ① | ② | ③ | ④ |
| 5. | ① | ② | ③ | ④ | 30. | ① | ② | ③ | ④ | 55. | ① | ② | ③ | ④ | 80. | ① | ② | ③ | ④ |
| 6. | ① | ② | ③ | ④ | 31. | ① | ② | ③ | ④ | 56. | ① | ② | ③ | ④ | 81. | ① | ② | ③ | ④ |
| 7. | ① | ② | ③ | ④ | 32. | ① | ② | ③ | ④ | 57. | ① | ② | ③ | ④ | 82. | ① | ② | ③ | ④ |
| 8. | ① | ② | ③ | ④ | 33. | ① | ② | ③ | ④ | 58. | ① | ② | ③ | ④ | 83. | ① | ② | ③ | ④ |
| 9. | ① | ② | ③ | ④ | 34. | ① | ② | ③ | ④ | 59. | ① | ② | ③ | ④ | 84. | ① | ② | ③ | ④ |
| 10. | ① | ② | ③ | ④ | 35. | ① | ② | ③ | ④ | 60. | ① | ② | ③ | ④ | 85. | ① | ② | ③ | ④ |
| 11. | ① | ② | ③ | ④ | 36. | ① | ② | ③ | ④ | 61. | ① | ② | ③ | ④ | 86. | ① | ② | ③ | ④ |
| 12. | ① | ② | ③ | ④ | 37. | ① | ② | ③ | ④ | 62. | ① | ② | ③ | ④ | 87. | ① | ② | ③ | ④ |
| 13. | ① | ② | ③ | ④ | 38. | ① | ② | ③ | ④ | 63. | ① | ② | ③ | ④ | 88. | ① | ② | ③ | ④ |
| 14. | ① | ② | ③ | ④ | 39. | ① | ② | ③ | ④ | 64. | ① | ② | ③ | ④ | 89. | ① | ② | ③ | ④ |
| 15. | ① | ② | ③ | ④ | 40. | ① | ② | ③ | ④ | 65. | ① | ② | ③ | ④ | 90. | ① | ② | ③ | ④ |
| 16. | ① | ② | ③ | ④ | 41. | ① | ② | ③ | ④ | 66. | ① | ② | ③ | ④ | 91. | ① | ② | ③ | ④ |
| 17. | ① | ② | ③ | ④ | 42. | ① | ② | ③ | ④ | 67. | ① | ② | ③ | ④ | 92. | ① | ② | ③ | ④ |
| 18. | ① | ② | ③ | ④ | 43. | ① | ② | ③ | ④ | 68. | ① | ② | ③ | ④ | 93. | ① | ② | ③ | ④ |
| 19. | ① | ② | ③ | ④ | 44. | ① | ② | ③ | ④ | 69. | ① | ② | ③ | ④ | 94. | ① | ② | ③ | ④ |
| 20. | ① | ② | ③ | ④ | 45. | ① | ② | ③ | ④ | 70. | ① | ② | ③ | ④ | 95. | ① | ② | ③ | ④ |
| 21. | ① | ② | ③ | ④ | 46. | ① | ② | ③ | ④ | 71. | ① | ② | ③ | ④ | 96. | ① | ② | ③ | ④ |
| 22. | ① | ② | ③ | ④ | 47. | ① | ② | ③ | ④ | 72. | ① | ② | ③ | ④ | 97. | ① | ② | ③ | ④ |
| 23. | ① | ② | ③ | ④ | 48. | ① | ② | ③ | ④ | 73. | ① | ② | ③ | ④ | 98. | ① | ② | ③ | ④ |
| 24. | ① | ② | ③ | ④ | 49. | ① | ② | ③ | ④ | 74. | ① | ② | ③ | ④ | 99. | ① | ② | ③ | ④ |
| 25. | ① | ② | ③ | ④ | 50. | ① | ② | ③ | ④ | 75. | ① | ② | ③ | ④ | 100. | ① | ② | ③ | ④ |

# EXAMEN 3 : FEUILLES DE NOTATION

## QUESTIONS INDÉPENDANTES

| | | | | | | | | | | | | | | |
|---|---|---|---|---|---|---|---|---|---|---|---|---|---|---|
| 101. | ① ② ③ ④ | 126. | ① ② ③ ④ | 151. | ① ② ③ ④ | 176. | ① ② ③ ④ |
| 102. | ① ② ③ ④ | 127. | ① ② ③ ④ | 152. | ① ② ③ ④ | 177. | ① ② ③ ④ |
| 103. | ① ② ③ ④ | 128. | ① ② ③ ④ | 153. | ① ② ③ ④ | 178. | ① ② ③ ④ |
| 104. | ① ② ③ ④ | 129. | ① ② ③ ④ | 154. | ① ② ③ ④ | 179. | ① ② ③ ④ |
| 105. | ① ② ③ ④ | 130. | ① ② ③ ④ | 155. | ① ② ③ ④ | 180. | ① ② ③ ④ |
| 106. | ① ② ③ ④ | 131. | ① ② ③ ④ | 156. | ① ② ③ ④ | 181. | ① ② ③ ④ |
| 107. | ① ② ③ ④ | 132. | ① ② ③ ④ | 157. | ① ② ③ ④ | 182. | ① ② ③ ④ |
| 108. | ① ② ③ ④ | 133. | ① ② ③ ④ | 158. | ① ② ③ ④ | 183. | ① ② ③ ④ |
| 109. | ① ② ③ ④ | 134. | ① ② ③ ④ | 159. | ① ② ③ ④ | 184. | ① ② ③ ④ |
| 110. | ① ② ③ ④ | 135. | ① ② ③ ④ | 160. | ① ② ③ ④ | 185. | ① ② ③ ④ |
| 111. | ① ② ③ ④ | 136. | ① ② ③ ④ | 161. | ① ② ③ ④ | 186. | ① ② ③ ④ |
| 112. | ① ② ③ ④ | 137. | ① ② ③ ④ | 162. | ① ② ③ ④ | 187. | ① ② ③ ④ |
| 113. | ① ② ③ ④ | 138. | ① ② ③ ④ | 163. | ① ② ③ ④ | 188. | ① ② ③ ④ |
| 114. | ① ② ③ ④ | 139. | ① ② ③ ④ | 164. | ① ② ③ ④ | 189. | ① ② ③ ④ |
| 115. | ① ② ③ ④ | 140. | ① ② ③ ④ | 165. | ① ② ③ ④ | 190. | ① ② ③ ④ |
| 116. | ① ② ③ ④ | 141. | ① ② ③ ④ | 166. | ① ② ③ ④ | 191. | ① ② ③ ④ |
| 117. | ① ② ③ ④ | 142. | ① ② ③ ④ | 167. | ① ② ③ ④ | 192. | ① ② ③ ④ |
| 118. | ① ② ③ ④ | 143. | ① ② ③ ④ | 168. | ① ② ③ ④ | 193. | ① ② ③ ④ |
| 119. | ① ② ③ ④ | 144. | ① ② ③ ④ | 169. | ① ② ③ ④ | 194. | ① ② ③ ④ |
| 120. | ① ② ③ ④ | 145. | ① ② ③ ④ | 170. | ① ② ③ ④ | 195. | ① ② ③ ④ |
| 121. | ① ② ③ ④ | 146. | ① ② ③ ④ | 171. | ① ② ③ ④ | 196. | ① ② ③ ④ |
| 122. | ① ② ③ ④ | 147. | ① ② ③ ④ | 172. | ① ② ③ ④ | 197. | ① ② ③ ④ |
| 123. | ① ② ③ ④ | 148. | ① ② ③ ④ | 173. | ① ② ③ ④ | 198. | ① ② ③ ④ |
| 124. | ① ② ③ ④ | 149. | ① ② ③ ④ | 174. | ① ② ③ ④ | 199. | ① ② ③ ④ |
| 125. | ① ② ③ ④ | 150. | ① ② ③ ④ | 175. | ① ② ③ ④ | 200. | ① ② ③ ④ |